首都国医名师“大师 1+1”丛书·第二辑

王子瑜
妇科临证精要

陈　艳　马秀丽 · 主编

北京科学技术出版社

图书在版编目（CIP）数据

王子瑜妇科临证精要／陈艳，马秀丽主编．— 北京：北京科学技术出版社，2022.2

（首都国医名师“大师 1 + 1”丛书．第二辑）

ISBN 978 - 7 - 5714 - 2146 - 5

Ⅰ.①王… Ⅱ.①陈… ②马… Ⅲ.①中医妇科学 - 中医临床 - 经验 - 中国 - 现代 Ⅳ.①R271.1

中国版本图书馆 CIP 数据核字（2022）第 035247 号

策划编辑：侍　伟　吴　丹
责任编辑：董桂红
责任校对：贾　荣
装帧设计：异一设计
责任印制：李　茗
出 版 人：曾庆宇
出版发行：北京科学技术出版社
社　　址：北京西直门南大街 16 号
邮政编码：100035
电　　话：0086 - 10 - 66135495（总编室）　0086 - 10 - 66113227（发行部）
网　　址：www.bkydw.cn
印　　刷：三河市荣展印务有限公司
开　　本：710 mm × 1 000 mm　1/16
字　　数：244 千字
印　　张：16
版　　次：2022 年 2 月第 1 版
印　　次：2022 年 2 月第 1 次印刷
ISBN 978 - 7 - 5714 - 2146 - 5

定　　价：69.00 元

· 编委会 ·

主　编　陈　艳　马秀丽

副主编　王燕霞　刘小丽　王亚娟

编　委　（按姓氏笔画排序）

马秀丽　王亚娟　王阿丽

王燕霞　刘小丽　陈　艳

贺稚平　魏爱平

· 前言 ·

王子瑜是北京中医药大学教授，著名中医妇科专家，第二届首都国医名师，首批全国老中医药专家学术经验继承工作指导老师，享受国务院政府特殊津贴。作为北京中医学院（北京中医药大学前身）建校初期的教师之一，为该校的筹建做出了极大的贡献。先后工作于北京中医药大学中药教研室、东直门医院。曾任东直门医院妇科主任、中医妇科教研室主任。当选过北京市东城区第八届人大代表及北京中医药学会妇科委员会副主任委员等。

王子瑜教授作为一名与党同龄的共产党员，经历了中国从衰弱到富强的伟大变革，见证了中国共产党百年发展历程，也见证了北京中医药大学及其附属东直门医院妇科从成立、发展到繁荣的历史。王子瑜教授行医70余载，耄耋之年仍不忘患者，心系临床，关心着妇科的发展。

王子瑜教授为学，注重经典，勤求古训，博览群书，孜孜不倦；治学严谨，从不自欺，也不欺人，但求务实，憎恶空谈；精通医术，熟稔百草，在求学路上从未停止进取的脚步，不惑之年，仍再拜名师，精进医术，工作至96岁高龄，仍无愧无悔，生命不息，治学不止。

王子瑜教授为医，心系苍生之苦，穷尽毕生精力，造福大众。他从21岁开始济世救苦，在卫生条件落后的情况下，积极救治罹患瘟疫的穷苦百姓，为自己的诊所取名“济民诊所”，一直本着“便、简、易、廉”的宗旨，服务底层的百姓大众。深耕杏林70余载，救治病患无数，他永远是平易近人的邻家长者，不居功不自傲，仁医大爱，声誉广传海内外。

王子瑜教授为师，以德行为本、仁义为师，传道授业解惑，以身作则，诲人不倦。尽管年逾花甲，仍积极主动承担培养研究生的任务，成为北京地区首位中医妇科硕士研究生导师，指导的学生如今也是业界的名医名师。还曾多次出国讲学带教，将祖国医学传播至国门之外，普惠他乡。王子瑜教授杏坛播春雨，为祖国中医妇科事业奉献了毕生精力。

王子瑜教授为人，宽厚低调，性情随和，恬淡虚无志高远，善利万物心不争；生活简单，言行自律，以读书诊病为志趣、传教后人为追求，心无旁骛，志趣高远。“宁静致远向前行，淡泊名利心放平，知足常乐求长寿，鞠躬尽瘁为人民”是王子瑜教授奉行一生的座右铭，也是其健康长寿的秘诀。其年满百岁，霜发白眉，仍面色红润，神采奕奕。

本书概括了王子瑜教授的从医治学经历，详细介绍了其学术思想及临证经验，也为广大读者展示了他为医学事业奋斗的光辉历程和他的仁医大爱、济世救民的大师风范。成书之际，恰逢建党一百周年和王子瑜教授百岁华诞，忝为贺礼。疏漏之处，恳请读者斧正。

本书编委会

2021年6月

·目录·

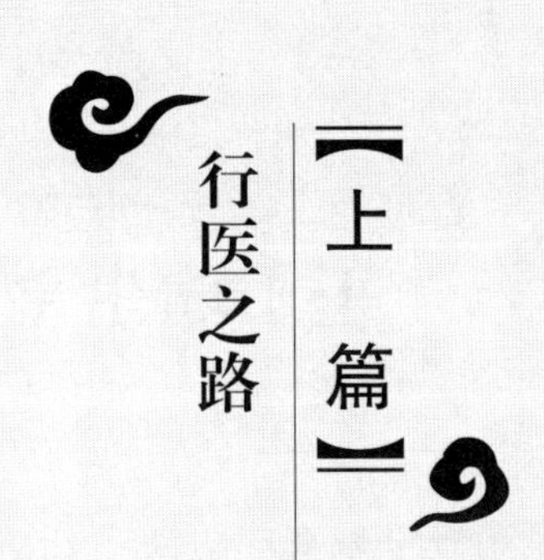

【上篇】

行医之路

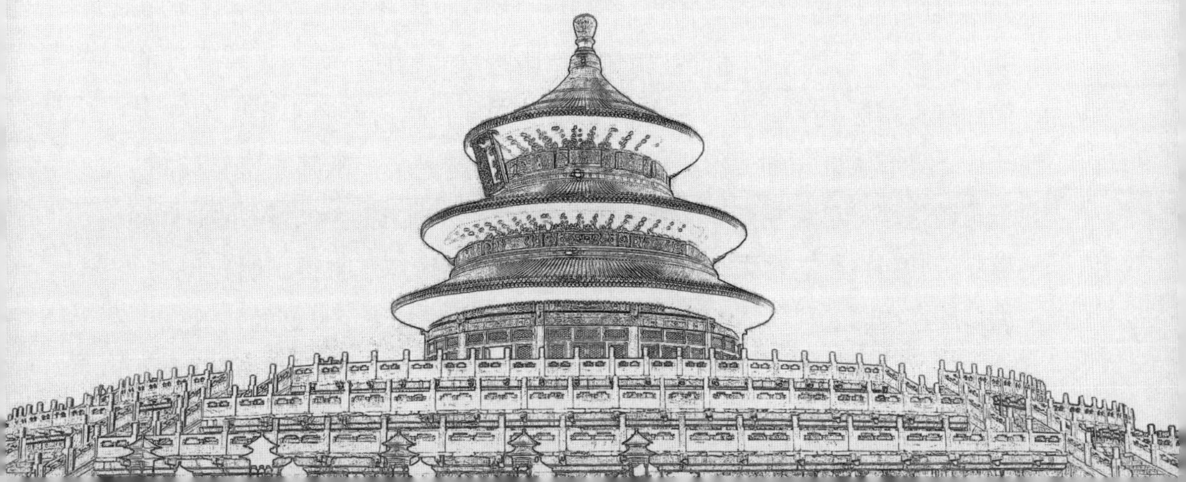

第一章 王子瑜生平小传

王子瑜，北京中医药大学东直门医院主任医师、教授。1921 年出生于江苏省滨海县，幼时家境贫寒，因父亲不幸感染瘟疫并死于斑疹伤寒而立志学医，救死扶伤。16 岁时拜苏北名医徐子盘为师。徐子盘出生于中医世家，以内科、儿科见长，凭借自身精湛医术，救治垂危患者无数，被誉为“活痘神”。徐氏不仅医术高明，而且医德高尚，对待患者贫富无殊，一视同仁，经常免费为穷人诊治。在耳濡目染之下，年轻的王子瑜不仅在医术上大有所获，还树立了良好的医德医风。1942 年，时年 21 岁的王子瑜开始独立行医。

1956 年，为求进一步深造，王子瑜考入江苏省中医学校（南京中医药大学前身）医科师资进修班，得以有机会系统学习《黄帝内经》《伤寒论》等经典著作，打下了坚实的中医理论基础。1957 年，为补充北京中医学院（北京中医药大学前身）师资力量，国家卫生部将王子瑜等 20 余人调到北京中医学院，任命他为中药学教师。在教学过程中，王子瑜一直认为“师带徒”这种传统的中医教育方式是很有必要的，如果不跟师实习，学生的临床水平常难以提高，因为临床上的不少疑难问题只能法传难以书授。1963 年，已届不惑之年的王子瑜再次拜师全国著名老中医、妇科专家王慎轩先生。王慎轩于新中国成立前曾创办苏州女科医社，新中国成立后受聘于江苏省中医进修学校（南京中医药大学前身），后因工作需要被调到北京中医学院附属东直门医院（以下简称东直门医院）工作。王慎轩学术造诣高，临床经验丰富，在临床治疗上具有辨证详细、用药精炼、疗效显著等特点。从师王慎轩期间，王子瑜整理、总结并充分借鉴王慎轩先生的多年临床经验，继承其学术思想，并与自己的中医基础理论融会贯通，使诊疗水平得到明显提高，为日后在中医妇科领域的研究、教学和临床诊疗打下了良好的基础。

王子瑜在东直门医院从事妇科临床工作，先后担任妇科主任、中医妇科教研室主任。他在继承两位老师的学术精华基础上，结合自身临床经验，建立了一套独具特色的中医妇科理论体系，指导临床工作。与此同时，王子瑜将教学、医疗融为一体，以医疗为本，教学为重，培养了数以万计的学生，至今已桃李满天下。在妇科临床工作中，王子瑜以“便民利民”为原则，以“便、廉、验”为用药要义，为无数患者摆脱了病痛的折磨。

1986 年，王子瑜晋升为教授、主任医师。由于他在医疗卫生事业上的重大贡献，1986 年、1987 年连续两年被卫生部授予“先进工作者”荣誉称号。1991 年起，王子瑜作为有突出贡献专家享受国务院政府特殊津贴。

此外，王子瑜教授同时兼任北京中医药学会理事、北京中医药学会妇科委员会副主任委员等职，并多次被公派出国，通过广泛、积极地与同行、专家进行医疗学术交流，不断地开阔自己的视野，完善业已形成的中医妇科理论体系，同时也将中国中医药知识传播到世界多国。

在数十年的工作中，王子瑜教授不仅坚持在妇科临床为广大患者服务，而且在教学、科研方面也投入了很大的精力。王子瑜教授认为，临床与教学工作是相辅相成、密不可分的，临床是教学的基础，教学是培养临床人才的方法和途径。他始终坚持以临床为本、以教学为重的原则。无论是本科生教学还是研究生教学以及“师带徒”的教学，王子瑜教授在教授课本知识的同时，也毫无保留地将自己多年的临床经验授予学生，使他们在今后的临床工作中少走弯路。

王子瑜教授从事教学工作多年，所教授的学生众多。在国家恢复招收研究生后，王子瑜教授在高龄的情况下，仍招收硕士研究生两届（4人）。1991 年，王子瑜教授又被列为首批全国老中医药专家学术经验继承工作指导老师，彼时他已 70 岁高龄，但为了让中医学更好地传承下去，他仍非常认真地教授所带徒弟。通过对王子瑜教授学术思想和临床经验的学习，这些学生现今大多已成为各自单位的骨干力量。

2005—2007 年，东直门医院妇科承担了“十五”国家科技攻关课题之子课题——“名老中医学术思想、临证经验总结和传承方法研究”，2008年成立“薪火传承‘3+3’王子瑜名医工作室”，2011年成立“全国名老中医传承工作室”。这几个项目成立的目的都是要整理、总结、继承王子瑜教授的理论思想和临床经验。

为了培养出一批高素质、高水平的中医妇科人才，更好地为人民健康服务，王子瑜教授克服年龄大、行动不便等困难，坚持每周出两次门诊，甚至在身患重病、正在治疗的情况下都放弃休息，坚持出门诊。在诊病过程中，他会毫无保留地将自己的临诊思路及用药经验讲出来，使继承人及学生能够很好地学习他的辨证思想及用药经验。

王子瑜教授在东直门医院工作期间，有很多国内外进修生慕名而来，跟随他学习。其中国内的进修生以基层中医院人员居多，有一定的中医学理论及临床基础，王子瑜教授为他们制定了理论、临床全面提高的基本教学目标，将教学重点放在临床辨证及用药上。在全国上下倡导“西学中”的阶段，面对西医对中医的偏见，特别是对中医学理论的怀疑，王子瑜教授提出将中、西医进行结合，以疗效奠定学习的基础，提高学员学习中医的积极性。在此期间，还有很多外国友人跟随王子瑜教授学习，以欧洲、亚洲学生居多。他们有的仅仅是对中医充满好奇，有的是想借此加深对中国文化的理解，也有的是真正想开展中医临床工作。考虑到他们学习中医的出发点有很大差异，王子瑜教授在教学上各有侧重。在跟随王子瑜教授学习一段时间之后，大多数外国学生对中医治疗妇科疾病的疗效予以肯定。

在从事临床、教学的同时，王子瑜教授也没有忘记进行科研工作。为促进中医药事业的发展，王子瑜教授摒弃因循守旧的观念，着眼于现代科学的发展，跟随世界潮流，投身于中医科研工作并不断推陈出新，多次组织开展国家级、部级、校级、院级课题，取得了丰硕的成果。如开发的中成药院内制剂乌丹丸、妇科痛经丸等投入临床多年，效果良好，至今仍被广泛使用。

回首数十年的工作和生活，王子瑜教授始终坚持以医疗为本、以教学为重的基本原则，治病救人与教书育人是他生活中不可或缺的重要组成部分。为此，王子瑜教授付出了很多，但每每想到那些远离病痛困扰的患者，想到那些学有所成的学生，他总会释然一笑，他说，这就是生活，这就是幸福。

退休之后，忙忙碌碌数十年的王子瑜教授仍然没有离开他所钟爱的工作岗位。应广大患者的要求，他仍然坚持每周出诊直至96岁高龄。王子瑜教授做人、行医的理念是“宁静致远向前行，淡泊名利心放平，知足常乐求长寿，鞠躬尽瘁为人民”，默默奉献正是王子瑜教授在中医妇科领域学习、工作和生活的真实写照。

第二章　王子瑜学术特色与成就

一、学术特色

（一）精习古训，临证升华

王子瑜教授从医70余年，有着坚实的理论基础和丰富的临床经验。他勤学深研中医，师古而不泥古，博采众长，学以致用。他对《黄帝内经》《伤寒论》《金匮要略》《温病条辨》等经典著作仔细研读，深究其理，对后世诸家思想也是广泛采纳，以补己之短。他尤其重视张景岳、叶天士、傅青主的学术思想，并对其进行深入研究和探讨。他从肝肾在妇女生理、病理上的特点出发，认为妇女在生理、病理上都与肝肾有着密切的关系，即“肝肾为女子之先天”，因此提出妇科疾病重在“调肝肾”的观点，尤其突出“调肝”在妇科疾病中的地位，经过多年临床实践验证，此观点对中医妇科临床有很强的指导意义。

在上述理论的指导下，在多年的临床实践中，王子瑜教授应用多种调肝肾方法分别治疗妇科经、带、胎、产、杂等疾病，取得了很好的疗效，深受广大患者的好评，特别是在治疗子宫内膜异位症、痛经及不孕症、更年期综合征、盆腔炎等方面，更是取得了显著的疗效。如子宫内膜异位症，目前绝大多数医家认为血瘀是其主要病机，活血化瘀法是它的主要治法，但王子瑜教授认为血瘀为致病因素，同时又是各种病变过程中的病理产物，如气滞血瘀、寒凝血瘀、热灼血瘀、痰湿血瘀、气虚血瘀、离经之血为瘀等，故在活血化瘀的同时，应详审造成血瘀的原因，或疏肝行气或温经散寒或清热凉血或利湿化痰或健脾益气等，治病以求其本，方能取得相应的疗效。这些观点也被妇科同行所认可。根据王老临床经验创制的妇科痛经丸、乌丹丸、更年妇康合剂、盆腔炎丸等院内中成药制剂，临床应用30余年，疗效良好，深受海内外患者的好评。妇科痛经丸被评选为北京市“简、便、验、廉”小膏药。

（二）临床辨治特色

1. 从中医整体观念、辨证论治特色出发，临证审证求因、审因论治

整体观是中医学的特色，治疗妇科疾病也要注重整体观念。如妇科常见的月经病，虽然仅表现为月经的异常，但往往是由于全身脏腑功能失调所导致，所以在治疗时不仅要调经，还要注重调整脏腑功能，只有这样才能收到更好的效果。辨证论治是中医学的精华，中医学强调辨证论治，证有虚实寒热，药有寒热温凉，在辨证基础上随证用药方可取效。

2. 治疗妇科病，补肝肾、理气为先，同时重调补脾胃，以资化源

经过数十年的临床实践，王子瑜教授认为，肝肾与妇女生理、病理的关系非常密切，调肝肾是治疗妇科疾病的重要方法，其在临床上非常善于应用调肝肾的方法治疗妇科疾病，并取得很好的临床疗效。肝藏血，司疏泄，体阴而用阳。女性一生中经、孕、产、乳数伤于血，易致肝失柔养，进而肝气不舒，故而在治疗妇科疾病时，一定要注意适当疏理肝气。阳明为水谷之海，气血生化之源。肝的疏泄功能与脾的运化功能二者是相互影响的，脾的运化有赖于肝的疏泄功能正常，而脾运健旺，生血有源，则肝有血养，即土润则木荣。肾、脾为先天和后天的关系，二者互相滋养才能共同发挥其正常功能，因此，在调补肝肾的同时也要注意调补脾胃。

3. 中医辨证与西医辨病相结合

辨证论治为中医诊疗的精髓。中医诊疗主要从证出发，辨病因病位，辨病变脏腑，辨病变经络，辨病在气、在血或在津液，进而循本出发，通过调理脏腑、调畅经络或调治气血精液代谢来治疗疾病。尽管中医也强调辨病，但与现代医学比较，较为笼统。现代医学借助现代的一些检查手段更容易、更清晰地展现疾病病变细节，对于疾病的诊断和鉴别帮助很大。这是由两套理论体系不同所决定的。王老与时俱进，并不

排斥现代医学的一些必要检查手段，还提出“妇科检查及一些辅助检查手段可以看作是中医四诊的延伸”。对于一些临床急性病、难治病，王老很注重运用现代医学手段以帮助明确诊断；在一些中医药难以完全治愈的疾病上，王老也主张辅助西医手术，但指出术后一定要进行中医调养，补益正气，防止复发。

4. 注重四诊合参

王子瑜教授认为，望、闻、问、切是祖国医学的主要诊法，其中切诊在妇科有切脉与切腹之分，而切腹不能只限于传统的腹诊，必须与妇科内诊相结合，因为妇科癥瘕除非肿物极大，否则仅靠切腹是切不到的，还有一些癥瘕患者并无症状可言，只有在内诊或B超检查时才被发现。因此，内诊也是切诊的一个延伸和发展。在临床上，四诊必须合参，综合分析，才能得出正确的辨证结果，如临床上时常有舍证从脉或舍脉从证的情况。

5. 根据月经周期调整用药，选方用药力求祛邪而不伤正

随着月经周期，冲任、胞宫气血有着盈虚的变化。经前气血充盈，下注血海偏实；经后因经血溢泄而下偏虚；平时气血趋于平和。王子瑜教授在临床治疗中，无论辨证是属虚还是属实，经前均加用活血通经之品，以因势利导，促进经血的畅行，经后以调补肝肾气血为主，以利冲任血海逐渐满盈。

二、学术成就

在70余年的临床工作中，王子瑜教授诊治患者无数，为患者解除了病痛，增强了他们的自信心，提升了他们的生活品质。患者从十几岁的青少年到七八十岁的老人，他们无不被王子瑜教授精湛的医术及高尚的医德所折服。

王子瑜教授始终认为教学是临床的基础，教学是培养中医人才的方法和途径。从业期间他也始终坚持以医疗为本、以教学为重的原则。

（一）科研硕果

王子瑜教授在临床工作的同时，不忘进行科学研究，以获得更多的

理论数据支持进而指导临床。王子瑜教授还根据自己的临床经验开发院内制剂或中成药，并进行临床试验研究，以明确其作用机制。

王老自制院内中成药包括妇科痛经丸、乌丹丸、更年妇康合剂、仙鹿丸、盆腔炎丸等。他主持的国家科研课题“异位痛经丸治疗子宫内膜异位症痛经的临床和机理研究”（1986—1989），获得1997年度北京中医药大学科技进步三等奖。

（二）所获荣誉

（1）1986年，被授予“全国卫生文明先进工作者”称号。

（2）1987年，被授予“全国卫生文明建设先进工作者”称号。

（3）1991年7月起，享受国务院政府特殊津贴。

（4）1991年，被确定为首批全国老中医药专家学术经验继承工作指导老师。

（5）1992年，被收录入《中国当代医界精英辞典》（中国社会出版社）。

（6）1999年，被收录入《中国专家大辞典》（中国人事出版社）。

（7）2008年，王子瑜名医工作室获北京中医药大学东直门医院科研先进二等奖。

（8）2010年，获北京中医药学会从医60年特殊贡献奖。

（9）2010年，王子瑜名医工作室获“全国首届先进名医工作室”称号。

（10）2011年，王子瑜名医工作室获北京中医药薪火传承贡献奖。

（11）2011年，获中国·北京“同仁堂杯”中医药特别贡献奖。

（12）2011年，所创制的妇科痛经丸被评为北京市“简、便、验、廉”小膏药。

（13）2013年，被评为“首都国医名师”。

（14）2013年，获“岐黄中医药发展基金”传承发展奖。

（15）2014年，获中华中医药学会成就奖。

（16）2015年，被收录入《中华中医昆仑》。

（17）2018年，获北京中医药大学东直门医院“大师级名医”

称号。

（三）参与编写的论著

1. 著作

（1）《中医妇科学》　辽宁科学技术出版社，1987年6月。

（2）《当代名医临证精华：崩漏专辑》　中医古籍出版社，1988年。

（3）《当代名医临证精华：不孕专辑》　中医古籍出版社，1992年。

（4）《燕山医话》　北京科学技术出版社，1992年。

2. 论文

（1）试论妇女绝经前后诸症的辨证论治　北京中医学院学报，1982（1）：26－28。

（2）经期头痛治验三则　中医杂志，1983（11）：18－19。

（3）妇科临床验案四则　北京中医学院学报，1984（1）：27。

（4）实证痛经治验案　中医杂志，1984（6）：23－24。

（5）痛经治验　北京中医，1985（3）：8－10。

（6）产后身痛治验三则　北京中医学院学报，1985（4）：29。

（7）乳胀不孕治验三则　北京中医，1986（2）：7。

（8）中医药治疗盆腔炎23例临床分析　中西医结合杂志，1986（4）：236。

（9）治疗痛经经验方——香桂胡珀失笑散　北京中医学院学报，1987（3）：47。

（10）更年期综合征证治　中医杂志，1987（10）：9－14。

（11）不孕证专家笔谈　陕西中医函授，1989（4）：1－5。

（12）运用仙鹤草止血的体会　中医杂志，1992（10）：5。

（13）辨证治疗月经前后诸症的经验　世界中医药，2007（2）：94。

（14）对子宫内膜异位症机理的认识　中国医药学报，1995年1期。

（15）王子瑜教授治疗不孕症经验拾零　北京中医药大学学报，1995年1期。

（16）活血化瘀对子宫内膜异位症（血瘀证）发中微量元素的影响

中国中医药信息杂志，1996 年 1 期。

（17）从肝论治经前期紧张综合征　北京中医药大学学报，1995 年 6 期。

（18）活血祛瘀治疗子宫内膜异位症 139 例　北京中医药大学学报，1995 年 3 期。

（19）活血益肾法治疗子宫内膜异位不孕症 30 例　北京中医药大学学报，1995 年 6 期。

（20）王子瑜教授治疗产后身痛的经验　云南中医中药杂志，2009 年 30 卷 8 期。

（21）更年期综合征的临床研究　陕西中医，1987 年 11 期。

（22）更年期综合征证治　中医杂志，1987 年 10 期。

（四）后学发表的总结王老经验的文章

（1）王子瑜教授治疗子宫内膜异位症痛经经验　河北中医学院学报，1996 年 1 期，魏爱平、贺稚平。

（2）基于贝叶斯网络的王子瑜教授治疗子宫内膜异位症的辨证规律研究　世界中西医结合杂志，2019 年 14 卷 10 期，甘小金、陈艳、马秀丽。

（3）王子瑜教授四逆散治疗盆腔炎性疾病后遗症经验　中国中医药现代远程教育，2017 年 15 卷 15 期，周夏芝、刘英莲、黄秀锦、岳雯。

（4）王子瑜教授治疗围绝经期综合征肝肾阴虚证临床经验　河北中医，2017 年 39 卷 7 期，赵聪伶。

（5）王子瑜治疗滑胎的临床经验　北京中医药，2012 年 31 卷 9 期，郑爱军。

（6）王子瑜教授治疗原发性痛经经验　环球中医药，2008 年 3 期，林佳静、魏爱平。

（7）王子瑜教授从肝肾论治妇科病学术思想　北京中医药大学学报，2007 年 9 期，陈艳、贺稚平。

（8）王子瑜治疗妇科病经验　中医杂志，2007 年 4 期，张雷。

(9) 王子瑜教授治疗经期头痛验案3则　北京中医药大学学报(中医临床版)，2007年2期，张卫华。

(10) 王子瑜教授治疗子宫内膜异位症经验　河北中医，2006年6期，张春玲、宋昌红。

(11) 王子瑜治疗围绝经期综合征经验　陕西中医，2006年6期，张春玲、宋昌红、徐慧。

(12) 更年期后不是“老年期”——记著名妇科专家王子瑜教授　家庭中医药，2002年8期，贺稚平。

(13) 王子瑜教授运用四物汤治疗妇科病举隅　中国中医基础医学杂志，2001年10期，刘英杰。

(14) 王子瑜教授临床巧用四逆散　北京中医药大学学报，1994年2期，贺稚平。

(15) 王子瑜教授辨治不孕症五法　北京中医药大学学报，1994年1期，王耀云。

(16) 王子瑜教授治疗子宫内膜异位症经验　河北中医，2006年6期，张春玲、宋昌红。

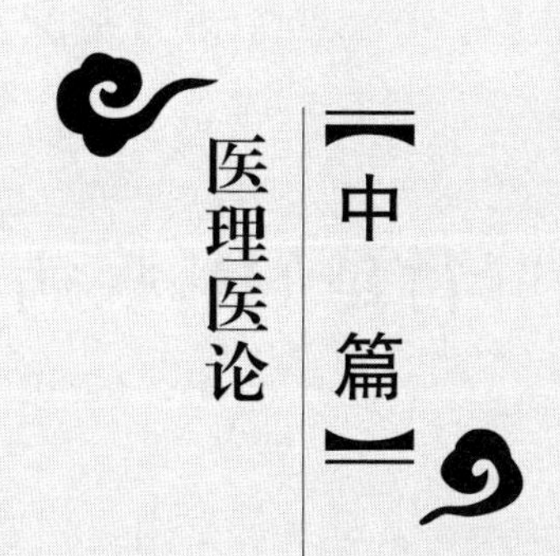

【中篇】

医理医论

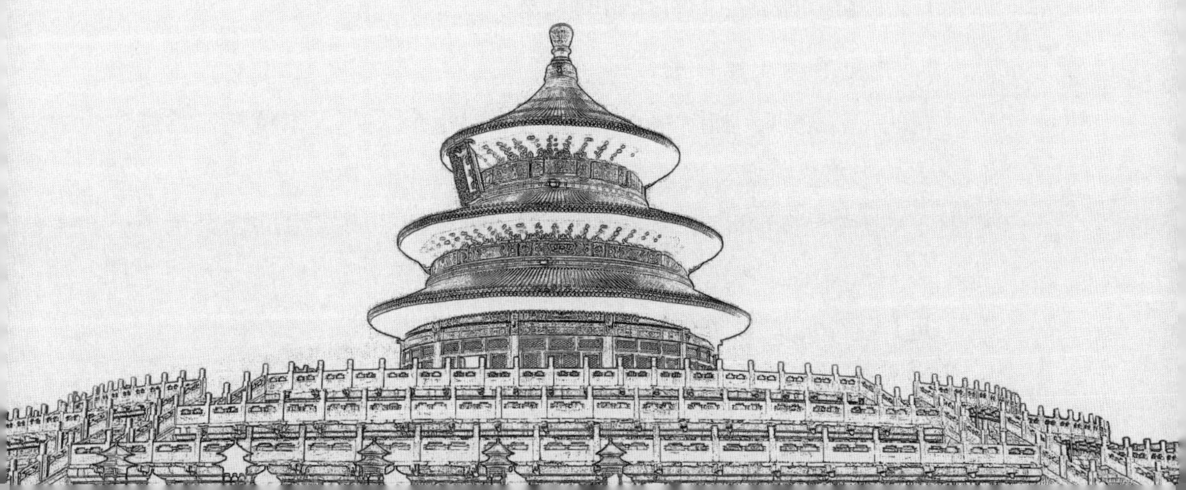

第三章　调肝肾是妇科疾病的核心治法

王子瑜教授从医70余年，对《黄帝内经》《伤寒论》《金匮要略》《温病条辨》等经典著作仔细研读，深究其理，重视后世诸家学术思想，尤其重视张景岳、叶天士、傅青主的学术思想，并进行了深入研究和探讨。他根据肝肾在妇女生理、病理上的特点，提出妇科重在“调肝肾”的观点，尤其突出治肝在妇科临床上的地位。经过多年临床实践验证，该观点对中医妇科临床有很强的指导意义。

一、肝肾功能关乎女子生理和病理

（一）肾气与女性生理的关系

肾为先天之本，主藏精气，精能化血，为天癸之源，又胞络者系于肾，则肾为人体生长、发育和生殖的根本。女子生长发育成熟，依赖于肾气的旺盛、肾中精气的成熟。天癸至，任脉通，太冲脉盛，月经来潮，女子才能受孕育胎。肾主藏精气，寓元阴、元阳，即肾阴、肾阳。“任主一身之阴”“督主一身之阳”，任脉、督脉相互作用，维持人体阴阳脉气的相对平衡，使月经正常来潮，而根本上是肾阴、肾阳的作用，所以又说“肾为任督之本”。

（二）肾气盛衰与妇科疾病的关系

1. 肾气不足，冲任失常

肾为冲任之本，胞脉系于肾，络于胞中。肾主水，主藏精，肾寄命门之火，为水火之脏。女性生长、发育及生殖功能均离不开肾气。正如《素问·上古天真论》说：“女子七岁，肾气盛……二七而天癸至……七七……天癸竭。”肾气盛衰决定天癸的至与竭。肾为冲任之本，若肾气不足，致冲任失常，进而可导致多种妇科疾病。

2. 肾阴亏虚，冲任失养

肾阴与肾阳相互依附为用，肾阴是肾阳功能活动的物质基础。在生理上，肾之阴阳处于相对平衡状态。肾阴不足，虚热内生，虚热耗阴，阴虚逐渐加重，导致精亏血少，冲任失养，妇科疾病得生。

3. 肾阳不足，冲任失煦

肾阳虚衰，命门火衰，使冲任、胞宫、胞脉失于温煦，阴寒内生，导致诸多妇科疾病的发生。

4. 阴阳俱虚，冲任失调

肾之阴阳处于相对平衡，才能维持人体正常的生理活动。肾阴精亏损，累及肾阳化生不足，或肾阳虚衰，累及阴精化生不足，肾之阴阳俱虚，冲任失养，胞脉失荣。

王子瑜教授总结提出“肾气充盛是月经产生、孕育胎儿的基本条件。肾为先天之本、元气之根，主藏精气，是生长发育、生殖之根本”，故在治疗妇科病时尤应以肾气的盛衰为重。

（三）冲为血海与肝主疏泄

《景岳全书》云：“经本阴血，何脏无之？唯脏腑之血皆归冲脉，而冲为五脏六腑之血海，故经言太冲脉盛，则月事以时下，此可见冲脉为月经之本也。”冲脉之气旺盛，血海满盈，下行而为月经；妊娠后，经停而滋养胎儿；分娩后，又上行化为乳汁。冲脉隶属于肝，冲脉之气盛，有赖于肝之疏泄，肝气疏泄有序，才能血脉流通，故有“肝为冲脉之本”之说。因此，王子瑜教授认为，女子二七月事以时下，除了肾气盛、天癸至的因素，任脉通、太冲脉盛也是其必要条件，而冲任二脉的通盛，有赖于肝的疏泄功能。

（四）任主一身之阴与肾为水火之脏

冲任二脉皆起于胞中，任脉行走于人体胸腹之前，主一身之阴。妇女以血为用，血属阴，为任脉所主。肾藏真阴、真阳，又称元阴、元阳，肾主水，内寄相火，故称肾为“水火之宅”。然任脉主一身之阴与督脉主一身之阳的功能，主要依靠肾藏真阴、真阳的作用，故称“肾为任督之本”。水之化赖火之蒸腾，火赖水之制约而不亢，水火相济，阴平阳秘，阴血充足，才能任脉通。王子瑜教授认为肾为病，有因肾水亏虚的，也有因相火偏亢的，就妇科而言，因妇女数伤于血，常“有余于气，不足于血”，易致相火偏亢，故常用滋补的方法，这也是“壮水之主，以制阳光”之意。水足则火消，经、孕、产、乳自顺调。另外，肾为先天之本，主藏精，既藏先天生殖之精，又藏后天五脏六腑之精，对全身功能起到调节与支持作用。

二、调肝肾在妇科中的重要地位

（一）从生理上看

《素问·上古天真论》曰：“女子七岁，肾气盛，齿更发长。二七而天癸至，任脉通，太冲脉盛，月事以时下，故有子……七七，任脉虚，太冲脉衰少，天癸竭，地道不通，故形坏而无子也。”肝藏血，肾藏精，精化血，冲脉为血海，任脉主胞胎，胞络系于肾；肾为阴中之阴，主闭藏，肝为阴中之阳，主疏泄，肝肾同寄相火；肝为木，肾为水，水可涵木，肝木为乙，肾水为癸，乙癸同源。肝肾功能与女子月经、孕育、分娩与哺乳等密切相关。

（二）从病机上看

临床上，妇科疾病的病因主要有脏腑功能失调、气血失常等。妇科疾病是因脏腑功能失调也好，是因气血失常也罢，归根结底，还是冲任督带脉受损，主要是太冲脉、任脉的损伤，导致经、带、胎、产诸疾。这是妇科疾病与其他科疾病在病机上的重要不同点。清代名医叶天士在妇科方面特别重视奇经，其《临证指南医案》中有“血海者，即冲脉也，男子藏精，女子系胞。不孕、经不调，冲脉病也”“冲任二脉损，经漏终年不痊”“产后淋带，都是冲任奇经内怯”等按语。叶天士认为“八脉隶于肝肾”，王子瑜教授在叶氏的学术思想基础上进一步延伸，认为肝肾损伤可延及冲任，而冲任损伤，也同样可延及肝肾。

（三）从治法上看

金元四大家之一的刘河间在《河间六书》中指出：“妇人，童幼天癸未行之间，皆属少阴；天癸既行，皆从厥阴论之；天癸已绝，乃属太阴经也。”对于女子生长发育，月经来潮前，以肾的作用为主，故此时期的疾病在治疗上多从肾着手；整个生育期，肝与女子生理和病理的关系更为密切；绝经以后，先天肾气虚，天癸竭，此时期多以后天之脾以养先天。经、带、胎、产、杂病，绝大多数发生在绝经以前，故在妇科疾病中，调肝肾的应用远远多于调脾。《傅青主女科》亦认为女子“以血为主”“以肝肾为先天”，此说深为王子瑜教授推崇。

三、王子瑜教授常用的调肝肾方法

王子瑜教授认为，任何疾病的治疗都离不开辨证论治，即“治病必求其本”。肝为风木之脏，内寄相火，体阴而用阳，主藏血，司疏泄，性喜条达而恶抑郁，主升发阳气，以升为用。所谓肝体阴而用阳，体阴者，肝为藏血之脏，血属阴，为物质；用阳者，肝主疏泄，内寄相火，为功能。

对于治肝之法，前人有丰富的经验。如《素问·脏气法时论》说：“肝苦急，急食甘以缓之……肝欲散，急食辛以散之，用辛补之，酸泻之。”《素问·六元正纪大论》曰：“木郁达之。”《难经》曰：“损其肝者，缓其中。”《金匮要略》曰：“见肝之病，知肝传脾，当先实脾。”

因肝体阴而用阳，故王子瑜教授认为在治肝时必须体用并重。阳明经为水谷之海，主津液的来源，土润则木荣，故治用、治体之外，必须兼及阳明经。

所谓治用，即调理肝的功能，疏肝气，因为“气有余便是火”。临证中肝用不仅有太过，也有不及，由于肝为刚脏，所以肝用之变一般多指实证而言。如头晕头痛、口苦吐酸、目赤、耳聋等症，属肝经实热、肝火上扰、肝阳上亢的病变，可用泻肝清热法。肝胆相为表里，泻肝即泻胆通腑，使邪热从胆下泻。又如七情过极，暴怒伤肝，气逆动火，出现胸胁胀痛、烦热、目赤、鼻衄等，治用清肝泻火之外，常配以丹皮、栀子、黄芩等泻胆火而凉血之药，从而使肝胆之火经腑而有出路。当肝胆之火衰其大半时，即时转用治体之法，使肝阴得养，余火自平。

所谓治体，是指调补肝血和肝阴的亏损，因肾水能滋生肝木之体，故滋肾养肝与养血柔肝是治体的常用方法。如肝肾阴虚，肝木失养，导致肝气横逆或肝火上炎，可见头晕目眩、目赤、耳聋等。肝肾亏损，冲任失养，可致月经不调、崩漏、不孕等。另气血津液来源于脾胃运化后的水谷精微，若脾虚不能健运，致肝藏血不足，冲任血少，或因脾虚血少，不能濡养肝木，致肝气郁结者，应治以疏肝扶脾。

（一）疏肝解郁法

肝喜条达而恶抑郁，凡症见月经将潮而胸胁、乳房、少腹胀痛，经期先后不定，经量忽多忽少等，皆属素性抑郁或愤怒过度，导致肝气逆乱之变，治用本法。常用《局方》逍遥散治之。方用柴胡、薄荷疏肝解郁，当归、芍药养血平肝，茯苓、白术、甘草和中培土，煨姜暖振胃气，全方解肝气之郁与逆，实为“木郁达之”之旨，是治用、治本、治阳明之妙剂。

（二）疏肝清热法

王子瑜教授常用疏肝清热法治疗带下病。带下病有虚、实、寒、热之分，但病机都为湿邪下注，故《傅青主女科》有“夫带下俱是湿症”之说，认为带下病病机大抵不外“脾气之虚，肝气之郁，湿气之侵，热气之逼”。凡临床症见带下色黄或赤白，质黏稠而臭秽，伴有阴痒、口干苦、胁胀、抑郁、少腹痛、尿黄且涩痛等，多为肝郁化火，湿热停滞下焦，治之常用《伤寒论》四逆散合金铃子散加鱼腥草、败酱草、土茯苓、黄柏、马鞭草、栀子，以疏肝解郁、清热化湿。如湿热过盛，带下臭秽、阴痒难忍者，宜用清肝泻热重剂，如用龙胆泻肝汤随症加减，每获良效。

（三）健脾柔肝法

脾统血，为气血生化之源；肝藏血，为冲脉之所系。凡冲任血海亏虚而症见经行后期，经量少、色淡，甚至经闭不行者，宜用《证治准绳》八珍汤或《局方》人参养荣汤治之。八珍汤是以“四物”滋养肝血，“四君”健脾和中，气血双补，使冲任旺盛，血海充盈，则月经自调。人参养荣汤本是五脏交养之方，能促进五脏气血的修复，但其重点仍在当归、白芍、熟地养血，人参、黄芪、白术、茯苓、甘草补气，故名之“养荣”，即含有健脾气、养血柔肝之意。

（四）滋肾养肝法

肾藏精，肝藏血，肝肾既有母子关系，又有精血同源的关系。凡症见经行或前或后，经量多少不一，经色淡而质稀，面色苍白或晦暗，头晕，耳鸣，小腹不温而坠痛，腰膝酸软者，多属房室纵欲或多孕多产，致冲任损伤，肝肾亏损，可用《傅青主女科》定经汤治之。此方疏肝肾之气，补肝肾之精，有调有养，以养为主，养中有疏，肝肾同治，使精血充足，则经行正常。又如肝肾阴虚，冲任损伤，经行淋漓不断、量少色红、头晕、耳鸣，或交感出血者，宜滋肝肾以摄血，可用归芍地黄汤合二至丸治之，水旺阴复，虚火自平。

（五）温肾暖肝法

肾为经水之源，胞络系于肾，肝脉络阴器。凡婚后多年不孕、月经后期、性欲淡漠、腰膝酸软、子宫发育不良等，多属肾阳虚衰，肝阳不振，阳虚宫寒之变，治宜温养肝肾，可用《景岳全书》右归丸加淫羊藿、蛇床子、茺蔚子、紫河车治之，以调补肝肾，使肾阳振作，肝木得温，生机之气旺盛，则子脏温暖，经行正常，卵子活泼有力，受孕有期。

（六）补肝肾固胎法

肝性主升主动、主开主散，肾性主沉主静，肝肾洽和，则肝能升发、肾能主蛰封藏，孕后胎元得养，足月顺产。如素体肝肾不足，冲任虚损，则孕后胎元不固，往往于孕后一二月间而殒堕，治之当于未病之先补养肝肾、调摄冲任，可用《医学衷中参西录》寿胎丸加杜仲、覆盆子、沙苑子、山萸肉，每获良效。

因肝为刚脏，故王子瑜教授强调，治疗以柔润为贵，肝血得充，以柔克刚，则横逆之气自敛。总之，理肝之用，不忘柔肝之体；疏肝理气，不忘滋阴养血；调肝本脏，不忘滋肾养阴或扶脾。

王子瑜教授强调肝肾在妇科的重要地位，但并不排斥他脏的作用。如脾主统血、生气血、主运化，故健脾和胃法也是王子瑜教授临床常用方法。再如妇女以血为本，血遇寒邪、气滞、气虚、热灼等均可致瘀，故活血化瘀法也是临床常用法则之一。其中关键是要辨证论治，审证求因，寻因治源。王子瑜教授还强调，在治疗中要注意经期前后的生理特点，即使是实证，经后血海空虚，亦应养血、补肝肾。在用药上，王子瑜教授注重简而精，不轻易使用猛攻之剂，根据病情灵活施治，临床多能获得满意的疗效。

第四章　瘀血所致妇科疾病的特点及治疗要点

中医认为血液在脉管中运行，流布于全身，环周不休。血的运行，为全身各脏腑组织器官提供了丰富的营养，故而血贵在周流不息。如果血液流行不畅，血液留置经脉之内或瘀积于脏器内，或溢于脉外而积存于体内，即为瘀血。瘀血学说及活血化瘀法，是祖国医学的重要组成部分，广泛运用于临床各科，在妇科方面尤为重要。妇女以血为本，凡经、带、胎、产诸病，不论虚实寒热，最后均可导致瘀血。唐容川说："女子胞中之血，一月一换，除旧生新，旧血即是瘀血，此血不去，便阻化机。"王子瑜教授认为瘀血为妇科最常见的发病机制，如月经失调、闭经、崩漏、月经过多、癥瘕、不孕等的病机多为瘀血，所以王子瑜教授在治疗妇科疾病时特别注重活血化瘀法的应用。

一、瘀血成因

瘀血的发病原因不外乎寒、热、虚、实，常见的有气滞、寒凝、热郁、气虚。

（一）气滞

情志抑郁，肝气不舒，脏腑失和，气机阻滞，致气滞而血瘀。《医宗金鉴》云："血之凝结为瘀，必先由于气滞。"此外，久病入络，病邪久留，导致气血运行失畅，从而致瘀。

（二）寒凝

寒为阴邪，其性收引、凝涩，易伤阳气，可影响血液的运行。血遇热则行，遇寒则凝，因此寒邪常引起血瘀。《校注妇人良方》云："寒气客于血室，血凝不利。"

（三）热郁

因感受热邪或气郁化火，营血被灼，干涸成瘀。《金匮要略》云："热之所过，血为之凝滞。"《医林改错》亦云："血受热则煎熬成块。"

（四）气虚

气为血之帅，血为气之母。血液的运行，全赖气的推动。《医林改错》云："元气既虚，必不能达于血管，血管无气，必停留而瘀。"故一旦脏腑功能低下，阴阳气血失调，气虚鼓动力量薄弱，致血行迟滞、凝涩，进而成瘀。因此，有"久病多瘀"之说。

二、瘀血证治

（一）辨证要点

1. 疼痛

瘀血阻滞经络，气血运行障碍，造成血脉不通，不通则痛。瘀血痛多表现为刺痛、绞痛或胀痛，痛处固定、拒按，反复发作，久痛不愈。王清任认为"凡肚腹疼痛，总不移动是瘀血"。朱丹溪认为"经水将来作痛者，血实也"。月经临行时腰痛、腹痛，乃是有瘀血阻滞。如痛经、子宫内膜异位症、盆腔炎等所引起的腹痛，多为瘀血阻滞。

2. 肿块

唐容川说："瘀血在经脉脏腑之间，则结为癥瘕。"瘀血阻滞经脉，久而结为癥积包块，按之坚硬，固定不移。如盆腔炎性包块、子宫肌瘤、卵巢囊肿等盆腔肿块，主要系瘀血内结而成。

3. 出血

各种内外出血，均有形成瘀血的可能，其机制有二：一是出血之后，离经之血，不论是排出体外，还是存于体内，或滞于肌肤，必然会有血液滞留，积聚成瘀。唐容川云："吐衄、便漏，其血无不离经。……然既是离经之血，虽清血、鲜血，亦是瘀血。"二是治疗血证方法不当，过用寒凉固涩之品，使血凝而成瘀。

4. 月经紊乱

月经周期改变，先后无定期，经血紫红或暗黑，质稠有块，经量过多、过少或淋漓不净，均可由瘀血引起。

5. 舌脉

瘀血者的舌质表现不一，新瘀的如常人，久瘀的可见瘀斑瘀点。脉象以沉弦或沉涩为常见。

对瘀血的辨证，上述表现不必全具，只要在所见的证候中有瘀血病变特征，均可以考虑是否有血行瘀滞。如月经、胎产等史，有时虽然瘀血的症状不显著，但有屡服他药，变更治法，时好时坏，或未能收效的治疗史，即中医所谓“怪病多瘀”的病例，均可按瘀血处理。

（二）常见病治疗要点

1. 出血异常

经期、产后余血未净，不慎房事，或气滞、寒凝等致瘀阻冲任、胞宫，瘀血不去，新血不能归经，致月经先期、月经过多、经期延长、崩漏等。临床上常遇子宫肌瘤、子宫腺肌病、盆腔炎等引起的相关病证。常用治法：出血期以化瘀止血为主，即所谓“通因通用”，效果良好，常用药物有当归、炒蒲黄、茜草炭、地榆炭、五灵脂、乌贼骨、马齿苋、益母草、三七粉等。血止后应针对不同疾病给予活血化瘀、散结消癥等，以求彻底消除瘀血病因。

2. 癥瘕

癥瘕是妇科的常见病。《灵枢·水胀》云：“石瘕生于胞中……恶血当泻不泻，衃以留止，日以益大，状如怀子，月事不以时下。”瘀血阻滞胞宫、胞脉，日久聚为癥瘕。临床常见子宫肌瘤、子宫腺肌病、子宫内膜异位症、盆腔炎性包块、卵巢囊肿等。常用治法：活血化瘀、消癥散结。常用药物：桂枝、茯苓、赤芍、桃仁、丹皮、莪术、三棱、鬼箭羽、炮山甲、生牡蛎等。

3. 输卵管阻塞不孕症

输卵管炎症、粘连，引起输卵管阻塞不通，阻碍卵子与精子相遇，可致不孕。盆腔炎、子宫内膜异位症均可使输卵管粘连扭曲，造成不孕。近年来，临床上运用中医活血化瘀法治疗，效果良好。中医认为本病的病机为邪瘀交阻，胞脉不通，临床常见湿热瘀结型。常用治法：清热祛湿，活血化瘀，通络散结。常用方药：四逆散加味，柴胡、枳实、赤芍、鱼腥草、白花蛇舌草、三棱、莪术、石见穿、丹皮、路路通、炮山甲、皂角刺、延胡索、当归。运用本法治疗输卵管阻塞不孕症，一般3个月为一疗程，但应注意辨证，用药随症加减变通，每收良好效果。

4. 痛经

（1）原发性痛经。本病病机：瘀血阻滞胞宫、胞脉，经行不畅，不通则痛。主要临床表现：经期或经前下腹剧痛，盆腔多无明显的器质性病变。常用治法：理气活血，行瘀止痛。常用药物：当归、赤芍、红花、桃仁、川芎、乌药、炒小茴香、延胡索、五灵脂、生蒲黄、制香附、制没药、细辛。临床上应再根据患者的不同情况予以加减，疗效显著。

（2）继发性痛经。本病病机：瘀血阻滞胞宫、胞脉，不通则痛，瘀血日久渐成癥瘕。主要临床表现：经期下腹剧痛，或伴有肛门作坠，疼痛进行性加重，经检查盆腔多有明显的器质性病变，如子宫内膜异位症、子宫腺肌病等。常用治法：经期前及经期以活血化瘀止痛为主，经后以化瘀消癥为主。经期前及经期常用药物：丹参、赤芍、白芍、当归、石见穿、延胡粉、血竭粉、䗪虫、生蒲黄、五灵脂、官桂、制乳香、制没药。经后常用药物：桂枝、茯苓、赤芍、莪术、三棱、水蛭、炮山甲、生牡蛎、石见穿、牡丹皮、当归。

5. 经行头痛

经行头痛多因瘀血内阻，脉络壅滞，以致清窍受蒙，不通则痛。主要临床表现：头痛部位固定，痛如锥刺，按之更剧；经行不畅，量少，色紫有块，少腹痛；舌边有瘀点，脉沉弦而紧。经血畅则头痛缓解，腹痛亦减轻。常用治法：活血化瘀，平肝息风止痛。常用药物：丹参、赤芍、白芍、当归、川芎、红花、枸杞子、菊花、天麻、钩藤、全蝎、细辛、珍珠母。若痛甚加露蜂房。尤在泾在《金匮翼》中指出："治头风久病，须加芎、芍、红花少许，非独治风，兼和血止痛也。"

三、妇科瘀血证治疗特点

（1）对于妇科瘀血证，多用活血化瘀方药治疗。活血化瘀方药有止痛、止血、消癥、抗炎的作用，可以疏通经络、血脉，加强血液运行，对于妇科某些疾病疗效显著，如对输卵管阻塞不孕症、子宫内膜异位症等难治性疾病亦有良好疗效。

（2）对于瘀血阻滞的崩漏，宜用逐瘀止血法治疗。在用药的第1～2天，会有出血量增多的现象，坚持继续治疗后即达到止血的目的。这是“瘀血不去，新血不守”“通因通用”的逐瘀止血法使瘀血尽、血止的缘故。

（3）对于本虚标实的患者，能否用活血化瘀法？这要看病人的胃气情况，斟酌用药，有胃气（饮食起居尚可）就能逐瘀。临床常用先攻后补、先补后攻或攻补兼施等法。一般说来，活血化瘀药物没有副作用及绝对禁忌证，只要临证辨证准确，选用确当，即可收效。

第五章 “气充血活”理论及临床应用

气与血是构成人体和维持人体生命活动的最基本的物质，人类的生长、发育及生殖等生理活动都离不开气与血。女性具有经、孕、产、乳的生理功能，因此与气血的关系更为密切。气与血之间默契配合，则女性各种生理功能正常，一旦这种默契被打破，必定会影响到女性的健康。王子瑜教授认为女性必须保持气的充足、血的自然流畅，才能维持经、孕、产、乳各项功能。

一、女性生理与气血的关系

气与血相互依存，相互协调，相互为用。气盛则血旺，气弱则血虚，即“气能生血”。血的正常运行，必须依靠气的推动、输布、疏泄，即“气能行血”。血之所以能正常循行于脉中，不溢于脉外，全靠气的统摄，即“气能摄血”。同时气又必须依靠血的滋养，即“血为气母”。由此可见，气与血相互资生、相互为用。

经、孕、产、乳是女性特有的生理功能。月经的主要成分是血，气是月经血运行的动力。胎儿在子宫内生长发育，靠气载血养。胎儿的分娩，靠气的推动、血的濡润。脏腑所化生之血，除营养全身外，皆藏于肝，其有余部分下注冲脉为月经，而在哺乳期，则上化为乳汁。故气与血是月经、胎孕、产育、哺乳乃至人体一切生命活动的物质基础。

二、气血失调影响冲任为病

气血失调是妇科疾病的主要病机。气病可以影响到血，血病同样可以影响到气。气血失调的临床表现类型归纳起来主要有气血虚弱、气虚血瘀、气滞血瘀等。

（一）气血虚弱

充足的气血不断濡养冲任、胞宫、胞脉，以维持女性正常的生理特性。机体气血虚弱的病因主要有二：一是损失过多，妇女一生经、孕、产、乳，数伤于气血，消耗较多；二是脏腑功能减弱，气血化源减少，致来源不足。各种致病因素引起机体气血虚弱，使冲任失于气血的荣养，冲主血海、任主胞胎的功能难以胜任，同时冲任失养，经脉失荣，最后导致与经、带、胎、产有关的各种病证发生。

（二）气虚血瘀

气帅血行，气足则运血有力，血液能畅行于脉道中。先天禀赋不足、后天化源不足或因各种原因的出血量多而致气虚运血无力，使血行迟滞，日久形成瘀血，瘀血阻滞胞宫、胞脉，导致各种妇科疾病。

（三）气滞血瘀

气血贵在环周不息，气行则血行，气滞则血凝。气机阻滞，气血运行不畅，血瘀体内，阻滞胞宫、胞脉，可以导致冲任失调、血海蓄溢失常、经脉涩滞不畅等，从而引起妇科经、带、胎、产、杂病的发生。

王子瑜教授认为，妇人易气虚为病，而经、孕、产、乳时失血耗气，气虚运血无力则血极易瘀滞，故气虚血瘀证常见于妇人瘀血疾患之中。其致病因素不外气虚导致血瘀或血瘀日久导致气虚。因多种原因造成妇人元气不足，推行血液循环之力减乏，则血运不畅，日久合并瘀血为患；若在气虚乏运之下，复加直接致瘀因素，则更易形成气虚血瘀之证。

三、王子瑜教授应用益气祛瘀法治疗妇科病

王子瑜教授认为，瘀血在临床妇科病中多见，尤多见于月经病中，可谓十居六七，故活血化瘀为妇科病常用治法。若详辨之，则当有气滞、寒凝、热灼、气虚、血虚等相兼之别，其中又以与气的关系最为密切，所谓“气有一息之不运，则血有一息之不行”（《寿世保元》）。气之不运其端有二：一为气虚无以运血；一为气滞难于行血。

虚者理当补，实者则当泻，此为治法之常。以气虚为先导而引起血

瘀者，其病本在气虚，治当益气为君，化瘀为臣，益气之功在于使元气恢复，足以推动血液运行，则瘀滞之血得以活化。方如圣愈汤、当归补血汤之类。至于因瘀血导致气虚者，乃因瘀滞日久造成血对气的载运障碍，所谓“血病则气不能独化”，最终导致气的匮乏。若已有瘀血，加之外因或内伤耗散暴脱元气，则瘀虚相合，亦成瘀血气虚之证。此病本在瘀血，治当化瘀为主，待瘀去正气自复；益气为辅，促使气机旺盛，气行畅达调和，则瘀血活化自有动力。方用如《千金》芎劳汤或桃仁汤、傅氏加参生化汤之类。

（一）月经病

1. 月经失调

月经失调病机以经血瘀滞致气虚之实中夹虚为主，除可引起月经先后无定期、月经过少或过多、经期延长外，临床上还可见一特殊病证，其症表现为临经之前先见暗黑或黑色、有味经血，量极少，伴少腹隐痛或胀痛，持续2～6天，随着基础体温的骤降或缓慢降低，经血亦随之显多。瘀血重者，其经血始终暗黑、有味；气虚重者，月经后期经血色淡、质稀，少数病人可伴有带下异常。气虚重者一般兼见面色萎黄、倦怠短气、腰脊酸坠、脉细无力等症。此类特殊病证患者多系婚后育龄妇女，有过性交或经期同房史，类似现代医学中子宫内膜异位症或慢性盆腔炎等。王子瑜教授常以少腹逐瘀汤加白英、石见穿、炙黄芪治之，多获较好疗效。

2. 痛经

近年来，妇科临证继发性痛经比例显见增多，已非昔日行气、散寒、活血之通调常法所能治疗。对一些婚后育龄妇女，因孕、产、乳、房劳、人工流产等耗气伤血，或邪瘀内停，正邪互为因果而致气虚血瘀之痛经，如子宫内膜异位症、膜样痛经、盆腔炎等，其既有腹痛固定、拒按，或呈进行性腹痛加剧，经血成块，块下则痛减等瘀血证表现，又有神疲乏力、头晕目眩、腰背酸楚、肛坠后重等气虚证表现。王子瑜教授多以益气化瘀法治疗，用参芪四物汤加炒蒲黄、丹参，每能应手。对于一些单纯因气滞血瘀引起的痛经，亦常在大队行气活血药中少佐益气药以助血之运行，往往能减少反复现象。

3. 闭经

人工流产后，或因气血被扰，或因残瘀内留，造成胞宫局部瘀滞，冲任受阻；或气随血泄，日久则致气虚。治当在化瘀通经药中辅入益气之品，旨在祛瘀生新的同时促进子宫内化生功能的恢复。产后血枯闭经，主要因为气血大亏，冲任、胞宫失养而致藏泄之功能骤停，新产之浊血无以全部排除。大病后之闭经，乃因气血因病而逐渐被耗竭，胞宫、冲任气血由盛转衰，子宫内膜未全脱或未净而终成瘀血，故经水由少至无。气虚、血瘀固有缓急之别，但总因虚瘀相合为患，治当在大队益气生血药之中佐入活血通经之品。人工流产后、产后、大病后所引起的闭经，皆可以应用《医学衷中参西录》之理冲汤加减。

4. 崩漏

益气化瘀之法在崩漏治法中极为重要。对于气虚血瘀所致崩漏，理当以益气化瘀为治。不论何种原因造成的崩漏，在治疗时均应兼用益气化瘀之法。以化瘀而言，崩漏为血不按常时而溢于脉外，唐容川谓“既是离经之血，虽清血、鲜血，亦是瘀血”，瘀血不去，则新血无以归经，故需用化瘀法治之。以补气而言，久漏者必致气耗血亏，暴崩者难免气陷血脱，且气能生血，有形之血不能速生，无形之气所当急固。此故益气化瘀之法不论是在治本之中还是在治标之中都不可忽略。但在选用化瘀药时，当取用活血止血之品，如三七粉，使其活血不过。

（二）带下病

带下病病机总不离瘀、热、虚、湿四者，该病多因产后、术后、经期体虚感邪，瘀热互结所致。临床上尤以慢性带下病常见，病程缠绵，症状反复，多为本虚标实之证。益气化瘀法是治疗慢性带下病的主要方法。临证多在化瘀祛邪之中加入生黄芪，据其轻重缓急之不同，或君、或臣、或佐使，常获事半功倍之效。用黄芪之意，一取其益气扶正，能驱邪抗邪；二因带下病多为邪气内陷冲任、胞宫，借生黄芪托毒之功，助余药逐邪外出，此乃外科内托之法；三是元气充足，药运迅速，使诸药能最大限度地发挥各自功能。总之，在带下病中加用黄芪能增加疗效、缩短疗程。

（三）妊娠病

益气化瘀法可用于胎漏、胎动不安、滑胎、异位妊娠等。对于胎气不固，《傅青主女科》指出：“凡人内无他症，胎元坚固，既或跌仆闪挫，依然无恙。惟内之气血素亏，故略有闪挫，胎便不安。若止作闪挫外伤治，断难奏功，且恐有因治而反坠者，可不慎欤！”因此，稳固胎气必须大补气血，而少加行瘀之品，如莲房炭，能补气血而不凝滞，同时还祛瘀而不伤胎，使瘀散胎安。对于滑胎以气虚肾亏为主者，因多次胎下不免留瘀，故可在泰山磐石饮中略佐少许活血药。对于异位妊娠者，中医保守治疗总以活血化瘀消癥为治，若在此中加入益气药物不仅能扶正逐瘀，且能助气血运行之力。

（四）产后病

产后以耗气伤血、瘀血内阻、多瘀多虚为特点，故产后之病，大抵因虚、因瘀作祟为患，所以益气化瘀可谓其主法常法，方如加参生化汤，随症加减用于临床，每获良效。

综上所述，在“气充血活”的理论指导下，应用益气化瘀法治疗妇科疾病确为实用、有效之法，但临证必须坚持辨证论治，辨证求因、审因论治，方可收效。

第六章　古方今用

王子瑜教授从医 70 余年，在多年的实践中积累了丰富的临床经验，在治疗妇科疾病方面形成了自己独特的理论和治法，其中不乏对古方的继承和发展应用。以下仅列举几个具有代表性的方药。

一、六味地黄丸

（一）方剂概述

六味地黄丸为宋代钱仲阳所制，原方主治小儿五迟证，后世医家根据其肝脾肾“三阴并补”“补中有泻”的立法配伍特点，将它誉为滋补肝肾的代表方，用于治疗肝肾阴虚证（表现为腰膝酸软、头晕目眩、耳聋耳鸣、遗精、盗汗等），或虚火上炎所致骨蒸潮热等。

六味地黄丸由熟地、山萸肉、山药、泽泻、丹皮、茯苓组成。方中熟地滋肾填精，为君药。山萸肉养肝肾而涩精、山药补益脾肾而固精，为臣药。三药同用，以达三阴并补之功。茯苓淡渗脾湿，助山药益脾，且防山药敛邪；泽泻清泄肾浊，防熟地之滋腻敛邪，且可清降肾中虚火；丹皮清泻肝火，制山萸肉之温，且防酸涩敛邪。上三药称为“三泻”，共为佐药。各药合用，三补三泻，大开大合，使滋补而不留邪，降泄而不伤正，乃补中有泻、寓泻于补、相辅相成之剂。

王子瑜教授在多年的临床工作中发现，用此方治疗多种妇科疾患均颇有疗效，如月经失调、月经前后诸证、绝经前后诸证、不孕症等属于肾阴虚证者。女性出现肾阴虚的情况，多由于素体阴虚，或青春期天癸初至或绝经前天癸将竭，或房劳多产，或久病、热病、大病等耗伤肾阴。肾阴虚，精血不足，冲任亏虚，血海不能按时满溢，或阴虚内热，热伏冲任，迫血妄行等，可以导致一系列的妇科经、带、胎、产、杂病。

（二）临床应用

六味地黄丸可应用于多种妇科疾病，但由于不同疾病的病机特点不完全相同，故在应用时要有相应的加减。

1. 经断前后诸证

经断前后妇女常表现为烘热汗出，潮热面红，头晕，耳鸣，失眠健忘，五心烦热，或烦躁易怒，腰酸腿软，阴部干涩，皮肤瘙痒，月经周期紊乱或闭经，舌红苔少，脉细数。

本病多归属于中医的“脏躁”。如《金匮要略》云：“妇人脏躁，喜悲伤，欲哭，象如神灵所作，数欠伸，甘麦大枣汤主之。”王子瑜教授认为，由于患者素体的差异，该病的临床表现不尽相同，但其病机常以肝肾阴虚为多见。

女性在经断前后这个阶段，天癸渐竭，精血衰少，或素体阴虚，于经断前后阴精更虚，阴不守阳，阳气发散，故烘热汗出；肾虚精亏，髓海失养，故头晕、耳鸣；腰为肾之府，肾之精血衰少，故腰酸腿软；肾阴不足，阴虚内热，故五心烦热；精血不足，阴户失养，则阴部干涩；肌肤失养，则皮肤瘙痒；肾虚天癸渐竭，冲任失调，血海蓄溢失常，故月经周期紊乱，经量或多或少，色鲜红；肾阴亏虚，水不涵木，肝失柔养，致肝肾阴虚，或阴虚阳亢，可见头晕、耳鸣、烦躁易怒；肾水既乏，不能上济于心，心肾不交，可见失眠不寐、健忘。舌红苔少、脉细数均为阴虚之象。

临床上治法多以滋阴益肾、育阴潜阳、调养冲任为主。多在六味地黄丸的基础上加入一些平肝潜阳、交通心肾的药物，如珍珠母、炒枣仁、枸杞子、生龙骨、生牡蛎、磁石、莲子肉、远志、天麻、钩藤等。如能谨守此法，常能收到较好的疗效。

2. 崩漏

崩漏是妇科常见病证，临床表现为月经周期、经期、经量均发生异常。中医认为，本病主要病机为冲任二脉损伤，不能制约经血，胞宫藏泄失常；主要病理因素为脾虚、肾虚、血热、血瘀。

《素问·六节脏象论》曰：“肾者主蛰，封藏之本。”肾阴亏虚，热伏血海，冲任失守，不能制约经血，故经血非时而下，或淋漓不断，或暴下不止。患者常伴有腰膝酸软、眩晕、耳鸣、五心烦热、颧赤、少寐、舌红少苔、脉细数等，或阴道出血色鲜红，质稍稠。治以滋肾益阴，止血调经。六味地黄丸加减之剂多可收效。在出血期间常加用一些滋阴清热、凉血止血收敛的药物，如仙鹤草、女贞子、墨旱莲、阿胶、白茅根、小蓟、荷叶等。

3. 经行吐衄

经行吐衄的主要临床表现为经前或经期吐血、衄血，血量少、色暗红，头晕，耳鸣，两颧潮红，五心烦热，月经先期，经量少、色鲜红，舌红，少苔，脉细数。

王子瑜教授认为，经行吐血、鼻衄，常因肝肾不足、火气上逆而致。正如《傅青主女科》所云："妇人有经未行之前一二日，忽然腹疼而吐血，人以为火热之极也，谁知是肝气之逆乎！……经逆在肾不在肝，何以随血妄行……殊不知少阴之火急如奔马，得肝火直冲而上，其势最捷，反经而为血，亦至便也。"王老在临床上遵从傅氏之意，用六味地黄丸加减治疗经行吐血、鼻衄，每多获效，这实乃治本之举。治疗该病时要特别注意，应在滋阴清热的基础上加入一些引血下行的药物，如牛膝、郁金、川芎等。

4. 六味地黄丸变方应用

（1）肾气丸（六味地黄丸加桂枝、附子）。温补肾阳。主治肾阳不足引起的月经失调、绝经前后诸证、不孕症、产后身痛等。

（2）知柏地黄丸（六味地黄丸加知母、黄柏）。滋阴降火。主治阴虚火旺所致月经失调、经行前后诸证、绝经前后诸证等。

（3）杞菊地黄丸（六味地黄丸加枸杞子、菊花）。滋肾养肝。主治肝肾阴虚、肝阳上亢所致经行前后诸证、绝经前后诸证等。

（4）麦味地黄丸（六味地黄丸加麦冬、五味子）。滋补肺肾，敛肺纳肾。主治肺肾阴虚所致经行前后诸证、绝经前后诸证等。

（三）病案举隅

案一

张某，女，48岁。1995年5月16日初诊。

患者自述月经紊乱1年余，精神常忧郁，情绪不稳定。经某医院诊断为“更年期综合征”，经西医治疗无效，转寻中医治疗。症见：头晕，耳鸣，腰膝酸软，精神不振，失眠多梦，时欲哭泣，月经周期紊乱，时有潮热汗出，手足心发热，口干咽燥，小便短少，大便干结，舌质红，苔薄黄，脉细数。

诊断：绝经前后诸证。

辨证：肝肾阴虚，冲任失调。

治法：滋补肝肾，调养冲任。

处方：六味地黄丸加减。

生　地 15 g	熟　地 15 g	山萸肉 10 g	山　药 15 g
茯　苓 15 g	丹　皮 10 g	合欢皮 10 g	珍珠母 30 g（先煎）
白　芍 15 g	炒枣仁 15 g	天　冬 10 g	麦　冬 10 g
女贞子 15 g	生首乌 15 g	制首乌 15 g	浮小麦 30 g

12剂，水煎服，日1剂。

二诊：药后诸症均减。唯头晕、血压偏高，治宗前法。前方加枸杞子15 g、菊花10 g。14剂，水煎服，日1剂。

以后按原方加减续服30余剂而告愈。

注意：目前研究认为，生首乌的肝肾毒性较大，临床应用时要十分谨慎！

案二

陈某，女，16岁。1986年3月12日初诊。

患者14岁月经初潮，月经周期后延，30～60天1次，每次月经量多，色红，行经8～10天，已有1年余。经某医院诊为“青春期功血”，经多方治疗效果不佳。诊时经水来潮已半月未止，形体消瘦，面色淡白，腰膝酸软，头晕耳鸣，舌质红，苔薄黄，脉细无力。

诊断：崩漏。

辨证： 肝肾阴虚，冲任不固，封藏失司。

治法： 滋补肝肾，固冲止血。

处方： 六味地黄丸加减。

生　地 15 g	熟　地 15 g	山萸肉 10 g	山　药 15 g
茯　苓 15 g	墨旱莲 20 g	女贞子 15 g	阿　胶 10 g
仙鹤草 15 g	炒槐花 15 g	重　楼 10 g	

7 剂，水煎服，日 1 剂。

二诊： 经血已止，精神好转，唯疲乏无力，治法同前。续用前方，去重楼，加党参 15 g，补脾益气调理善后。14 剂，水煎服，日 1 剂。

药后诸症悉平，经追访 2 年余，经行正常。

案三

吴某，女，21 岁。1988 年 6 月 12 日初诊。

患者经行鼻衄已半年，伴有头晕，目眩，神疲乏力，少腹隐痛，经血量少，鼻衄，口干，大便干结，舌质红，苔薄黄，脉细数。

诊断： 经行吐衄。

辨证： 肝肾阴虚，虚火上逆。

治法： 滋补肝肾，兼以凉血摄血。

处方： 六味地黄丸加减。

生　地 15 g	熟　地 15 g	山萸肉 10 g	山　药 15 g
丹　皮 10 g	茯　苓 15 g	茜草根 12 g	阿　胶 10 g
川牛膝 10 g	茅　根 15 g	小　蓟 10 g	荷　叶 6 g
水牛角 15 g	川　军 3 g		

6 剂，水煎服，日 1 剂。

二诊： 鼻衄减少，经量增多。经后给予六味地黄丸，连服 3 个月后痊愈。

二、四逆散

（一）方剂概述

四逆散为《伤寒论》方，由柴胡、芍药、枳实、甘草四味药组成，主治“少阴病，四逆，其人或咳，或悸，或小便不利，或腹中痛，或泄利下重”。四逆散并不是专门为妇科疾病而设，但王子瑜教授认为，四逆散不仅能用于少阴病，还对妇科的一些疾病也有显著的疗效。妇女因数伤于血，常不足于血，有余于气，血虚则肝失所养，肝郁不舒，遂生诸证，或肝郁气滞或肝郁血瘀或肝郁化火等，导致如月经不调、经行前后诸证、痛经、崩漏、经间期出血、赤带、癥瘕等疾病。王子瑜教授常将四逆散灵活化裁运用于临床，治疗多种妇科疾病，每获良效。

虽四逆散主治少阴四逆，但王子瑜教授认为临床中应用四逆散时并不一定非具有四逆之症，因本方证是由阳为阴郁、不得宣达所致，因此，寒热之症的有无取决于阳郁的程度，并与阳郁时间的长短、用药的寒热、体质的差异等因素有关，故不宜把寒热的有无看成应用四逆散的必备之证。四逆散疏肝理脾和胃，透达阳郁，主治肝胃（脾）气滞，阳郁不得宣达，气机升降失常之手足轻微厥冷、咳嗽、心悸、小便不利、腹痛泄泻等，应用范围极广。只要具有肝胃（脾）气滞证候，内、外、妇、儿各科疾病均可用本方化裁主治。方中柴胡既可疏肝解郁，又可升清阳以使郁热外透；芍药养血敛阴，与柴胡相配，一升一敛，使郁邪透解而不伤阴；枳实行气散结，以增强舒畅气机之效；甘草健脾和中，调和诸药，与芍药相配，又可缓肝之急以解少腹疼痛。全方药性平和，共奏透邪解郁、疏肝理脾和胃之功。

（二）临床应用

1. 痛经

痛经分虚实两端，实者因冲任瘀阻，气血运行不畅，不通则痛；虚者因冲任、胞宫失于濡养，不荣而痛或迟滞而痛。王子瑜教授用四逆散治疗肝郁气滞或气滞血瘀之实证痛经，西医学中的原发性痛经和因慢性盆腔炎、子宫肌瘤、子宫内膜异位症等引起的继发性痛经，辨证属肝郁气滞或气滞血瘀者均可选用。临证常以四逆散为主方，肝郁气滞者，合金铃子散行气止痛；气滞血瘀者，合失笑散化瘀止痛；慢性盆腔炎，加鱼腥草、败酱草等清热解毒；子宫肌瘤，加牡蛎、莪术等软坚散结消癥；子宫内膜异位症，加水蛭、乳香、没药活血化瘀止痛等，随症加减，师其法而不泥其方。

2. 经行前后诸证

经行前后诸证是经行乳房胀痛、经行头痛、经行口糜等10余种病证的统称，是以经行前后伴随某种症状为主要特征的一类疾病。肝藏血，主疏泄，冲为血海，隶属于肝。冲任血海周期性的满盈溢泻，以及经行前后诸证的主要病机，都与肝的疏泄功能密切相关。肝经郁滞，或气滞，或血瘀，或阳亢，或化火，或肝木克土、脾土受伤，可导致经行乳房胀痛、经行头痛、经行口糜、经行发热、经行吐衄、经行眩晕、经行泄泻、经行情志异常等。此类疾病的特点主要是经前症状明显，经行或经畅后症状减轻或消失。王子瑜教授常用四逆散治疗本病，并随症加减，如乳房胀痛加橘叶、橘核、路路通，头痛加川芎、全蝎，眩晕加珍珠母、枸杞子，口糜加玄参、生地，泄泻加白术、茯苓等。

3. 崩漏

大凡血证，均与气虚不摄血、血热迫血妄行、血瘀新血不守有关。若为情志所伤，肝郁气滞，瘀阻于内，新血不得归经，经血非时而下者，临床常伴见急躁易怒，经血暗红、夹有血块，舌暗，脉弦等，则可选用四逆散，通因通用而能治愈。另外，妇女的月经周期是一个从冲任血海空虚至逐渐满盈而溢的过程，周而复始，所以王子瑜教授在治疗月经病时特别注重根据月经周期的不同阶段调整用药。如经期或经后，血海空虚，应配合调补肝肾、养血柔肝之品，使肝阴得养，肝气得疏，同时将枳实易枳壳、赤芍易白芍，以免伤正。

4. 妇人腹痛

妇人腹痛相当于西医慢性盆腔炎，是妇科常见疾病。湿热瘀结型妇人腹痛主要表现为小腹疼痛拒按，灼热感，或低热起伏，伴腰骶胀痛，带下量多、色黄白、质黏，小便黄，大便不爽，舌质红、苔薄黄、脉弦滑或细滑。湿热蕴结，病程缠绵，日久难愈，与血搏结，瘀阻冲任，血行不畅，不通则痛，故腹疼痛拒按，灼热感，低热起伏；邪阻胞脉，胞脉系于肾，故腰骶胀痛；湿热下注，任带二脉受损，故带下量多、色黄白、质黏；湿热蕴结，故小便黄、大便不爽。舌质红、苔薄黄、脉滑等均为湿热内盛之征。王子瑜教授根据多年临床经验认为，四逆散配合四妙散加味治疗妇人腹痛湿热瘀结型效果很好。常用药物有柴胡、芍药、枳实、甘草、苍术、黄柏、牛膝、薏苡仁、泽兰、延胡索、川楝子等。

（三）应用注意事项

1. 适应证的选择

王子瑜教授认为，运用四逆散时，必须掌握四逆散的适应证，包括以下 4 个方面。

（1）有肝郁情志异常的表现，如烦躁易怒等。

（2）循经（肝经）部位的胀或痛，如乳房、胸胁、少腹、阴部。

（3）月经色暗红，夹有血块。

（4）舌暗，脉弦。

2. 用药注意事项

王子瑜教授指出，在四逆散的选择用药上应注意以下几点。

（1）肝郁未化热者用白芍、炙甘草，以养血敛肝、缓急止痛。

（2）郁而化热者，如腹痛灼热感、手足心热、面部痤疮、口腔溃疡、舌红、脉弦滑等，改用赤芍、生甘草，以清热凉血、祛瘀止痛。

（3）伴肝阳上亢者，常以合欢皮代柴胡或用醋制柴胡，以减其升阳之力。

（四）病案举隅

案一

邹某，女，32 岁，已婚。1992 年 9 月 8 日初诊。

近 3 个月来无明显诱因于经前或经行第 1 天发热，体温可达 38℃，伴畏寒，经行或经畅后发热自退。月经规律，末次月经时间为 1992 年 8 月 31 日，7 天净，量偏多，色暗红，有小血块，伴腰酸。平时乏力，大便干燥，时发口腔溃疡，经前乳房胀痛。内诊除左附件略增厚、无压痛外，余无异常。舌淡暗，有瘀斑，苔薄，脉沉弦。口腔内小溃疡，面部粟粒状小疹。

诊断：经行发热。

辨证：肝郁气滞血瘀，久而化热。

治法： 疏肝解郁为主，因正值经后，佐以养血柔肝。

处方： 四逆散加减。

醋柴胡10 g　白　芍10 g　当　归10 g　生　地15 g
熟　地15 g　玄　参10 g　枸杞子15 g　生首乌15 g
川楝子10 g　延胡索10 g　穞豆衣10 g　桔　梗6 g
生甘草6 g

7剂，水煎服，日1剂。

二诊： 药后精神转佳，已不觉乏力，口腔溃疡已愈。仍大便干，面部丘疹。舌尖红、边瘀点，苔薄，脉弦滑。治宜疏肝清热。继用四逆散加减。

醋柴胡10 g　赤　芍10 g　白　芍10 g　枳　实10 g
生甘草6 g　丹　皮10 g　川楝子10 g　延胡索10 g
丹　参10 g　刺蒺藜10 g　凌霄花10 g

12剂，水煎服，日1剂。

后以本方加减，每于经前1周服药7剂，连续3个周期经行无发热。停药3个月后随访，述经行发热未再复发，经前乳房胀痛亦不明显，口腔溃疡未犯。

案二

张某，女，30岁，未婚。1992年12月14日初诊。

经行腹痛持续7年，渐进加重4个月，每次经行第1～2天下腹胀痛难忍，右侧尤甚，伴腰痛、肛门下坠感。经前心烦易怒，平时大便干燥。月经规律，末次月经时间为1992年12月7～12日，经量中，色暗红，夹血块。B超提示：子宫肌瘤、左侧附件炎、子宫内膜异位症。

诊断： 痛经，癥瘕。

辨证： 气滞血瘀，胞脉阻滞，不通则痛，瘀久成癥。

治法： 疏肝理气，活血化瘀，消癥止痛。因正值经后，佐以养血。

处方： 四逆散合四物汤加减。

柴　胡10 g　白　芍15 g　当　归10 g　川　芎10 g
熟　地15 g　枳　实10 g　丹　参10 g　海　藻15 g
制鳖甲15 g　败酱草15 g　生苡仁15 g　生牡蛎30 g（先煎）

6剂，水煎服，日1剂。

二诊：药后大便正常，无不适。舌红少苔，脉细。四逆散合金铃子散加减。

柴　胡10 g	赤　芍10 g	川楝子10 g	延胡索10 g
丹　皮10 g	枳　实10 g	莪　术10 g	广木香6 g
制没药10 g	鱼腥草10 g	生苡仁15 g	生甘草6 g

14剂，水煎服，日1剂。

三诊：月经于1993年1月5日至10日来潮，本次行经腹痛及肛门下坠未作，仅觉腰酸，经前烦躁亦减轻。经后仍予四逆散合四物汤加减，嘱每逢经前服四逆散合金铃子散加味方6剂，痛经未作。

案三

刘某，女，37岁，已婚。1992年7月18日初诊。

平时月经规律，5/30天。1992年6月因母亲生病着急，而致月经1月余未止，量时多时少，近3天阴道出血增多，至今量中不减，色红，夹血块，伴腰背酸痛，性情急躁易怒，乏力头晕，纳差，小便频。舌淡暗，苔薄白，脉弦滑。

诊断：崩漏。

辨证：肝郁脾虚，冲任不固，兼有瘀滞。

治法：疏肝解郁，益气养阴，化瘀止血。

处方：四逆散合二至丸加减。

柴　胡10 g	枳　壳10 g	白　芍15 g	墨旱莲15 g
女贞子15 g	黄　精15 g	太子参15 g	茜草炭10 g
乌贼骨15 g	重　楼15 g	贯众炭15 g	三七粉3 g

3剂，水煎服，日1剂。忌辛辣，畅情志。

二诊：药后阴道出血止，仍觉腰背酸痛，头晕，心烦急躁，舌淡红，苔薄白，脉弦滑。经后治以调补冲任、滋水涵木。

生　地15 g	熟　地15 g	山　药15 g	枸杞子15 g
墨旱莲15 g	女贞子15 g	白　芍15 g	山萸肉10 g
桑寄生15 g	太子参15 g	酸枣仁15 g	灵磁石15 g（先煎）

6剂，水煎服，日1剂。忌辛辣。

三诊：诸症减轻，近日赤带量多，舌红，苔薄白，脉细弦滑。证属肝郁脾虚，湿热下注，治以疏肝健脾、清热利湿。方用四逆散加减。

柴　胡10 g　　枳　实10 g　　赤　芍10 g　　白　芍10 g
茯　苓15 g　　山　药15 g　　芡　实15 g　　当　归10 g
丹　皮10 g　　栀　子10 g　　椿根皮15 g　　黄　柏10 g
车前子10 g（包煎）

6剂，水煎服，日1剂。忌辛辣。

四诊：赤带已瘥，内诊除左附件增厚、轻压痛外，其他未见异常。唯觉五心烦热，小腿酸困，视物不清。舌淡、舌尖红，苔薄白，脉细弦。证属出血日久，肝肾受损，治以调补肝肾，药用六味地黄丸方加味以善其后。

经3个月后随访，月经已调，诸症显减趋愈。

三、四物汤

（一）方剂概述

四物汤首载于《太平惠民和剂局方》，从《金匮要略·妇人妊娠病脉证并治》中的胶艾汤衍化而来，具有补血行血、滋阴敛血的作用。凡一切血证的病变，如妇女的经、带、胎、产、乳诸疾，均可用之。四物汤为临床常用主要方剂之一。

药物配伍及方义：四物汤由熟地、当归、白芍、川芎四味药物组成。方中熟地味甘性温，能滋阴养血、补肾填精，为本方主药；当归味甘性温而润，辛香行走，能补血活血，补中有行；川芎辛温，气味芳香，有活血通络、行血导滞之功，能调和肝用；芍药味酸性寒，养肝和营，补中有行，行中有补，使营血调和，周流无阻，则血证诸疾自解。

（二）临床应用

1. 月经先期

月经先期是指月经提前7天以上，甚至10余日一行者。本病的发生多与血分有热相关，热扰血海，冲任失固，气血不循常道，非期而行。王子瑜教授在临床上以四物汤为基础，加减化裁治疗本病往往取得尚佳效果。本病有虚、实两端。实者，以四物汤加黄芩、黄连，构成芩连四物汤治之。若出血量多者，加生地榆 15 g 以清热凉血止血；肝郁血热者，加丹皮、栀子以清肝凉血止血；若血块多夹瘀者，加桃仁、红花，即桃红四物汤，以化瘀养血止血。虚者，则气虚，加党参、黄芪，构成参芪四物汤治之。阴虚者，加墨旱莲、女贞子，即四物汤合二至丸，以补气养阴、固经止血。

2. 痛经

痛经是妇科常见病、疑难病之一。王子瑜教授认为，本病多由冲任失调、气血瘀阻使然，其治重在调理气血，并应标本兼顾，每以四物汤加减，屡收良效。如气滞致痛，以腹部胀痛为主者，用四物汤加失笑散；寒凝致痛，以腹部冷痛为主者，用四物汤加干姜、肉桂，即姜桂四物汤，以温经散寒止痛。

3. 经行感冒

经行感冒，指临床所见每于经行前即患感冒者，常出现鼻塞流涕、怕冷、头痛、身痛、纳差、乏力等症。王子瑜教授认为，妇人经前，冲任气血壅盛，月经既行，血去气耗，则卫阳不固，腠理不实，外邪乘虚而入，邪正相交，若正不胜邪，必致感冒。其治当养血祛风、护养卫表，故多以四物汤加荆芥、防风之属，即荆防四物汤治之。若病久临经周身痛，加羌活、桂枝，即羌桂四物汤，以温经散表、通络止痛。

4. 胎漏、胎动不安

妊娠后阴道少量出血者称胎漏，伴腰酸、腹痛或腹坠者称胎动不安，相当于西医先兆流产。本病多因肾气不足或脾胃虚弱，胎元失养不固所致。每遇此证，王子瑜教授善用四物汤去川芎合寿胎丸加减，以补阳兼补血。临床证明，上方较之单用寿胎丸保胎效果更佳。若胎漏伴有小腹冷痛、喜温喜按者，亦可用四物汤去川芎，加艾叶炭 3 g、阿胶 10 g，名胶艾四物汤，以温胞安胎。

5. 产后关节痛

产后关节痛属中医痹证范畴。王子瑜教授认为，产后血虚，营卫不和，风寒外乘是本病的基本病机，若迁延日久，可致脉络不通，关节疼痛。其治以益气养血、散寒通络为主，方用四物汤加羌活、桂枝，即羌桂四物汤。若冷痛甚者加制川乌，腰痛者加狗脊、杜仲，上肢痛者加片姜黄，下肢痛者加独活，屡获卓效。

6. 四物汤变方应用

（1）参芪四物汤（圣愈汤）。补气养血。主治气虚血亏所致月经失调、闭经、不孕等。

（2）八珍汤（四物汤 + 四君子汤）。气血双补。主治脾虚血亏，月经不调。

（3）荆防四物汤。解表和血。主治外感所致经期、产后感冒（风寒）。

（4）桃红四物汤。化瘀调经。主治闭经、月经过少、经行腹痛等。

（5）棱莪四物汤。活血化瘀消癥。主治瘀血所致癥瘕积聚。

（6）羌桂四物汤。祛风散寒。主治产后感受风寒身痛。

（7）胶艾四物汤。补血止血，调经安胎。主治冲任虚损所致崩漏、月经过多、经期延长、胎漏、胎动不安等。

（8）芩连四物汤。清热凉血调经。主治血热妄行所致月经过多、经期延长等。

（9）四物五子汤。补肾养血调经。主治肾虚血亏、冲任不调所致月经不调、不孕症，以及怀孕多次人工刮宫后月经量少等。

（10）八珍益母汤（八珍汤 + 益母草）。益气养血调经。主治脾气虚、血虚夹瘀所致月经后期、月经过少、闭经、产后恶露不绝等。

（三）应用注意事项

1. 四物汤是治疗血证的专剂

四物汤是治疗妇科疾病的通用方，不论是对其配伍方义的研究，还是关于其加减方面的运用，前面都已有论述。妇女以血为主，治血病以调和为贵，以通为顺。四物汤既能补血，又能活血，故为血证专剂；又妇女经、带、胎、产、乳等与血关系密切，故四物汤又是妇科疾病的通用方，但必须结合临床实际辨证，灵活运用，方能收到满意疗效。

2. 治血不忘理气

虽然妇女“有余于气而不足于血”，但由于血与气的相互为用关系，即气属阳，血属阴，阳生则阴长，气旺则能生血，故治血应不忘理气。因此，四物汤在临床上常配合气药应用。

3. 养血、滋阴并用

血本属阴，血虚则阴亏，故养血常与滋阴并用。如肝肾亏损引起的月经不调，既要养血柔肝，又要滋阴补肾，方可生效。

4. 四物汤偏于温养

四物汤药物组成虽然阴阳配合，刚柔相济，但总体来说仍偏于温养。凡出血量多时，宜去掉川芎、当归，以防动血太过，并可适当加入止血药物如仙鹤草、茜草炭、地榆炭、蒲黄炭等。

5. 恰当选择适应证

以上根据寒热虚实辨证，对四物汤加减运用，仅指一般而言，临床所见往往寒热错杂，虚瘀相兼，务必辨别其新旧先后，标本缓急，审详而用之。

（四）病案举隅

案一

李某，37 岁，已婚。

月经先期而至半年余，血量时多时少，色红，伴腰酸、头晕、失眠、心烦，舌淡红，脉细弦。

诊断：月经先期。

辨证：阴虚内热，冲任失固。

治法：滋阴清热，固经止血。

处方：胶艾四物汤加减。

生　地 15 g　　白　芍 12 g　　当　归 12 g　　女贞子 15 g
墨旱莲 12 g　　阿　胶 12 g（烊化）

7 剂，水煎服。

二诊：药后诸症减轻。次月续用上方加减，月经基本正常。

而后连治 3 个月经周期，月经正常，伴症亦除。

案二

樊某，女，23 岁，未婚。

患者自14岁月经初潮即经行腹痛，今年加重，痛甚伴恶心、呕吐，胃脘冷痛，四肢不温，出冷汗，经血色黑、有块。舌淡暗，脉沉细涩。

诊断： 经行腹痛。

辨证： 寒凝血瘀，瘀阻胞宫、胞脉，不通则痛。

治法： 温经散寒，化瘀止痛。

处方： 姜桂四物汤合失笑散加减。

熟　地 12 g　当　归 15 g　白　芍 15 g　蒲　黄 12 g（包煎）
干　姜 6 g　肉　桂 6 g　川　芎 10 g　五灵脂 12 g（包煎）
吴茱萸 6 g

12剂，水煎服，在经前服药。

二诊： 药后腹痛减轻明显。以后按此方加减治疗3个月经周期，腹痛基本消失。

案三

艾某，女，28岁，已婚。1998年3月初诊。

因停经62天，阴道少量出血2天就医。就诊时阴道少量出血，色淡红，伴腰膝酸软，小腹轻下坠，头晕，舌淡，脉细滑。曾查尿妊娠试验阳性。

诊断： 胎动不安。

辨证： 脾肾不足，气血两亏，胎元不固。

治法： 脾肾双补，气血并调。

处方： 四物汤加减。

菟丝子 15 g　桑寄生 15 g　炒川断 12 g　当　归 10 g
熟　地 15 g　白　芍 15 g　莲房炭 10 g　石莲子 15 g

12剂，水煎服。

二诊： 药后病情好转，出血止，减莲房炭，续服2月告愈。

案四

梁某，31岁，已婚。

产后关节四肢疼痛3个月。患者因产后十几天不慎汗出受风，关节四肢疼痛，全身有凉感，左上肢麻木，左偏头痛，舌苔薄白，脉沉细迟缓。

诊断： 产后身痛。

辨证： 产后血虚感寒，经络痹阻。

治法： 益气养血，散寒通痹止痛。

处方： 参芪四物汤加减。

黄　芪 30 g	熟　地 15 g	酒当归 15 g	赤　芍 10 g
白　芍 10 g	羌　活 10 g	桂　枝 10 g	川　芎 10 g

6 剂，水煎服。

二诊： 症状减轻，仍感全身发胀，续服上药加鸡血藤 15 g、丹参 30 g，告愈。

综上所述，王子瑜教授巧用四物汤，以治气血失调性妇科病，每多良效，不失为其治疗妇科病之重要经验之一。妇女以血为本，治病必治血。用四物补血扶正，正胜邪除，其病自愈。

四、逍遥散

（一）方剂概述

逍遥散出自《太平惠民和剂局方》，由柴胡、当归、白芍、茯苓、白术、炙甘草、薄荷、煨姜组成，具有疏肝解郁、健脾和营的功效。该方的特点是疏肝、养血、健脾并用，属调和肝脾的常用方剂，在临床上被许多科室的医生广泛应用，在妇科方面的应用也是比较多的。

方中柴胡疏肝解郁，以使肝气条达，为君药；白芍滋阴柔肝，当归养血活血，二味相合，养肝体以助肝用，兼制柴胡疏泄太过，为臣药；白术、茯苓、甘草健脾益气，使运化有权，营血生化有源；煨姜温胃和中，薄荷少许，助柴胡疏肝而散郁热，共为佐药；甘草调和药性，兼为使药之用。诸药相合，可使肝用得复，肝体得养，脾运得健，肝脾协调。

（二）临床应用

逍遥散是具有疏肝、养血、健脾功能的经典方剂，在临床上，王子瑜教授常用此方加减治疗因肝气郁结所致之妇科疾病。

1. 月经失调

月经失调是一个概括性的概念，一般包括月经先期、月经后期、月经先后无定期、经期延长、闭经、月经过多、月经过少、崩漏等。此类疾病中有部分患者是由于肝气郁结，气机逆乱，冲任失司，血海蓄溢失常而造成月经周期或先或后、经血或多或少等。王子瑜教授常根据患者的不同情况应用逍遥散加减治疗，取得很好疗效。如月经先期，属疏泄太过，肝郁化火，迫血妄行者，治以清肝解郁，常用丹栀逍遥散加生地、墨旱莲、女贞子以滋阴调肝；如出血量多，加生牡蛎、乌贼骨以养阴清热、固涩冲任。

2. 痛经

痛经是妇科常见疾病，导致痛经的原因有很多，其中有相当一部分是因肝郁气滞，血行失畅，冲任瘀阻，经前、经期气血下注冲任，肝失柔养，或复为情志所伤，气血壅滞更甚，不通则痛，而发为痛经。王子瑜教授临床应用逍遥散加减治疗肝郁气滞或气滞血瘀之实证痛经，每获良效。

3. 月经前后诸证

月经前后诸证是以经行前后伴随某种症状为主要特征的一类疾病。其发病特点是周期性发作，经后自行消失。其病种较多，病机各异，但有很多情况是由于肝郁气滞、气滞血瘀或肝郁化火等引起。如肝气郁滞，经脉不利或涩滞，则发经行乳房胀痛；肝经郁火，挟冲气上逆，上扰清窍，则易发经行头痛、经行吐衄、经行情志异常；气滞血瘀，经前气机升降失常，水湿运化不利，泛溢肌肤，则易发为经行水肿等。对于这类疾病，且属于肝郁所致者，王子瑜教授经常采用逍遥散加减进行治疗，取得很好疗效。

4. 绝经前后诸证

妇女在绝经前后出现烘热汗出、烦躁易怒、头晕目眩、失眠、心悸、腰膝酸软、手足心热、面目浮肿、尿频或失禁，或伴有月经紊乱等与绝经有关的症状，称“绝经前后诸证”。中医认为经断前后，肾气渐衰，天癸将竭，冲任二脉逐渐亏虚，精血不足，脏腑失于濡养，易引起机体阴阳失于平衡，从而导致本病发生。但临床上有相当一部分患者不仅仅有肾虚的表现，还有肝郁甚至肝阳上亢的表现，如情绪抑郁、烦躁易怒，头晕头痛等。王子瑜教授认为肝肾同源，在绝经前后这段时间，由于肾中精血不足，肝也易失于柔养而出现肝郁、肝阳上亢的情况，所以在治疗时既要补肾调阴阳，也要注意养血柔肝、疏肝理气或平肝潜阳。临床上可以用逍遥散加减再加上补肾调阴阳的药物进行治疗。

5. 逍遥散变方应用

（1）加味逍遥散（逍遥散＋丹皮、栀子）。疏肝健脾，和血调经。主治肝郁化热所引起的月经失调、月经前后诸证、绝经前后诸证、不孕等。

（2）黑逍遥散（逍遥散＋地黄）。疏肝健脾，养血调经。主治肝郁脾虚血虚之痛经、月经失调、绝经前后诸证、不孕等。

（3）红花逍遥散（逍遥散＋红花）。疏肝行气，活血调经。主治肝郁血瘀引起的痛经、月经失调、闭经、不孕、癥瘕等。

（三）用药注意事项

（1）若经来腹痛者，可酌加香附、延胡索理气止痛；经血挟有血块者，酌加泽兰、益母草活血化瘀。

（2）若脘闷纳呆者，酌加枳壳、厚朴、陈皮理气健脾。

（3）兼肾虚者，见腰酸膝软等，酌加菟丝子、熟地、川断补肾。

（4）可常用玫瑰花、月季花等，有解郁之功，却无伤阴之弊。

（5）在应用黑逍遥散时，如血虚而生内热时用生地黄，血虚明显而无明显热象时则用熟地黄。

（四）病案举隅

案一

周某，女，19 岁，未婚。

经期腹痛 3 年，月经周期尚可，经行量不多，夹有血块，经前 2 天少腹胀痛，胸闷乳胀，精神抑郁，纳少，经行第 1～2 天胀痛难忍，甚则肢冷、呕吐，每当经量增多，块下则痛减。苔白，脉弦涩。

诊断：痛经。

辨证：肝郁气滞血瘀，不通则痛。

治法：疏肝理气活血。刻下适值经前，治以理气活血止痛为主。

处方：

柴　胡 10 g	赤　芍 10 g	白　芍 10 g	当　归 10 g
红　花 10 g	乌　药 10 g	延胡索 10 g	生蒲黄 10 g（包煎）
桃　仁 10 g	五灵脂 10 g（包煎）		

7 剂，水煎经前服。

二诊：今值经前，腹部胀痛已减轻，仍宗前方加小茴香 10 g。7 剂，水煎服。

此后平时服逍遥丸，经前参以活血之品，调理 3 个周期，痛经痊愈。

案二

李某，女，31 岁，已婚。

月经量多，后期而至 5 个月。既往月经尚规律，今年病前因家人病故，情绪抑郁，月经期推后 20 多天来潮，经量较前增多，带经 9 天方净。近 3 次月经来潮前心烦易怒、胁胀乳痛、口干苦、夜寐多梦，末次月经于前天来潮，量多，伴血块，顺腿下流，面色苍白。苔薄黄，脉细弦数。

诊断：月经过多。

辨证：肝郁化热，破血妄行，冲任不固。

治法：疏肝清热凉血，固涩冲任止血。

处方：丹栀逍遥散加减。

生　地 20 g	柴　胡 10 g	白　芍 15 g	丹　皮 10 g
焦山栀 10 g	山　药 15 g	乌贼骨 15 g	炒蒲黄 10 g（包煎）
地榆炭 15 g	益母草 15 g	三七粉 3 g（冲服）	

7 剂，水煎服。

二诊：服前方后，经量渐少，带经 7 天净。治疗以疏肝清热凉血为主。前方去地榆、乌贼骨、蒲黄、益母草，加当归 10 g、阿胶 10 g（烊化）、党参 15 g、黄精 15 g。7 剂，水煎服。

以后治疗仍以丹栀逍遥散为主，因经前两胁乳房胀痛，加橘叶核，调治 3 个月恢复正常。

案三

吴某，女，28岁，未婚。

月经停闭3月余。以往月经后错，此次3个月未潮。患者由于从异地新分配工作，思念家乡，遂致心情抑郁，胸闷太息，纳少，夜寐不安，小腹胀痛。苔薄黄，脉细弦。

诊断：月经后期。

辨证：思虑过度，肝气郁滞，损及心脾，血海无以充盈。

治法：疏肝解郁，调和心脾，佐以理气活血调经。

处方：红花逍遥散加减。

柴　胡10 g	当　归10 g	赤　芍10 g	白　芍10 g
茯　苓15 g	白　术15 g	红　花10 g	桃　仁10 g
月季花10 g	茺蔚子15 g	川牛膝10 g	合欢皮10 g
制香附10 g			

7剂，水煎服。

二诊：药后月经来潮，量多伴有血块，胸闷好转，食欲亦振。舌脉同前。经后以疏肝解郁、调和心脾为主，以逍遥散加减。

柴　胡10 g	当　归10 g	赤　芍10 g	白　芍10 g
茯　苓15 g	白　术15 g	月季花10 g	制香附10 g
炙甘草6 g	山　药15 g		

7剂，水煎服。

以后以逍遥散加减，经前加用活血通经药物调治3个月，月经基本正常。

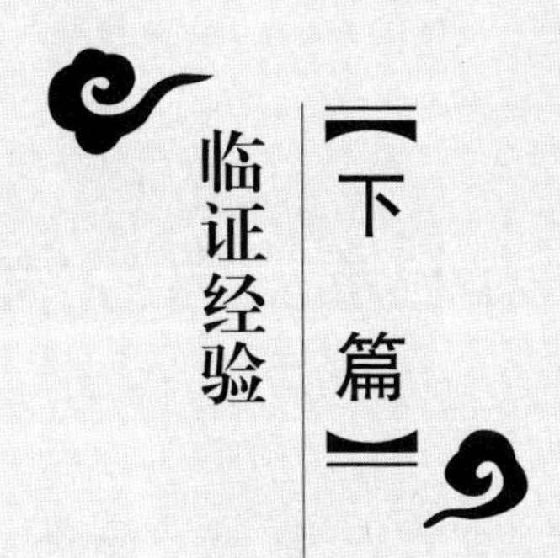

【下篇】

临证经验

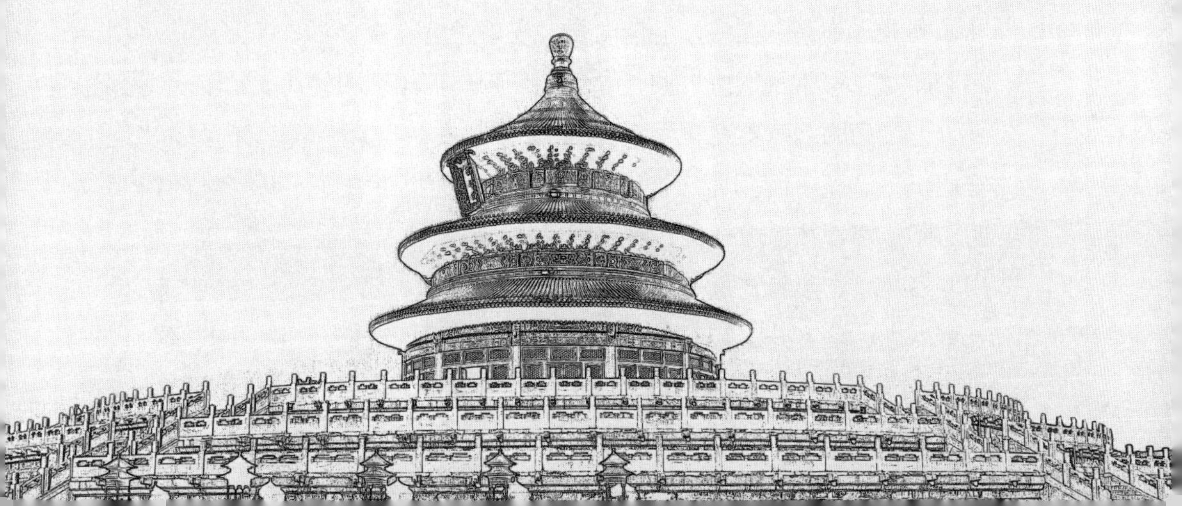

第七章　月经病

中医学认为女子之血上应太阴，下应海潮，月有盈亏，潮有朝夕，月经三旬一下与之相符，故月经又称月水、月信。

月经病是妇科的常见病、多发病。很多妇科疾病在临床上都表现出月经的异常。根据月经病的不同表现，一般将月经病分为两大类：一类是以月经的周期、经期、经量异常为主症的疾病，常见的有月经先期、月经后期、月经先后无定期、经期延长、经间期出血、月经过多、月经过少、崩漏、闭经；另一类是以经行或绝经前后明显不适为主症的疾病，包括痛经、经行前后诸证、绝经前后诸证、经断复来。

《素问·上古天真论》曰："女子七岁，肾气盛，齿更发长；二七而天癸至，任脉通，太冲脉盛，月事以时下，故有子。……七七，任脉虚，太冲脉衰少，天癸竭，地道不通，故形坏而无子也。"女子一七而肾气盛，谓肾间动气盛。二七而天癸至，谓先天癸水中之动气，至于女子胞中。冲为血海，任主胞胎，冲任二脉皆起于胞中，先天癸水中之动气达于冲任，使任脉通，太冲脉盛，月事以时下，故能有子。由此可见，月经的产生与肾气、天癸、冲任二脉的关系尤为紧密。月经病多由外因和内因的共同影响所致。在外，天地温和，则经水安静；天寒地冻，则经水凝泣；天暑地热，则经水沸溢；六淫之邪入于胞中，损伤冲任，则经水不调。在内，七情内伤、房事过度、饮食不节等因素皆可引起脏腑功能失常及气血失调，导致冲任损伤而出现月经病。

月经病的治疗重在调经。"治病必求其本"，遵循《黄帝内经》"谨守病机""谨察阴阳所在而调之，以平为期"的原则，调经时要辨明阴、阳、寒、热、虚、实、痰、湿、在气、在血、在脏、在腑等，分别用寒者热之、热者寒之、实者泻之、虚者补之、滞者行之、瘀者通之、亢者潜之、陷者升之等具体法则加以治疗。月经与肾、肝、脾、气血、冲任二脉的关系密切，故补肾、疏肝、健脾、调理气血和冲任二脉是治疗月经病的大法。王子瑜教授认为，女子属阴，以血为本，而肾藏精，肝藏血，精血互生，则肝和肾是女子的根本，故在治疗月经病时更注重对肝肾的调理。

第一节　月经先期

月经先期是指月经周期提前 7 天以上，甚至 10 余日一行，连续 2 个周期以上者。宋代《妇人大全良方》首次提出“阳太过则先期而至”，故后世医家多有“先期属热”之说。清代《傅青主女科》进一步对月经先期的实热和虚热提出讨论，云：“（月经）先期而来多者，火热而水有余也；先期而来少者，火热而水不足也。”该书指出不能一看到月经先期，就以为是有余之热，而一味给予泻火之药，应“只专补水，水既足而火自消”，可使用两地汤。

根据古人的经验，再结合月经先期的主要临床表现，王子瑜教授认为月经先期主要病机多属气虚和血热。气虚者，以脾气虚、肾气虚为主。或素体虚弱，或饮食失节，或劳思过度，致脾气亏损，统摄无权，冲任不固，则致月经先期。或房劳多产，或久病伤肾，使肾气虚损，封藏失职，冲任不固，致月经先期。血热者，则有虚实之别。实热者，或素体阳盛，又过食辛辣，或外感热邪，或情志内伤，肝气郁结，气郁化火，郁而化热，实热损伤冲任，迫血妄行，使月经先期而至。虚热者，或素体阴虚，或热病伤阴，或产乳众多，阴血耗伤，阴虚内热，热伤冲任，迫血先行，使月经提前而至。临床治疗时需仔细辨证，方可确认治法。若以脾气虚为主，治以健脾益气、摄血调经；若以肾气虚为主，则用补益肾气、固冲调经之法。若阴虚血热，需滋阴清热、凉血调经；若阳盛血热，需清热凉血、固冲调经；若肝郁血热，就应疏肝解郁、散热调经。

一、常用方药

1. 两地汤（《傅青主女科》）

生地　玄参　白芍　麦冬　阿胶　地骨皮

王子瑜教授在辨证确认月经先期患者属肝肾两虚、阴虚内热证后，往往会用两地汤加减治疗。此类患者的主要证候表现为经期提前，月经量少，手足心热，咽干唇燥，舌红苔少，脉细数。阴虚内热，热扰冲任，冲任不固，故经期提前；阴虚血少，冲任不足，血海满溢不足，故月经量少；阴虚内热，虚热灼伤津液，故兼咽干唇燥、手足心热。

傅氏谓："此方之用地骨、生地，能清骨中之热。骨中之热，由于肾经之热，清其骨髓，则肾气自清，而又不损伤胃气，此治之巧也。况所用诸药，又纯是补水之味，水盛而火自平，理也。"

方中地骨皮、玄参、麦冬养阴清热，生地滋阴清热凉血，白芍和血敛阴，阿胶滋阴止血，共奏滋阴清热、凉血调经之效。

2. 补中益气汤（《内外伤辨惑论》）

人参　黄芪　甘草　当归　陈皮　升麻　柴胡　白术

本方所治之月经先期，乃因脾虚气弱，固摄无力，统血无权，冲任不固所致。主要证候表现为经期提前，月经量多、色淡、质稀，神疲肢倦，气短懒言，小腹空坠，纳少，便溏，舌淡红，苔薄白，脉缓弱。脾气虚弱，统血无权，故月经提前、月经量多；气虚，血失温煦，故见经色淡而质稀；脾虚，中气不足，故神疲肢倦、气短懒言、小腹空坠；脾运化失司，则纳少、便溏。舌淡红、苔薄白、脉缓弱也为脾虚之征。

方中黄芪入脾、肺经，可补中益气、升阳举陷，本方重用为君药。人参、白术、甘草甘温补中，合黄芪则补气健脾之功益著，同为臣药。气虚日久，常损及血，故配伍当归养血和营；气虚下陷，清阳不升，则浊阴不降，故配伍陈皮调理气机，以助升降之复，使清浊之气各行其道，并可理气和胃，使诸药补而不滞，二者俱为佐药。再少入轻清升散的升麻、柴胡，协助益气之品升提下陷之中气，二者俱为佐使。诸药配伍，可使脾胃健运，元气内充，气虚得补，气陷得举，固摄得益，则诸症可除。

如月经量过多，可去当归，重用黄芪、人参以益气摄血；经行期间可去当归，酌加艾叶、阿胶、乌贼骨以止血固摄；便溏者，酌加山药、砂仁、薏苡仁以扶脾止泻。

3. 归肾丸（《景岳全书》）

熟地　山药　山茱萸　茯苓　当归　枸杞子　杜仲　菟丝子

本方以熟地、枸杞子育阴填精，滋补肝肾；杜仲、菟丝子、山茱萸既增滋养肝肾之力，又温补虚阳，使阴阳双补，互生互长；当归助熟地补血益阴，更行血和血，使补而不滞，如增水又推舟；山药健脾益气，与茯苓相伍培补后天、淡渗脾湿，令补中有泻。全方兼顾阴阳、气血，动静相宜，使肾气充而经行如常。

若月经量多、色淡、质稀，伴足寒肢冷者，酌加炮姜、鹿角胶、乌贼骨、艾叶炭等以补肾温经止血；若夜尿频多，则加金樱子、益智仁固肾缩尿。

4. 清经散（《傅青主女科》）

丹皮　地骨皮　白芍　熟地　青蒿　黄柏　茯苓

方中黄柏、青蒿、丹皮清热降火凉血，熟地、地骨皮清热滋阴凉血，白芍凉血敛阴，茯苓淡渗行水泻热。全方共奏清热降火、凉血养阴之功，祛邪扶正，壮水制阳，使热去阴不伤，血安经自调。

5. 加味逍遥散（《内科摘要》）

柴胡　当归　白芍　茯苓　白术　炙甘草　丹皮　栀子

王子瑜教授常用此方治疗因肝气郁结所致之月经周期异常。患者可见经行提前，月经量或多或少、色暗红、有血块，或经行不畅，胸胁、乳房、少腹胀痛，精神抑郁，时欲太息，嗳气，食少，舌质正常，苔薄，脉弦。肝气郁结，气机逆乱，冲任失司，血海蓄溢失常，故月经先期，经血量或多或少；肝气郁滞，经脉不利，故经行不畅，经色暗、有块；肝郁经脉涩滞，故胸胁、乳房、少腹胀痛；气机不利，故精神抑郁，时欲太息；肝强侮脾，脾气不舒，故嗳气、食少。证属气滞，内无寒热，故舌苔可正常，如有化热则可见舌红苔黄；如气滞日久形成血瘀，则可见舌质暗，甚或紫暗。脉弦也为肝郁之征。

方中柴胡、栀子、丹皮疏肝解郁，清热凉血；白芍滋阴柔肝，当归养血活血，二味相合，养肝体以助肝用，兼制柴胡疏泄太过；白术、茯苓、甘草健脾益气，使运化有权，营血生化有源，同时甘草可调和药性。诸药相合，可使肝用得复，肝热得清，肝体得养，脾运得健，肝脾协调。

二、病案举隅

案一

李某，女，29岁，已婚。2000年8月11日初诊。

月经周期提前，持续1年。患者以往月经规律，27～28天一行，经量稍多，近1年来月经20天左右一行，经量较多，色紫红，质稠，伴有心烦不舒、口渴、喜冷饮、大便干、小便黄。曾自服乌鸡白凤丸等，未见好转。末次月经时间为2000年8月1日。孕2产1。舌红苔黄，脉滑数。检查示子宫后位，正常大小，无触痛，双侧附件未见异常。

诊断： 月经先期。

辨证： 血热证。血热扰动血海，血海不宁，冲任不固。

治法： 清热凉血调经。

处方： 芩连四物汤加减。

当　归10 g　生　地20 g　白　芍15 g　川　芎6 g
黄　芩10 g　黄　连6 g　墨旱莲20 g　女贞子15 g
栀　子10 g　丹　皮10 g

7剂，水煎服，日1剂。

二诊： 2000年9月6日。末次月经时间为2000年8月26日。此次月经周期为25天，经量较前仍多，色紫红，质稠，仍伴有心烦、口渴、喜冷饮、大便干、小便黄。治法不变，调整药物。

当　归10 g　生　地20 g　白　芍15 g　川　芎6 g
黄　芩10 g　黄　连6 g　墨旱莲20 g　女贞子15 g
栀　子10 g　丹　皮10 g　全瓜蒌20 g　泽　泻10 g

7剂，水煎服，日1剂。

三诊： 2000 年 10 月 6 日。末次月经时间为 2000 年 9 月 21 日。月经周期已基本正常，25 日一行，但唯经量多、色红、质稠，伴心烦、口渴。辨为热甚，久伏冲任，治法仍以清热凉血调经为主。

生　地 20 g　　白　芍 15 g　　黄　芩 10 g　　黄　连 6 g
墨旱莲 20 g　　女贞子 15 g　　鸡血藤 15 g　　丹　参 15 g
栀　子 10 g　　丹　皮 10 g

7 剂，水煎服，日 1 剂。

后随访，患者经行正常，诸症渐消。

按： 热伏冲任，动血迫血，故月经先期而至，经量多；血为热灼，则经色紫红、质稠；热灼津液则口渴、便干。患者三诊时，月经周期已正常，但经量仍多，故去当归、川芎，因当归、川芎辛窜动火，容易导致出血量多，又以辛甘、微温之鸡血藤和苦而微寒之丹参代之。

案二

孙某，女，26 岁，未婚。2002 年 4 月 12 日初诊。

月经周期提前，持续 3 年。患者以往月经尚规律，25 ~ 30 天一行，3 年前在无明显诱因的情况下出现月经周期提前，22 ~ 24 天一行，经量稍有增多，色红，质稀，有时有小血块，持续 5 ~ 6 天干净。时感乏力、小腹空坠、腰酸，纳可，大便偏稀，小便略频。曾在外院服用中药治疗，效不显，近半年来月经 20 ~ 22 天一行。末次月经时间为 2002 年 3 月 27 日。查：面色稍暗，舌淡暗略胖，苔薄白，脉沉细。

诊断： 月经先期。

辨证： 脾虚证。脾气虚弱，统摄失权，冲任不固。

治法： 健脾益气，固冲摄血。

处方： 归脾汤加减。

炙黄芪 15 g　　党　参 15 g　　白　术 15 g　　茯　苓 15 g
土炒当归 10 g　　山　药 15 g　　炙甘草 6 g　　煨木香 6 g
益母草 15 g

7 剂，水煎服，日 1 剂。

二诊：2002年4月22日。4月16~20日经行，周期仍提前，经量较上月多，色红，经期感腰酸，乏力较前稍缓解。余症同前，舌脉如上。仍以健脾补气摄血为主。

炙黄芪15 g　党　参15 g　白　术15 g　茯　苓15 g
土炒当归10 g　山　药15 g　炙甘草6 g　煨木香6 g
益母草15 g　山萸肉10 g　补骨脂15 g

7剂，水煎服，日1剂。

三诊：2002年5月14日。昨日月经来潮，感小腹轻微胀痛、腰酸，舌质淡，苔薄白，脉虚细。拟仍以补养固冲为主，佐以化瘀。

炙黄芪15 g　党　参15 g　白　术15 g　茯　苓15 g
土炒当归10 g　山　药15 g　炙甘草6 g　煨木香6 g
益母草15 g　鸡血藤15 g　苏　木9 g　莪　术3 g

3剂，水煎服，日1剂。

后追访，患者经行正常。

按：虽月经先期多热证，但临证也不乏因虚而先期者。脾气不足，气虚失摄，冲任不固，故经期超前；气虚则血虚，气血不足，腰失所养，故腰酸乏力。三诊时适经中，患者小腹胀痛，恐离经之血不净，故在补养之中酌加苏木、莪术以导滞化瘀。该案治疗始终着眼于补气摄血，气血旺盛则经行自调。

案三

赵某，女，34岁，已婚。2003年1月4日初诊。

月经周期提前，持续近2年。患者以往月经规律，30天左右一行。自诉由于变更单位，工作紧张，心情不好，出现月经周期提前的情况，20天左右一行，经量较以往增多，色紫红，有血块，伴有经前乳房胀痛、性急易怒、经期小腹胀痛、时有口苦。末次月经时间为2002年12月29日，现基本干净。孕3产1。查：舌红，苔薄黄，脉弦略数。

诊断：月经先期。

辨证：肝郁血热证。肝郁气滞，郁而化热，扰动血海，冲任失固。

治法：清肝解郁调经。

处方： 丹栀逍遥散加减。

栀　子 10 g　丹　皮 10 g　当　归 10 g　白　芍 15 g
白　术 15 g　茯　苓 15 g　柴　胡 10 g　橘　核 15 g
制香附 10 g　益母草 15 g

7 剂，水煎服，日 1 剂。经前服用。

二诊： 2003 年 2 月 7 日。此次月经 2 月 2 日来潮，周期正常，经期仍感小腹胀痛，经量较多，色红，有血块。舌、脉同前。治疗仍以清肝解郁为主。

栀　子 10 g　丹　皮 10 g　当　归 10 g　白　芍 15 g
白　术 15 g　茯　苓 15 g　柴　胡 10 g　生蒲黄 10 g（包煎）
制香附 10 g　益母草 15 g　橘　核 15 g　五灵脂 10 g（包煎）

7 剂，水煎服，日 1 剂。经前服用。

三诊： 2003 年 3 月 8 日。月经周期已正常，经期腹部胀痛缓解，血块减少，口苦、心烦等诸症均减轻，唯经量仍较多，腰酸，舌红少苔，脉弦细。当为肝郁化热，日久损阴，治以解郁，加以补益肝肾之品。

栀　子 10 g　丹　皮 10 g　柴　胡 10 g　当　归 10 g
白　芍 15 g　白　术 15 g　茯　苓 15 g　杜　仲 10 g
桑寄生 10 g　制香附 10 g　益母草 15 g

7 剂，水煎服，日 1 剂。

按： 月经先期以血热为多，傅青主则以经量的多少而分实热、虚热，但热邪久扰可耗血灼阴，临证多见虚实夹杂的情况。如此案例为因实致虚，治疗须因症而异。

第二节　月经后期

月经后期是指月经周期延后超过 7 天，甚至 3～5 个月来潮一次。月经后期或称“经期错后”“经行后期”“经迟”等。

本病首载于汉代《金匮要略·妇人杂病脉证并治》中，张仲景谓其"至期不来"。后世许多医家对本病的病因病机、治疗用药都有很详细的论述。

王子瑜教授认为月经后期的发病机制有虚实之分。虚者因先天不足、房劳多产、久病体弱而损伤肾气，导致冲任失养；或产乳过多耗伤阴血，思虑过度耗血伤脾，则饮食劳倦乏后天之源，导致冲任血虚；或久病伤阳，脏腑失于温煦，虚寒内生，导致血气生化运行逾期。实者因经期、产后感受寒邪，或食饮寒凉，直中肠胃，血为寒凝，导致气血运行迟涩；或抑郁恚怒，情志不舒，气机受阻，血为气滞，导致冲任不畅。虽然虚实病机各异，但二者皆可导致血海延迟充盈，遂见月经后期。若病性属虚，应辨清气血阴阳之虚以何为主，分别治以补气、养血、滋阴、温阳等法；若病性属实，则应辨清气滞、寒凝的不同，分别治以疏肝理气、温经散寒等法。

一、常用方药

1. 当归地黄饮（《景岳全书》）

当归　熟地　山茱萸　淮山药　杜仲　怀牛膝　甘草

方中熟地、山茱萸、当归补肾益精养血；山药补脾益肾，滋生化之源；杜仲、怀牛膝补肾强腰膝；甘草调和诸药。全方共奏补肾养血调经之效。

肾阳不足，腰膝酸冷者，可加淫羊藿、巴戟天温补肾阳；血虚夹瘀，月经过少者，酌加鸡血藤、丹参养血活血。

2. 四物汤（《仙授理伤续断秘方》）

白芍　当归　熟地　川芎

血属阴，内养脏腑，外充形体。一旦阴血亏虚，冲任亏虚，经血不能按时满盈，就会出现月经后期的现象，患者表现为心悸失眠、头晕目眩、面色无华、形瘦乏力、月经不调、经量少或经闭不行，舌淡，脉细弦或细涩。阴血亏虚，脏腑形体失却濡养之资即可出现多种病变。清窍、形体失濡，表现为头晕目眩、面色无华、唇甲色淡、舌淡；心失所养，神不守舍，表现为心悸怔忡、失眠多梦；血不能外充形体，表现为形瘦乏力；血海空虚，脉道涩滞，表现为月经量少、色淡，不能应时而至。舌淡、脉细也为血虚之征。

方中熟地味厚滋腻，为滋阴补血之要药，是为君药。当归甘温质润，补血养肝、和血调经，既可助熟地补血之力，又可行经隧脉道之滞，为臣药。白芍酸甘质柔，养血敛阴，与熟地、当归相协则滋阴养血之功益著，并可缓急止痛。川芎辛散温通，上行头目，下行血海，中开郁结，旁通络脉，与当归相伍则畅达血脉之力益彰。二者同为佐药。肝藏血，肾藏精，精血同源，相互化生。本方补血治肝肾，兼调冲任，并以熟地、白芍之阴柔凝滞合当归、川芎之温通流动，诸药相伍，动静结合，刚柔并济，因而本方补而不滞、温而不燥、滋而不腻，为补血调血之良方。

但该方应用时也需仔细辨证。凡湿盛中满、大便溏泄者忌用。张介宾提出："治血之剂，古人多以四物汤为主，然亦有宜与不宜者。盖补血行血无如当归，但当归之性动而滑，凡因火动血者忌之，因火而嗽，因湿而滑者，皆忌之；行血散血无如川芎，然川芎之性升而散，凡火载血上者忌之，气虚多汗，火不归原者，皆忌之；生血凉血无如生地，敛血清血无如芍药，然二物皆凉，凡阳虚者非宜也，脾弱者非宜也，脉弱、身凉，多呕、便溏者，皆非宜也。故凡用四物以治血者，不可不察其宜否之性。"

气虚者，王子瑜教授常加党参、黄芪以补气生血；瘀滞重者，可把白芍易为赤芍，并加桃仁、红花以加强活血祛瘀之力；血虚有寒者，加肉桂、炮姜、吴茱萸等以温通血脉；血虚有热者，加黄芩、丹皮，并将熟地易为生地，以清热凉血。

3. 温经汤（《金匮要略》）

吴茱萸　桂枝　当归　白芍　川芎　丹皮　阿胶　麦冬　人参　半夏　生姜　甘草

方中吴茱萸、桂枝温经散寒，通行血脉。当归、川芎、白芍养血滋阴，活血调经。阿胶、麦冬滋阴润燥，合丹皮清虚热，以防吴茱萸、桂枝等温燥伤阴。半夏、生姜温中和胃降逆。人参、甘草益气和中，以资生化之源，甘草兼可调和诸药。全方共奏温阳散寒调经之效。

形寒肢冷、腰膝冷痛或小腹疼痛者，可加巴戟天、小茴香、乌药温经散寒止痛；小便清长、大便稀溏者，可选用淫羊藿、白术扶阳健脾。

4. 温经汤（《妇人大全良方》）

当归　川芎　芍药　桂心　莪术　丹皮　人参　甘草　牛膝

方中桂心温经通脉，当归、川芎养血活血，三药合用以温经散寒、活血调经。人参益气培元，助桂心通阳散寒。莪术、丹皮、牛膝祛瘀活血。芍药、甘草酸甘化阴，缓急止痛，兼制当归、川芎、人参、桂心之燥性。全方共奏温经散寒调经之效。

月经量多者，宜去牛膝、莪术，加艾叶炭、炮姜温经止血；经量过少者，可加益母草、鸡血藤养血活血调经；腹痛拒按，兼有血块者，酌加蒲黄、香附行滞化瘀定痛。

5. 乌药汤（《兰室秘藏》）

乌药　香附　木香　当归　甘草

方中乌药、木香理气行滞止痛，香附疏肝行气调经，当归养血活血，甘草调和诸药。全方共奏理气行滞调经之效。

胸胁、少腹、乳房胀痛者，酌加柴胡、延胡索、郁金，以疏肝解郁、行气止痛；月经量过少，兼有血块者，可加桃仁、川芎活血通经。

二、病案举隅

案一

李某，女，31岁，已婚。1990年9月11日初诊。

月经延后且经量多，持续5个月。既往月经尚规律，今年因家人病故，情绪抑郁，月经期推后20多天，经量较前增多，带经9天方净。近3次月经来潮前，皆心烦易怒，胁胀乳痛，口干苦，夜寐多梦。末次月经于前天来潮，量多，伴血块，顺腿下流，面色苍白，苔薄黄，脉细弦数。

诊断：月经后期。

辨证：证属气滞血瘀，郁而化热。气滞血瘀，阻滞冲任，致月经错后；肝郁化热，迫血妄行，冲任不固，致出血量多。

治法：行气疏肝，清热凉血。现值经期，出血量多，故以固涩冲任止血为主。

处方：丹栀逍遥散加减。

生　地 20 g　柴　胡 10 g　焦山栀 10 g　乌贼骨 15 g
白　芍 15 g　丹　皮 10 g　地榆炭 15 g　炒蒲黄 10 g（包煎）
山　药 15 g　益母草 15 g　三七粉 3 g（冲服）

7 剂，水煎服，日 1 剂。畅情志，忌辛辣。

二诊：1990 年 9 月 18 日。服前方后，经量渐少，带经 7 天净，舌暗淡，苔薄黄，脉虚弦。治以疏肝清热调经。

生　地 20 g　柴　胡 10 g　焦山栀 10 g　当　归 10 g
白　芍 15 g　丹　皮 10 g　党　参 15 g　阿　胶 10 g（烊化）
黄　精 15 g　山　药 15 g　三七粉 3 g（冲服）

7 剂，水煎服，日 1 剂。

三诊：1990 年 10 月 18 日。月经仍未来潮，现两胁、乳房胀痛，舌红，苔薄黄，脉弦。治法同前，继用前方加减。

生　地 20 g　柴　胡 10 g　焦山栀 10 g　当　归 10 g
白　芍 15 g　丹　皮 10 g　橘　核 10 g　阿　胶 10 g（烊化）
山　药 15 g　三七粉 3 g（冲服）

经 3 个月调治，月经基本恢复正常。

按：本例患者情志抑郁，肝气不舒，气机阻滞，致月经后期。患者初诊时因郁而化热，迫血妄行，出血量多，故用丹皮、焦山栀、生地凉血清肝，用柴胡、白芍养血、疏肝解郁，乌贼骨收敛止血，山药健脾养血，因当归辛、甘，温，故不用，又加炒蒲黄、地榆炭、益母草、三七粉化瘀止血。二诊时因经后气血虚弱，故加党参、当归、黄精益气养血扶脾，以补肝之体。三诊时因经前两胁、乳房胀痛，故加疏肝之橘核等，治疗 3 个月，月经周期准而愈。

案二

陈某，女，29 岁，已婚。2005 年 11 月 25 日初诊。

患者月经延后，持续 14 年，结婚 2 年未孕。15 岁月经初潮后，月经即延后 4 ~ 10 天不等，延后最长时间可达 2 个月。结婚 2 年夫妇同居，未避孕，至今不孕。2004 年 5 月起在其他医院运用黄体酮、克罗米芬人工周期共治疗3个月，停药后仍月经稀发。末次月经时间为2005年11月11～16日，量适中，色鲜红，有血块，无腹痛，经前无乳胀。舌暗红，舌苔中间黄腻，脉细弦。妇科检查：子宫小于正常，余正常。

诊断： 月经后期，不孕症。

辨证： 肾虚证。先天肾气不足，冲任亏损，血海不能按时满盈，故月经后期；肾虚精亏，难以摄精成孕，故结婚2年不孕。

治法： 补肾养血，填精助孕。

当归 10 g	生地 15 g	熟地 15 g	赤芍 10 g
白芍 10 g	川芎 10 g	川断 15 g	菟丝子 30 g
巴戟天 10 g	紫河车 10 g	艾叶 3 g	紫石英 15 g
山药 15 g	制首乌 15 g	官桂 10 g	

7剂，水煎服，日1剂。

二诊： 2005年12月30日。末次月经时间为2005年12月20日。量中，色鲜红，有血块。舌暗淡，舌苔中间黄腻，脉细弦。治法不变，方药基本同前。

当归 10 g	生地 15 g	熟地 15 g	赤芍 10 g
白芍 15 g	川芎 10 g	川断 15 g	菟丝子 30 g
巴戟天 10 g	紫河车 10 g	紫石英 15 g	山药 15 g
制首乌 15 g			

7剂，水煎服，日1剂。

之后遵上方加减化裁。第四诊时，患者月经周期正常；第七诊时，患者已经痊愈而妊娠。

按： 患者并无腰痛等典型肾虚症状，但其从月经初潮起即月经不调，多属于先天肾气不足，故从肾治。月经的主要成分是血，肝藏血，肾藏精，精血互生。四物汤是补血的经典方，再加上川断、菟丝子、巴戟天、紫河车、紫石英、山药、官桂等补肾填精之品，阴中求阳，阳中求阴，可使精血充足，故血海按时满盈，月事自以时下。种子之法，莫先调经，经水调，精卵相资，故能受孕。

案三

周某，女，26岁，已婚。1999年3月19日初诊。

月经延后，持续8年。患者18岁月经初潮，以后月经40～50天一行，经量稍少，曾间断服中药治疗，服药期间月经尚能1个多月一行，但不服药时仍月经延后，未见好转。近2年来月经2～3个月一行，经量少，色暗淡，质稀，平素带下量较多，质清稀，并时感轻度腰酸、乏力、头晕，每于经后小腹隐痛、喜按。末次月经时间为1999年2月10日。结婚1年，孕0。查：面色晦暗，舌淡，苔薄白，脉沉细。妇检：子宫前位、较小。

诊断：月经后期。

辨证：脾肾气虚，冲任不足，血海不能按时满盈。

治法：温补脾肾，调养冲任。

处方：

党　参15 g　炙黄芪15 g　白　术15 g　茯　苓15 g
当　归10 g　熟　地15 g　菟丝子15 g　巴戟天10 g
紫河车10 g　益母草15 g

7剂，水煎服，日1剂。

二诊：1999年4月19日。末次月经时间为1999年4月5日。经量较前增多，仍色暗淡，质稀，仍伴腰酸、乏力、头晕。治法同前。

党　参15 g　炙黄芪15 g　白　术15 g　茯　苓15 g
当　归10 g　熟　地15 g　白　芍10 g　菟丝子15 g
巴戟天10 g　紫河车10 g

7剂，水煎服，日1剂。

之后遵上方加减化裁。第七诊时经行正常。后追访，已产一女。

按：脾为后天之本，气血生化之源；肾为先天之本，冲任之根。脾肾气虚则冲任不足，血海空虚，故有月经延后而量少、色淡之变。证情有复杂，如偏用补肾之剂，以为平补阴阳则能促进经源的充溢，但肾与脾有先后天的密切关系，肾的充养有赖于脾的健运，而脾的健运又离不开肾的温煦，故而需要脾肾同补。

第三节　月经先后无定期

月经先后无定期或称“经水先后无定期”“经乱”“月经愆期”，表现为月经周期时而提前、时而延后7天以上，并连续出现3次以上。

唐代《备急千金要方》提出月经不调为“妇人月经一月再来或隔月不来”。该书首次论述了月经先后无定期。明代《万氏妇人科·调经章》提出“经行或前或后”的病证“悉从虚治”。后世诸多医家对于本病的病机及治法亦多有论述。

王子瑜教授认为月经先后无定期的主要病机为冲任失调，血海蓄溢失常，多因肝郁、肾虚所致。情志不舒或恚怒伤肝，使气机不调，肝疏泄失司，若疏泄太过，则经期提前，疏泄不及，则经期延后。先天禀赋不足或久病体弱或房劳多产伤肾，使肾失封藏之职，开阖不利，当藏不藏，则经水先期而至，欲泄不泄，则经水后期而来。肝肾功能失常，影响冲任气血，血海蓄溢无度则发病。若以肝郁为主，可用逍遥散疏肝理气调经；若以肾虚为主，可用固阴煎补肾调经；若肝郁兼肾虚，可用定经汤补益肝肾、解郁调经。

一、常用方药

1. 逍遥散（《太平惠民和剂局方》）

柴胡　当归　白芍　茯苓　白术　炙甘草　薄荷　煨姜

王子瑜教授常用此方治疗因肝气郁结所致之月经先后无定期。患者表现为经行或先或后，经量或多或少，色暗红，有血块，或经行不畅，胸胁、乳房、少腹胀痛，精神抑郁，时欲太息，嗳气，食少，舌质正常，苔薄，脉弦。肝气郁结，气机逆乱，冲任失司，血海蓄溢失常，故月经或先或后，经量或多或少；肝气郁滞，经脉不利，故经行不畅，色暗有块；肝郁经脉涩滞，故胸胁、乳房、少腹胀痛；气机不利，故精神抑郁，时欲太息；肝强侮脾，脾气不舒，故嗳气、食少。证属气滞，内无寒热，故舌苔可正常，如气滞日久形成血瘀，则可见舌质暗，甚或紫暗。脉弦也为肝郁之征。

方中柴胡疏肝解郁，以使肝气条达，为君药。白芍滋阴柔肝，当归养血活血，二味相合，养肝体以助肝用，兼制柴胡疏泄太过，为臣药。白术、茯苓、炙甘草健脾益气，使运化有权，营血化生有源。煨姜温胃和中，薄荷助柴胡疏肝而散郁热，二者共为佐药。炙甘草调和药性，兼为使药之用。诸药相合，可使肝用得复，肝体得养，脾运得健，肝脾协调。

经来腹痛者，可酌加香附、延胡索；挟有血块者，酌加泽兰、益母草；有热者，加丹皮、栀子；脘闷纳呆者，酌加枳壳、厚朴、陈皮；兼肾虚者，酌加菟丝子、熟地、川断。

2. 定经汤（《傅青主女科》）

当归　芍药　熟地　柴胡　山药　茯苓　菟丝子　炒荆芥

本方具有补肾疏肝之功，用于月经先后无定期之肾虚肝郁证。患者主要表现为月经周期先后不定，经量或多或少，腰膝酸软，乳房胀痛。方中柴胡、炒荆芥疏肝解郁；菟丝子、熟地、当归、芍药补肾益精、养血调经；山药、茯苓健脾培土。全方共奏补益肝肾、解郁调经之效。王子瑜教授常在此方基础上加用沙苑子、制首乌等补肾养血，加用白蒺藜、橘核等疏肝。

二、病案举隅

案一

刘某，女，21岁，未婚。2002年1月16日初诊。

月经不规律已7年。患者于14岁月经初潮后即月经不规律，时而提前，时而错后，最短周期20天，最长周期达3个月。曾服用中、西药治疗，有时有好转，采用人工周期疗法时月经规律，但停药后月经又不规律，经量不多，色暗，伴有腰酸乏力，眠差梦多，纳可，二便调。末次月经时间为2001年11月25日。舌淡，苔薄白，脉沉细。B超：子宫附件未见明显异常。

诊断：月经先后无定期。

辨证：肾虚兼肝郁证。肾失封藏之职，开阖不利，肝郁疏泄失常，则可导致月经先后无定期。

治法：补肾养血，疏肝调经。

处方：定经汤加减。

熟　地 15 g　山　药 15 g　续　断 15 g　菟丝子 20 g
当　归 10 g　白　芍 15 g　茺蔚子 15 g　夜交藤 15 g
柴　胡 10 g　月季花 10 g

7剂，水煎服，日1剂，早晚分服。

二诊：2002年3月10日。末次月经时间为2002年2月24日。经量仍不多，色暗淡，带下量多，质稀，伴有腰酸乏力，肢寒腹冷，眠差梦多，纳可，小便频，舌淡，苔薄白，脉沉细无力。概以肾阳虚为主，治以补肾阳为主，加以养血疏肝调经。

熟　地 15 g　山　药 15 g　续　断 15 g　菟丝子 20 g
当　归 10 g　白　芍 15 g　茺蔚子 15 g　夜交藤 15 g
柴　胡 10 g　月季花 10 g　巴戟天 10 g　鹿角霜 15 g

7剂，水煎服，日1剂，早晚分服。

三诊：2002年5月16日。末次月经时间为2002年5月1日。此次月经经量较前增多，色红，仍有腰酸乏力，舌淡，苔少，脉细。观其脉症，肾阴虚较重，治以滋肾养血调经。

熟　地 15 g　山　药 15 g　续　断 15 g　菟丝子 20 g
当　归 10 g　白　芍 15 g　茺蔚子 15 g　夜交藤 15 g
柴　胡 10 g　月季花 10 g　炒黄柏 10 g　炙龟板 15 g（先煮）
女贞子 15 g　丹　皮 10 g

7剂，水煎服，日1剂，早晚分服。

第五诊时，月经有时规律，治疗约半年后月经基本规律，诸症缓解。

按：经者血也，血者阴也，冲任二脉主之。冲任二脉皆起于胞中，俱通于肾，肾主蛰，有藏精、系胞的作用，故妇女的月经病变凡属虚者，多与肾有直接或间接的联系，肝肾同源，肾精不足常可致肝失柔养而郁滞，因此临床上治肾与治肝有着极为密切的关系。

案二

肖某，女，32岁，已婚。2005年11月19日初诊。

月经不规律2年。患者以往月经尚规律，6/（29～32）天，经量中等，2年前月经开始不规律，（5～6）/（20～60）天，经量较前有所减少，经色暗，有血块，经前少腹、乳房胀痛，胃脘胀闷不舒。末次月经时间为2005年11月7日。孕1产1。舌暗红，苔薄白，脉弦。

诊断： 月经先后无定期。

辨证： 肝郁证。肝郁疏泄失常，冲任失调，血海蓄溢无常，则月经周期先后不定。

治法： 疏肝解郁，养血调经。

处方： 逍遥散加减。

柴　胡10 g　　当　归10 g　　赤　芍10 g　　白　芍10 g
白　术15 g　　茯　苓15 g　　橘　叶10 g　　橘　核10 g
茺蔚子15 g　　制香附10 g　　益母草15 g　　生蒲黄10 g（包煎）
五灵脂10 g（包煎）

7剂，水煎服，日1剂，早晚分服。调畅情志。

二诊： 2005年12月4日。此次月经时间为2005年11月29日。周期为22天。经量较前增多，色红，有血块，仍感经前少腹、乳房胀痛，伴口苦咽干，大便干，舌红，苔薄黄，脉弦数。此为肝郁化火，治以清肝解郁。

栀　子10 g　　丹　皮10 g　　柴　胡10 g　　当　归10 g
赤　芍10 g　　白　芍10 g　　白　术15 g　　茯　苓15 g
橘　叶10 g　　橘　核10 g　　制香附10 g　　五灵脂10 g（包煎）
益母草15 g　　生蒲黄10 g（包煎）

7剂，水煎服，日1剂，早晚分服。调畅情志，忌辛辣。

三诊： 2006年3月4日。上方间断服用3个月，患者诉现月经基本规律，周期多为28天左右，唯仍觉经前腹胀及乳房胀痛。嘱患者调畅情志，可停服汤剂，继服逍遥丸以资善后。

按：妇人以血为本，气常有余而血常不足，肝藏血而为冲脉之所系。妇人病变，尤其是中年妇女月经的疾患，多责之于肝，与肝的条达有关，故逍遥散为妇科月经病常用代表方剂。

第四节　月经过多

月经过多是指经量较既往明显增多，而月经周期及带经期基本正常者。月经过多又称“经水过多”或“月水过多”。

古籍中关于月经过多的记载虽有很多，但多是作为症状来描述的。“经水过多”最早见于《素问病机气宜保命集·妇人胎产论》：“妇人经水过多，别无余证，四物加黄芩、白术各一两。”后世医家对其也多有论述。

本病的主要病机为冲任损伤，经血失于制约。因素体脾气虚弱，或饮食失节、忧思过度、大病久病，损伤脾气，脾虚冲任不固，统摄失常；或素体阳盛，或肝郁化热、外感热邪、过食辛辣助热之品，热扰冲任，迫血妄行；或素性抑郁，致气滞血瘀，瘀血阻滞冲任，新血不得归经，均可导致月经过多。

若由气虚引起的月经量多，可用安冲汤补气固冲止血；若由血热引起的月经量多，可用保阴煎清热凉血止血；若由血瘀引起的月经过多，可用失笑散、少腹逐瘀汤祛瘀止血。

一、常用方药

1. 归脾汤（《正体类要》）

白术　当归　茯神　黄芪　龙眼肉　远志　酸枣仁　木香　炙甘草　人参　生姜　大枣

此方多用于心脾气血两虚，脾不统血而见月经过多，甚至崩漏。临床患者可见月经过多，心悸怔忡，健忘，失眠，虚热盗汗，体倦，食少，面色萎黄，舌淡，苔薄白，脉细弱。心主神明，赖血以养之；脾主统血，由气以摄之。若脾虚不运，气血化生乏源，则心神失养，神明不安而见心悸怔忡、健忘、失眠；气血不足，四肢百骸失其所养，故体倦、食少、面色萎黄、舌淡、脉细弱等症俱现；阴血亏虚，阳气失于濡养，虚阳外浮，可见虚热盗汗之象。本证病机要点乃脾虚不运，气衰血少，心神失养，血失统摄，治当益气健脾助统运、补血养心以安神。

汪昂称："此手少阴、足太阴药也。血不归脾则妄行，参、术、芪、甘草之甘温，所以补脾；茯神、远志、枣仁、龙眼之甘温酸苦，所以补心（远志苦泻心热，枣仁酸敛心气），心者脾之母也。当归滋阴而养血。木香行气而舒脾，既以行血中之滞，又以助参、芪而补气。气壮则能摄血，血自归经，而诸证悉除矣。"方中人参"补五脏、安精神，定魂魄"，可补气生血、养心益脾，龙眼肉补益心脾、养血安神，二者共为君药。黄芪、白术助人参益气补脾，当归助龙眼肉养血补心，同为臣药。茯神、远志、酸枣仁宁心安神，木香理气醒脾，与补气养血药配伍，使之补不碍胃，补而不滞，俱为佐药。炙甘草益气补中，调和诸药，为使药。煎药时少加生姜、大枣调和脾胃，以资生化。方用甘温之品益气，辅以养血之品，再佐以安神、理气之品。本方心脾同治，重在补脾，气血并补，重在益气，使脾气旺而血有所生、有所摄，血脉充则神有所舍、血有所归。

王子瑜教授在临床上经常应用此方加减治疗月经过多者，效果甚好。血虚较甚，面色无华、头晕、心悸者，可加熟地、阿胶等加强补血之功；月经量多兼少腹冷痛、四肢不温者，可加艾叶炭、炮姜炭以温经止血；兼口干舌燥、虚热盗汗者，可加生地炭、阿胶珠、棕榈炭以清热止血。

2. 少腹逐瘀汤（《医林改错》）

小茴香　干姜　延胡索　没药　当归　川芎　官桂　赤芍　蒲黄　五灵脂

本方主治少腹寒凝血瘀证，可见患者少腹疼痛、胀满，或有积块，或经行腰酸、少腹胀，月经量少或多，或崩漏，兼少腹疼痛，经血色暗黑兼有血块，小腹凉，四肢不温，舌暗苔白，脉沉弦而涩。寒凝于少腹冲任，气血凝滞，不通则痛，故见少腹疼痛，痛有定处；冲任失其所养，不能约束经血，故见经血量少或量多，甚至崩漏；寒凝血滞，故经血兼有血块。方中小茴香、干姜、官桂温散里寒，故温经止痛效果良好；加入当归、川芎、赤芍活血祛瘀止痛；再加入活血祛瘀、养血调经之失笑散及没药、延胡索，则止痛活血之力更强。

3. 保阴煎（《景岳全书》）

生地　熟地　黄芩　黄柏　白芍　山药　续断　甘草

此方的功能是清热凉血、固冲止血，在临床上常用于因血热扰动冲任，迫血妄行所导致的月经过多、经期延长及崩漏等。方中黄芩、黄柏、生地清热凉血，熟地、白芍养血敛阴，山药、续断补肾固冲，甘草调和诸药。

王子瑜教授常应用此方治疗妇科出血性月经病，每每获效。王子瑜教授在临床应用中对出血较多者，加地榆、槐花、苎麻根、侧柏炭等凉血止血；对热甚伤阴导致舌干、口渴甚者，加沙参、玄参、麦冬清热生津止渴；对热结便秘者，加知母、大黄泻热通便止血。

二、病案举隅

案一

樊某，女，38岁，已婚。1987年9月23日初诊。

患者以往月经周期规律，量多，色红，有血块，经期下腹疼痛，今年4月妇科普查未发现异常。末次前月经时间为8月20日至25日，本次月经自9月16日来潮，量多，色红，有血块，22日起血量明显增多，色淡红，夹大血块，伴腰酸痛、小腹隐痛，血块排出前疼痛加剧，自觉头晕，周身乏力，恶心，大便溏，口干。舌淡红，有齿痕，苔薄白，脉沉弱。孕4产2。人工流产2次，末次人工流产时间为1983年。同年上环。

诊断：月经过多。

辨证：气虚血瘀，冲任不固，新血不得归经。

治法：补气摄血，祛瘀止血。

处方：举元煎加味。

炙黄芪 15 g　党　参 15 g　炒升麻 6 g　白　术 15 g

鹿衔草 15 g　　制香附 10 g　　炙甘草 6 g　　白　芍 15 g

益母草 15 g　　花蕊石 15 g　　三七粉 3 g（冲服）

煅龙骨 30 g（先煎）　　煅牡蛎 30 g（先煎）

6 剂，水煎服，日 1 剂，早晚分服。忌辛辣，慎劳逸。

二诊： 1987 年 9 月 28 日。患者昨天上午阴道出血干净，自觉恶心不欲食，头晕，心慌气短，活动后加剧。舌质淡胖，苔薄白，脉细数。查心电图提示窦性心动过速。因处经后，以滋补肝肾、益气养血为主。

炙黄芪 15 g　　党　参 15 g　　白　术 15 g　　女贞子 15 g

黄　精 15 g　　炙甘草 6 g　　桑寄生 30 g　　珍珠母 30 g（先煎）

白　芍 15 g　　五味子 10 g　　制香附 10 g　　生龙骨 30 g（先煎）

墨旱莲 15 g　　生牡蛎 30 g（先煎）

7 剂，水煎服，日 1 剂，早晚分服。

三诊： 1987 年 10 月 5 日。患者头晕、心慌症状减轻，进食转佳，时有腰酸，面色萎黄无泽，眼睑苍白。舌质淡，苔薄白，脉细数。复查血常规：血红蛋白 76 g/L。治遵前法。

女贞子 15 g　　墨旱莲 15 g　　桑寄生 30 g　　枸杞子 15 g

炙甘草 6 g　　党　参 15 g　　白　芍 15 g　　五味子 10 g

当　归 12 g　　黄　精 15 g　　生龙骨 30 g（先煎）

生牡蛎 30 g（先煎）　　珍珠母 30 g（先煎）

3 剂，水煎服，日 1 剂，早晚分服。忌辛辣，慎劳逸。

四诊： 1987 年 10 月 8 日。头晕、心慌以劳累后加重，睡眠欠佳。舌质淡红，苔薄白，脉沉细数。辨证同前，前方去炙甘草，加杭菊花 10 g，以加强平肝潜阳、清利头目之效。全方仍以滋补肝肾，平肝潜阳，调经为法。

女贞子 15 g　　墨旱莲 15 g　　桑寄生 30 g　　枸杞子 15 g

杭菊花 10 g　　白　芍 15 g　　当　归 12 g　　黄　精 15 g

党　参 15 g　　五味子 10 g　　生龙骨 30 g（先煎）

生牡蛎 30 g（先煎）　　珍珠母 30 g（先煎）

7 剂，水煎服，日 1 剂，早晚分服。忌辛辣，慎劳逸。

五诊： 1987 年 10 月 15 日。患者昨日月经来潮，量不多，色暗红，有小血块，腹部冷，喜温按。舌质淡红，苔薄，脉弦细数。复查血常规：血红蛋白111 g/L。因处经期，以活血通经为法。

当　归10 g　　川　芎6 g　　熟　地15 g　　白　芍15 g
香　附10 g　　丹　参15 g　　益母草15 g　　桑寄生15 g

5剂，水煎服，日1剂，早晚分服。

药后月经6天干净，轻度腰酸，食欲好，睡眠佳，此次经量与以往相比减少1/3。舌质淡红，苔薄白，脉细。月经后以补肾健脾、补气养血为主，口服人参归脾丸、六味地黄丸调理，后痊愈。

按：脾主统血，患者脾气虚衰，冲脉不固，不能摄血，则经行量多，正如《坤元是保》所云“冲任虚衰，气不固也”。气虚运血无力，血行迟滞，则经血夹血块，块下痛减；气虚火衰不能化血为赤，故经色淡红；脾失健运，则纳差、便溏；气虚形体失养则周身乏力；气血不足，经脉失养，则小腹隐痛。综观症及舌脉，当属气虚不固，统摄无权，冲任不固，经血失于约制，而致月经过多，兼有瘀滞。故治疗以补气摄血为主，选用举元煎加味，药后出血停止。然因出血过多，导致血虚，血止后治以调补肝肾、健脾养血。经治疗后月经恢复正常。

案二

张某，女，18岁，未婚。1996年6月15日初诊。

月经量增多，持续1年。患者以往月经尚规律，经量中等。1年前于经期参加长跑以后，即出现经量较以往明显增多，经色淡红，质稀，持续7天干净，月经周期尚规律，稍提前，23～25天一行，伴有神疲乏力、头晕、气短，活动后加重，小腹时有坠感。末次月经时间为1996年6月3日。刻下面色㿠白，舌淡，苔薄，脉缓弱。血常规：血红蛋白102 g/L。

诊断：月经过多。

辨证：气血两虚，统摄不固。

治法：双补气血，以生经源。

处方：参芪四物汤加减。

党　参 15 g　　炙黄芪 15 g　　当归身 10 g　　熟　地 15 g
白　芍 15 g　　白　术 15 g　　龙眼肉 10 g　　砂　仁 6 g（后下）
仙鹤草 15 g　　炙甘草 6 g

7 剂，水煎服，日 1 剂。

二诊： 随症加减。并配合人参归脾丸、补中益气丸调理。

四诊后月经正常。

按： 本例气血两虚，气虚失摄，经血不固，血虚化源匮乏，故经来量多、色淡、质稀。神疲乏力、头晕、气短、小腹空坠皆为气血亏虚之象。方用党参、炙黄芪、白术健脾益气，固冲摄血；当归身、熟地、白芍、龙眼肉补血养阴，以资化源；滋补之中佐以砂仁以防滋腻太过；仙鹤草收敛止血；炙甘草调和诸药。全方补而不滞，补中兼收。配服丸剂，缓图调本，经自调也。

案三

陈某，女，40 岁，已婚。2002 年 11 月 15 日初诊。

月经量增多，持续半年。半年前开始经量增多，无明显诱因，色紫红，质稠，有血块，月经周期尚规律，25 天左右一行，持续 7～8 天干净，经期小腹疼痛，经前乳房胀痛。伴有心烦，口渴喜冷饮，大便偏干，小便黄。末次月经时间为 2002 年 10 月 30 日。舌稍红，苔薄黄，脉弦略数。妇科检查示子宫稍大。B 超提示子宫小肌瘤。血红蛋白 115 g/L。

诊断： 月经过多，癥瘕。

辨证： 瘀阻冲任，新血不得归经。

治法： 化瘀消癥。

处方： 桂枝茯苓丸加味。此方于非经期服用。

桂　枝 10 g　　茯　苓 15 g　　桃　仁 10 g　　赤　芍 10 g
丹　皮 10 g　　三　棱 10 g　　莪　术 10 g　　鬼箭羽 10 g
炮山甲 6 g　　玄　参 15 g　　生牡蛎 30 g（先煎）

7 剂，水煎服，日 1 剂。

经期以化瘀止血为主。用方如下。

当　归 10 g　　干地黄 15 g　　赤　芍 10 g　　白　芍 10 g

茜草炭 10 g　乌贼骨 15 g　地榆炭 15 g　马齿苋 15 g
橘　核 15 g　花蕊石 15 g　益母草 15 g　三七粉 3 g（冲服）
炒蒲黄 10 g（包煎）

7 剂，水煎服，日 1 剂。

二诊：2003 年 1 月 14 日。诉服用上两方后，经量较前减少，色淡，血块减少，无明显心烦、口渴，出现神疲乏力、小腹空坠感。

概离经之血久留，新血不生，瘀久正虚，气血两亏，则治疗仍以化瘀为主，佐以益气养血。

桂　枝 10 g　茯　苓 15 g　桃　仁 10 g　赤　芍 10 g
丹　皮 10 g　三　棱 10 g　莪　术 10 g　鬼箭羽 10 g
炮山甲 6 g　玄　参 15 g　生黄芪 10 g　生牡蛎 30 g（先煎）

7 剂，水煎服，日 1 剂。此方于非经期服用。

经期治以益气化瘀止血。用方如下。

当　归 10 g　干地黄 15 g　赤　芍 10 g　白　芍 10 g
茜草炭 10 g　乌贼骨 15 g　地榆炭 15 g　马齿苋 15 g
橘　核 15 g　花蕊石 15 g　益母草 15 g　三七粉 3 g（冲服）
党　参 15 g　炙黄芪 15 g　陈棕炭 15 g　炒蒲黄 10 g（包煎）

7 剂，水煎服，日 1 剂。

三诊：2003 年 2 月 16 日。诉经量正常，诸症均缓解。复查 B 超示子宫小肌瘤较前缩小。停服汤剂，非经期继续服用中成药桂枝茯苓丸。3 个月后复查 B 超示子宫小肌瘤消失。

按：在治瘀过程中，必须正确处理正气与瘀血的关系。一般来说，正气是本而瘀血是标。瘀血病变多是顽固之疾，治疗时，首先要根据正气的强弱，采取徐图缓攻之法，或温化，或凉散，或行血，或软坚，或滋润，或攻伐兼施，或先补后攻，务必时时顾护正气，才能收到瘀去正复的目的。保护正气的方法，除了慎用活血破瘀之品，切忌峻破猛攻，还要注意适当的营养，所谓“毒药攻邪，五谷为养，五果为助，五畜为益，五菜为充，气味合而服之，以补精益气”（《素问·脏气法时论》）。治病与调养，不可偏废。

第五节　月经过少

月经过少是指月经周期基本正常，经量明显少于以往，甚或点滴即净，或行经期不足2天者。月经过少亦称“经水涩少”“经量过少”。

本病最早见于晋代王叔和的《脉经》，称“经水少”，病机为“亡其津液”。明代《万氏妇人科》提出结合患者体质来辨虚实。《证治准绳》曰：“经水涩少，为虚为涩，虚则补之，涩则濡之。”

月经过少分虚实两种。虚者多因素体虚弱，或脾虚化源不足，或多产、房劳、肾气亏虚等，导致精血亏虚，冲任血海满溢不足；实者多因血为寒凝，或气滞血瘀，或痰湿等邪气阻滞冲任，经血不得畅行。临床上主要根据月经色、质的变化以及发病情况进行虚实辨证。如经色淡、质稀，多属虚证；经色紫暗、有块，多属血瘀；经色淡红，质稀或黏稠，夹杂黏液，多属痰湿；如经量逐渐减少，多属虚证；若经量突然减少，多属实证。同时又要结合兼证及舌脉象。

对于血虚所致的月经过少，王子瑜教授常用四物汤、滋血汤、归脾汤等补血益气调经；对于血瘀、寒凝所致的月经过少，可用桃红四物汤、大温经汤、少腹逐瘀汤等活血温经、化瘀调经；对于痰湿凝滞经络所致的月经过少，可用苍附导痰丸等燥湿化痰调经。

一、常用方药

四物汤（《太平惠民和剂局方》）

熟地　当归　白芍　川芎

血属阴，内养脏腑，外充形体。一旦阴血亏虚，则冲任血海亏虚，经血不能按时满盈，会出现月经后期、月经过少或闭经的现象。患者可见心悸失眠，头晕目眩，面色无华，形瘦乏力，月经不调，经量少或经闭不行，舌淡，脉细弦或细涩。阴血亏虚，脏腑形体失却濡养之资即可出现多种病变，或清窍、形体失濡，而见头晕目眩、面色无华、唇甲色淡、舌淡；或心失所养，神不守舍，而心悸怔忡、失眠多梦；或不能外充形体，而形瘦乏力；或血海空虚，脉道涩滞，而月经量少且色淡，不能应时而至。舌淡、脉细也为血虚之征。

方中熟地味厚滋腻，为滋阴补血之要药，用为君药。当归甘温质润，补血养肝、和血调经，既可助熟地补血之力，又可行经隧脉道之滞，为臣药。白芍酸甘质柔，养血敛阴，与熟地、当归相协则滋阴养血之功益著，并可缓急止痛；川芎辛散温通，上行头目，下行血海，中开郁结，旁通络脉，与当归相伍则畅达血脉之力益彰，二者同为佐药。肝藏血，肾藏精，精血同源，相互化生，本方补血取治肝肾，兼调冲任，并以熟地、白芍之阴柔凝滞合当归、川芎之温通流动。诸药相伍，动静结合，刚柔并济，因而补而不滞、温而不燥、滋而不腻，为补血调血之良方。

但此补血调血之方也需仔细辨证，凡湿盛中满、大便溏泄者忌用。张介宾提出："治血之剂，古人多以四物汤为主，然亦有宜与不宜者。盖补血行血无如当归，但当归之性动而滑，凡因火动血者忌之，因火而嗽，因湿而滑者，皆忌之。行血散血无如川芎，然川芎之性升而散，凡火载血上者忌之，气虚多汗，火不归原者，皆忌之。生血凉血无如生地，敛血清血无如芍药，然二物皆凉，凡阳虚者非宜也，脾弱者非宜也，脉弱身凉、多呕便溏者，皆非宜也。故凡用四物以治血者，不可不察其宜否之性。"

气虚者，王子瑜教授常加党参、黄芪以补气生血；瘀滞重者，可把白芍易为赤芍，并加桃仁、红花以加强活血祛瘀之力；血虚有寒者，加肉桂、炮姜、吴茱萸等以温通血脉；血虚有热者，加黄芩、丹皮，熟地易为生地，以清热凉血。

二、病案举隅

案一

刘某，女，23岁，未婚，有性生活史。2007年5月14日初诊。

月经量减少，持续1年。患者以往月经规律，(5～6)/(27～30)天，经量中等，1年前行人工流产术后，月经量开始减少，3～4天甚至2天即干净，经色淡暗，月经稍后错，33～35天一行，伴有腰酸、下肢酸，偶有头晕。末次月经时间为2007年4月22日。孕1产0。舌淡，苔薄白，脉沉细。妇科检查示子宫附件未见异常。

诊断：月经过少。

辨证：堕胎后，肝肾受损，阴血亏虚，冲任血海满溢不足。

治法：滋阴养血调经。

处方：四物汤加减。

当　归10 g　　熟　地15 g　　山　药15 g　　白　芍15 g
茺蔚子15 g　　枸杞子15 g　　怀牛膝10 g　　丹　参15 g
紫河车10 g

7剂，水煎服，日1剂。

二诊：2007年6月2日。此次月经量较前稍多，脉症同前。继服上方7剂。

三诊：2007年7月8日。月经较前增多，色淡红，腰酸、下肢酸减轻，仍偶有头晕，大便溏，纳差。舌淡，苔薄白，脉沉细。治法同前。加用健脾之剂以利生化之源。

熟　地15 g　　山　药15 g　　白　芍15 g　　茺蔚子15 g
枸杞子15 g　　怀牛膝10 g　　丹　参15 g　　紫河车10 g
炒白术15 g　　党　参15 g　　砂　仁6 g（后下）

7剂，水煎服，日1剂。

后追访，经量已正常，经期5天，周期为33天左右。

按：本案患者堕胎损及肝肾，阴血亏虚，冲任血海满溢不足，故月经量少。王子瑜教授善用四物汤为主方加减化裁，并常选加紫河车。紫河车乃血肉有情之品，能大补肾之阴阳，填补冲任，温通奇经。现代药理研究证实，该药具有类激素样作用，能够促进卵泡发育，提高雌激素水平，增加子宫内膜雌、孕激素受体含量。临床中只要辨证准确，宜守法守方，缓而图之。

案二

范某，女，33岁，已婚。2007年3月18日初诊。

月经量明显减少，持续半年。患者以往月经规律，5/（30～32）

天，经量中等，半年前无明显诱因开始月经量明显减少，2天即净，经血色暗，有小血块，经期小腹疼痛，自服乌鸡白凤丸、四物合剂等，月经量仍未增多。末次月经时间为2007年3月4日。孕2产1。舌暗红，苔薄白，脉弦细。妇科检查示子宫附件未见异常。

诊断：月经过少。

辨证：瘀血阻滞冲任，经血不得畅行。

治法：活血化瘀调经。

处方：桃红四物汤加减。

当归10 g	熟地15 g	赤芍10 g	五灵脂10 g（包煎）
红花10 g	桃仁10 g	川芎10 g	生蒲黄10 g（包煎）
丹参15 g	泽兰10 g	制香附10 g	益母草15 g

7剂，水煎服，日1剂。

二诊：2007年4月9日。此次月经量较前增多，7日方净，仍经血色暗，有血块，经行不畅，经行腹痛较前缓解。舌脉同前。证治不变。

当归10 g	熟地15 g	赤芍10 g	五灵脂10 g（包煎）
红花10 g	桃仁10 g	川芎10 g	生蒲黄10 g（包煎）
丹参15 g	泽兰10 g	制香附10 g	益母草15 g
刘寄奴15 g	川牛膝10 g		

7剂，水煎服，日1剂。

三诊：2007年6月12日。诉月经已基本正常，经量较前明显增多，偶有血块，经行仍偶有腹痛。嘱可月经来潮前服用益母草膏以助经血调畅。

按：本例见经行量少，色紫暗、有块，腹痛，此系瘀血内停，冲任不畅之证。《黄帝内经》云："血实宜决之。"方用桃红四物汤加丹参、泽兰、益母草增强活血化瘀之功，配合失笑散、制香附化瘀行气止痛。

案三

赵某，女，20岁，未婚。2007年2月23日初诊。

月经量少，持续半年。患者13岁月经初潮，月经规律，(4～5)/

35天，量中等，1年前开始节食减肥，每天几乎不吃主食。近半年月经量少，2~3天，色淡红，时感腰酸、乏力，厌食。曾在外院做B超检查示子宫稍小，给予中药治疗，效果不佳。末次月经时间为2007年2月22日。形体消瘦，面色萎黄，舌淡胖，苔白，脉细弱。

诊断：月经过少。

辨证：属气虚血亏证。节食过度，导致气血大亏，损及胞宫，冲任气血亏虚，血海满溢不足。

治法：补气养血调经。

处方：八珍汤加减。

党　参15 g	白　术15 g	茯　苓15 g	炙甘草6 g
当　归10 g	熟　地15 g	川　芎10 g	砂　仁6 g（后下）
白　芍15 g	炒稻芽30 g		

7剂，水煎服，日1剂。加强日常营养。

二诊：2007年3月30日。此次月经量较前稍多，仍感腰酸、乏力。舌脉同前。治法同前。

党　参15 g	白　术15 g	茯　苓15 g	炙甘草6 g
当　归10 g	熟　地15 g	川　芎10 g	砂　仁6 g（后下）
白　芍15 g	炒稻芽30 g	菟丝子20 g	茺蔚子15 g

7剂，水煎服，日1剂。

三诊：2007年5月7日。上方继服1个月，月经量较前稍增多，仍偏少，色淡，经行约4天，周期仍为35天左右。复查B超示子宫仍稍小。停服汤药，继服河车大造丸、五子衍宗丸。

后追访，患者月经量已正常，复查B超示子宫正常。

按：青春期女性过度节食减肥致月经量少甚至闭经者，近年临床常见。其辨证多属气血不足、肝肾亏虚，治法多以补肝肾、益气血、调经为主，方药可选八珍汤等加减化裁，并配合中成药如河车大造丸、五子衍宗丸，以丸药缓图，疗程较长。同时应注意重视患者的心理治疗。

第六节　经期延长

经期延长表现为月经周期基本正常，行经时间超过 7 天以上，甚达 14 天方净。经期延长又称“月水不断”“月水不绝”“经事延长”等。

月经淋漓日久不净，病情发展可向崩漏转化。经期延长初时即应抓住时机积极治疗，若迁延日久，导致月经周期、经量紊乱，势必转成崩漏重证。

本病最早见于隋代巢元方《诸病源候论·月水不断候》，该书指出经期延长的病因系“劳伤经脉，冲、任之气虚损，故不能制其经血，故令月水不断也”。宋代《妇人大全良方》中亦有“月水不断”之名，该书对经期延长病因的认识较《诸病源候论》更全面，即“或因劳损气血而伤冲任，或因经行而合阴阳，以致外邪客于胞内，滞于血海故也”，在治法上强调“但调养元气而病邪自愈，若攻其邪则元气反伤矣”。此后诸多医家对本病病因也有详细论述，多认为经期延长以虚为主，多由冲任气虚不能约制经血所致，亦有因外邪客胞而致者。

王子瑜教授认为，本病多由血瘀、阴虚内热、气虚所致。

（1）血瘀。寒凝气滞，与血相结，客于胞内，滞于血海，瘀血内阻，新血不得归经以致经血妄行，出现月经淋漓、过期不净。

（2）阴虚内热。素体阴虚或多产房劳致阴血亏耗，阴虚内热，热扰冲任，血海失其安宁之性而致月经淋漓不净。

（3）气虚。素体脾弱或劳倦伤脾，脾气虚弱，失于统摄，冲任不固，不能制约经血，而致经血淋漓不净。

对于瘀血内阻所致之经期延长，可用桃红四物合失笑散活血祛瘀止血；对于阴虚内热所致之经期延长，可用两地汤合二至丸养阴清热止血；对于气虚所致之经期延长，可用举元煎益气摄血、固冲止血。

一、常用方药

1. 二至丸（《医方集解》）

女贞子　墨旱莲

二至丸由甘凉平补之女贞子、墨旱莲组成，补而不滞，润而不腻，为平补肝肾之方，久服不碍脾胃。方中女贞子以冬至日采收者为佳，墨旱莲以夏至日采收者为佳，分别于二至之时收采二药，制成丸药，故称“二至丸”。

此方对肝肾阴虚证尤为适用，可补肝益肾、滋阴止血。王子瑜教授在治疗肝肾阴虚而致的经期延长时，常用此方加减，或合两地汤一同加减使用，效果甚佳。

2. 四逆散（《伤寒论》）

柴胡　枳实　炙甘草　芍药

本方原为伤寒“阳郁四逆”证而设。外邪入里，郁遏气机，肝失疏泄，脾气被困，清阳不达四末，可见手足不温；阳郁不达，热郁心胸，可见心胸烦热；肝经郁滞，则胁肋胀闷；脾滞不运，则脘腹胀痛或泄利下重；肝气不和则有脉弦之征。

方中柴胡入肝、胆经，其性轻清升散，既可疏肝解郁，又能透邪升阳，使肝气条达，郁热外达，为君药；肝体阴而用阳，阳郁化热宜伤阴，芍药敛阴泻热、补血养肝，使肝体得养，为臣药；君臣相配，散敛互用，柔肝体，和肝用，气血兼调。枳实，味苦、辛，性凉，行气散结而畅脾滞，合柴胡，肝脾并调，升降互用，以增舒畅气机之力，为佐药。炙甘草健脾和中，合白芍可缓急止痛，兼调和诸药，为佐使。四味相合，共成疏肝理脾之剂，具有解郁透热、缓急止痛之功。

王子瑜教授善用此方治疗肝气郁结、脾滞不运之经期延长。腹痛或肝气郁结重者，可酌加川楝子、延胡索、木香等疏肝理气；肝阴虚较明显者，可加大白芍用量，并酌加山萸肉以养肝柔肝；气虚明显见神疲乏力者，可加白术、党参以益气健脾。

除上方外，王子瑜教授还常常根据患者血虚或肝郁的情况选择使用四物汤、逍遥散等方剂加减化裁，效果都非常好。

二、病案举隅

案一

白某，女，17岁，未婚。1994年11月21日初诊。

1年前无明显诱因出现带经时间延长，周期规律，(10～20)/(28～30)天，经量偏多、色暗红，夹血块，行经时无痛经，经前腰痛。末次月经时间为1994年11月19日。现经行第3天，经量偏多、色暗红。平时带下不多，寝食安，二便调。舌红，苔薄黄，脉细弦。

诊断：经期延长。

辨证：属肝肾阴虚证。肾虚封藏失职，肝虚疏泄失常，则冲任不固；出血日久，阴血亏虚，阴虚内热，热扰冲任，亦可迫血妄行。

治法：滋补肝肾，佐以凉血固冲。

处方：二至丸合两地汤加减。

墨旱莲20 g　女贞子15 g　玄　参15 g　生　地15 g
熟　地15 g　白　芍15 g　山萸肉15 g　山　药15 g
仙鹤草15 g　丹　皮10 g　槐　花15 g　水牛角片15 g
重　楼15 g　阿　胶15 g（烊化）

7剂，水煎服，日1剂，早晚分服。

医嘱：忌辛辣，经期慎劳逸。

二诊：1994年11月28日。末次月经时间为11月19日～11月26日，药后带经7天，经量偏多，色变为正红色。纳可，二便调。舌红，苔薄黄，脉细弦滑。证属肝肾阴虚，治以滋补肝肾。

墨旱莲20 g　山　药15 g　重　楼15 g　生　地15 g
熟　地15 g　女贞子15 g　茯　苓15 g　山萸肉15 g
丹　皮10 g　肉苁蓉15 g　白　芍15 g　沙苑子10 g
泽　泻10 g

6剂，水煎服，日1剂，早晚分服。忌辛辣。

后患者经期、经量均恢复正常，嘱其注意饮食，慎劳逸。

按： 本例证属肝肾不足，故选用二至丸平补肝肾，两地汤养阴清热、凉血固冲止血，加熟地、山萸肉等加强补肝肾、滋阴养血作用，加水牛角片清热凉血，槐花、仙鹤草凉血止血。诸药合用，共奏滋补肝肾、凉血固冲止血之功。

案二

崔某，女，23岁，已婚。1994年9月6日初诊。

带经时间延长，持续1年余。1993年6月无明显诱因带经时间延长，周期尚可，(20+)/(28~30)天，经血量多，色暗红，夹血块，行经时无腰腹不适。末次月经时间为1994年9月1日，经量多，色暗红，有大血块，今日起经量减少（中量），血块减少。纳可，二便调。每逢经前乳房作胀、心烦、面部痤疮，平时性急。舌偏红，苔黄腻，脉沉细弦。形体略胖，面部散在痤疮。内诊暂未做，会阴垫上少量暗红血迹。B超示右侧附件炎。

诊断： 经期延长。

辨证： 属肝郁血热证。肝气郁结，气郁化火，扰动冲任血海，冲任不固，经血失于约制。

治法： 正值经期，血海空虚，治宜疏肝养肝、清热固冲止血。

处方：

柴　胡10 g	墨旱莲20 g	女贞子15 g	炙黄芪15 g
当　归10 g	山萸肉10 g	贯众炭10 g	仙鹤草15 g
党　参15 g	茜草炭10 g	海螵蛸15 g	三七粉3 g（冲服）

6剂，水煎服，日1剂，早晚分服。

医嘱： 忌辛辣，畅情志。

二诊： 1994年9月13日。服前药2剂后阴道血止。现觉体倦乏力，带下不多，余无不适。末次月经时间为9月1日~7日。舌红，苔薄黄，脉沉弦。经后治以疏肝解郁。方用四逆散合金铃子散加减。

柴　胡10 g	枳　实15 g	赤　芍10 g	白　芍10 g
川楝子10 g	延胡索10 g	山萸肉10 g	败酱草15 g
鱼腥草15 g	山　药15 g	木　香10 g	生甘草6 g

生苡仁30 g　　车前子10 g（包煎）

6剂，水煎服，日1剂，早晚分服。忌辛辣，畅情志。

三诊： 1994年9月20日。带下量较前增多，色黄白，略感神疲，嗜睡，二便调。舌暗红，苔薄黄，脉细弦。辨证同前，治遵前法。

上方基础上加蒲公英15 g、黄柏10 g、丹皮10 g，以增凉血清热、解毒除湿之功。

6剂，水煎服，日1剂，早晚分服。

四诊： 药后带下量减少，色白。于1994年9月28日月经来潮，带经5天，经量较前减少，无血块。偶感腰及右少腹痛，经前无乳胀，面部痤疮好转。舌质红，苔薄，脉沉弦。后以逍遥散调理而愈。

按： 本例患者月经周期规律，28～30天一行，唯经期延长，故中医诊断为经期延长。平时性情急躁，肝郁不舒，郁而化热，热扰冲任，迫血妄行，则经期延长；肝郁不舒则经前乳胀、心烦；舌红、苔黄为有热之征。综观脉症，病位在肝及冲任，病性属本虚标实，证属肝郁血热，治以疏肝养肝、清热固冲止血而愈。另因患者有附件炎，故治疗中加用败酱草、鱼腥草、蒲公英等清热解毒之品，此为辨证与辨病相结合的体现，也是王子瑜教授常用的治疗思路。非经期用柴胡以疏肝解郁，经期用醋柴胡，去其升散之性，留其解郁之功。

案三

马某，女，30岁，已婚。1994年10月10日初诊。

带经期延长1个月。1994年8月12日第2胎孕2月胚胎停止发育而自然完全流产，恶露26天净。前次月经时间为1994年9月10日，淋漓2周方净，10月10日又行经，经量尚不多、色暗红。平时足跟痛，口干苦喜饮，腰骶酸痛，大便时干时稀，纳可。舌偏红，苔薄黄，脉细弦。会阴垫上可见少量暗红血迹。

诊断： 经期延长。

辨证： 属肝肾不足证。堕胎后损伤肝肾，冲任不固。

治法： 以调补肝肾为主，然经期应以通为顺，故佐以祛瘀生新。

处方：

当　归 10 g	生　地 15 g	熟　地 15 g	赤　芍 10 g
白　芍 10 g	川　芎 10 g	丹　皮 10 g	制香附 10 g
益母草 15 g	制首乌 15 g	炙甘草 6 g	五灵脂 10 g（包煎）
生蒲黄 10 g（包煎）			

6 剂，水煎服，日 1 剂，早晚分服。忌辛辣，畅情志，注意避孕。

二诊：1994 年 10 月 17 日。药后经量增多，夹有瘀块，5 天即净，腹痛即泄，余症依然。舌暗，苔薄，脉细弦。辨证同前。治宗前法，调补肝肾。

生　地 15 g	熟　地 15 g	枸杞子 15 g	白　芍 15 g
肉苁蓉 15 g	女贞子 15 g	山萸肉 10 g	淮山药 15 g
川　断 15 g	桑寄生 15 g	丹　皮 10 g	全龟胶 10 g（烊化）
制首乌 15 g			

6 剂，水煎服，日 1 剂，早晚分服。忌辛辣，畅情志。

三诊：1994 年 10 月 24 日。药后大便已调，足跟痛减轻。耳鸣，多梦，仍口干渴，纳可。舌质正常，苔薄白、舌根处略腻，脉细弦。面部小丘疹，不痒。辨证同前。前方去肉苁蓉、丹皮，加丹参、菖蒲、灵磁石以养血活血、平肝潜阳、宁心安神。

生　地 15 g	熟　地 15 g	枸杞子 15 g	白　芍 15 g
女贞子 15 g	山萸肉 10 g	川　断 15 g	淮山药 15 g
桑寄生 15 g	丹　参 15 g	菖　蒲 10 g	全龟胶 10 g（烊化）
制首乌 15 g	灵磁石 30 g（先煎）		

6 剂，水煎服，日 1 剂，早晚分服。

四诊：1994 年 10 月 31 日。药后足跟痛及口干明显减轻，耳鸣等症消失。时感心烦，以六味地黄丸、加味逍遥丸调理。

两个月后追访，月经规律，5/28 天，足跟痛、腰骶酸痛等症消失。

按：患者堕胎后损伤肝肾，冲任不固，故经期延长；肝肾亏虚，精血不足，经脉失养，则腰骶及足跟疼痛。治疗以调补肝肾为主，若适值经期，应掌握经血当泄则泄的原则，以通为顺，佐以活血通经、祛瘀生新之品，以促使子宫内膜脱落，缩短经期。

案四

陆某，女，28岁，已婚。2000年9月20日初诊。

带经时间延长，持续4个月。患者平素月经周期正常，(5～6)/30天，半年前行人工流产1次，失血较多。近4个月来月经24～25天一行，带经10～11天。此次月经9月12日来潮，至今未净，经量少、色鲜红、质稠。伴有口干，手足心热，大便干。舌红，苔少，脉细数。子宫附件未见异常。

诊断：经期延长。

辨证：属阴虚血热证。阴虚内热，虚热扰动冲任，血海不宁，冲任不固，不能约制经血。

治法：以清热凉血止血为主，佐以养阴。

处方：加味固经丸加减。

生　地15 g　炒黄柏10 g　椿根皮15 g　炙龟板15 g（先煎）
炒黄芩10 g　墨旱莲20 g　女贞子15 g　阿　胶10 g（烊化）
玄　参15 g　麦　冬10 g

7剂，水煎服，日1剂。

二诊：2000年10月20日。此次月经10月7日来潮，5日即净，经量少、色红、质稠。口干而黏，手足心热较前好转。舌红，苔黄腻，脉滑数。辨证湿热之象甚，法以清热凉血，重用清热祛湿之剂。

生　地15 g　炒黄柏10 g　椿根皮15 g　炙龟板15 g（先煎）
炒黄芩10 g　玄　参15 g　麦　冬10 g　阿　胶10 g（烊化）
马鞭草15 g　马齿苋15 g　生苡仁15 g

7剂，水煎服，日1剂。

三诊：2000年12月8日。近两次月经均5～7日干净，经量不多。便溏，纳差。当为清热祛湿之剂久用伤脾，故加用健脾化湿之剂。

生　地15 g　　椿根皮15 g　　炒白术15 g　　炙龟板15 g（先煎）
炒黄芩10 g　　墨旱莲20 g　　玄　参15 g　　阿　胶10 g（烊化）
麦　冬10 g

7剂，水煎服，日1剂。

后追访，患者经行正常，无其他不适。

按：患者经行周期基本正常，唯有带经时间过长，属于经期延长范畴。治疗时日常调护与药物治疗同等重要。应嘱患者注意经期保健，如经前、经期避免剧烈运动和重体力劳动，忌抑郁、恚怒，注意心理健康，保持心情舒畅；经期不宜用滋腻或寒凉药物，以免滞血；做好计划生育，注意避孕，防止人工流产术后感染；经期绝对禁止性生活，以减少盆腔炎的发生。

第七节　经间期出血

凡在两次月经之间，即氤氲之时，有周期性阴道出血者，称为经间期出血。经间期出血一般出血量少，持续2～3天或数日，多能自止。若出血量多，持续时间长，或失治、误治，则可发展为崩漏。

古籍中关于经间期出血的记载不多，《叶天士女科证治秘方》中有“一月经再行”的记载，认为该病系由“性躁多气伤肝，而动冲任之脉”所致，或因“误食辛热药物以致再行”。

王子瑜教授认为，妇女月经周期的气血阴阳变化规律符合阴阳消长的转化规律。妇女月经来潮，经血排泄，血海空虚，阴精不足，随着月经周期的演变，阴血渐增，精血充盛，此时精化为气，阴转为阳，属重阴必阳之氤氲期。此阳气内动的重要转化，是本病发生的生理基础。若体内阴阳调节功能正常，则身体自然适应这一变化；若机体素有肾阴不足、湿热内蕴或瘀血内留等，当阳气内动时，阴阳转化不协调，损伤阴络，冲任不固，便可引起阴道出血。

一、常用方药

1. 两地汤（《傅青主女科》）

生地　玄参　地骨皮　麦冬　阿胶　白芍

王子瑜教授在治疗肝肾两虚、阴虚内热之经间期出血时，往往会用两地汤加减。该证型的患者多伴有手足心热、咽干唇燥、舌红苔少、脉细数等症状。

傅青主谓："此方之用地骨、生地，能清骨中之热。骨中之热，由于肾经之热，清其骨髓，则肾气自清，而又不损伤胃气，此治之巧也。况所用诸药，又纯是补水之味，水盛而火自平，理也。"

方中地骨皮、玄参、麦冬养阴清热，生地滋阴清热凉血，白芍和血敛阴，阿胶滋阴止血。全方共奏滋阴清热、凉血调经之效。

2. 清肝止淋汤（《傅青主女科》）

白芍　生地　当归　阿胶　丹皮　黄柏　牛膝　香附　红枣　小黑豆

方中黄柏、小黑豆清热解毒利湿，香附、丹皮理气疏肝、清肝泻火，当归、白芍养血柔肝，生地清热凉血散瘀，牛膝引药下行。临床应用时多加炒地榆、大蓟、小蓟以加强清热凉血止血之效，因阿胶、红枣滋腻，故多将二者去掉。全方共奏清利湿热、固冲止血之功。

若出血多者，去牛膝、当归，加荆芥炭、侧柏叶以祛湿凉血止血；若湿盛而骨节酸楚者，加薏苡仁、苍术等加强祛湿之力；若带下量多者，酌加马齿苋、土茯苓。

二、病案举隅

案一

宋某，女，25岁，未婚，有性生活史。2007年4月16日初诊。

两次月经之间阴道少量出血，持续4个月。患者以往月经规律，(5~6)/(28~30)天，经量适中，经期无特殊不适。4个月前开始出现两次月经之间有少量阴道出血，色暗红、无血块，持续4天左右干净，未予治疗。末次月经时间为2007年4月2日，自述从昨天开始阴道又有少量出血，色暗红，伴有腰酸、手足心热、眠差梦多。舌略红，苔少，脉细略数。

诊断：经间期出血。

辨证：属肾阴虚证。肾阴不足，虚热伏于冲任，氤氲之时阳气内动，与虚火相搏，损伤阴络，冲任不固。

治法：滋阴清热止血。

处方：二至地黄汤加减。

干地黄 15 g	淮山药 15 g	丹　皮 15 g	茯　苓 15 g
山萸肉 10 g	泽　泻 10 g	墨旱莲 20 g	女贞子 15 g
赤　芍 10 g	白　芍 10 g	鸡血藤 15 g	沙苑子 15 g
夜交藤 15 g	菟丝子 20 g		

7 剂，水煎服，日 1 剂。经净后第 5 天开始服用。

二诊：2007 年 6 月 6 日。末次月经时间为 6 月 1 日，前次月经时间为 5 月 2 日。两次月经之间仍有少许阴道出血，1 天即净，出血时间较前明显减少。腰酸、手足心热等好转，但便溏。舌脉同前，治法不变。

淮山药 15 g	丹　皮 15 g	茯　苓 15 g	炒白术 15 g
山萸肉 10 g	泽　泻 10 g	墨旱莲 20 g	女贞子 15 g
沙苑子 15 g	菟丝子 20 g	赤　芍 10 g	白　芍 10 g
鸡血藤 15 g	夜交藤 15 g		

7 剂，水煎服，日 1 剂。

三诊：2007 年 7 月 6 日。未出现经间期出血。嘱患者继服六味地黄丸调理。

3 个月后追访，经行正常，无经间期出血，腰骶酸痛等症状消失而愈。

按：经间期出血多见于经后 10～16 天，阴道有少量出血，或伴见轻微腹痛，常持续数日。据临床体会，本病多以血海不宁、冲任气盛为关键，发病具体原因则多为阴虚火伏，或因湿热蕴积困扰血海，加以月经中期时冲任二脉之气逐渐旺盛，激动脉络，以致血不循经而出，即所谓的“阴络伤血内溢”。治疗时，阴虚火伏者以滋阴清热止血为主，如二至地黄丸之类；湿热内蕴者以清肝化湿止血为主，如清肝止淋汤加减。本例患者为肾阴虚之证，以二至地黄汤化裁，滋阴清热止血，血止经调。

案二

陈某，女，35岁，已婚。2006年5月12日初诊。

两次月经之间阴道出血2次。患者平素月经基本规律，(6～7)/(25～32)天，经量稍多，小腹时有疼痛。近2个月在两次月经之间有阴道出血，血量较月经量少，色深红，伴有乏力、心烦，纳稍差。平素带下量稍多，色黄。末次月经时间为2006年4月22日。舌稍红，苔薄黄腻，脉弦滑。妇科检查示子宫正常大小，轻触痛，双侧附件轻度增厚、有压痛。

诊断： 经间期出血。

辨证： 属湿热证。素有湿热内蕴，氤氲之时阳气内动，引动内蕴之湿热，扰动冲任血海，冲任不固，而致阴道出血；湿热与血搏结，阻滞冲任、胞宫胞脉，不通则痛。

治法： 清热利湿止血。

处方： 清肝止淋汤加减。

柴胡10 g　鸡血藤15 g　赤芍10 g　白芍10 g
生地15 g　丹皮10 g　黄柏10 g　生苡仁15 g
马鞭草15 g　土茯苓15 g　鱼腥草15 g　小蓟10 g

7剂，水煎服，日1剂。

二诊： 2006年6月25日。末次月经时间为2006年5月17日。此次两次月经之间阴道出血1次，1天即净，血色红。仍有带下量多，色黄、质稠，并伴有纳差。舌红，苔黄、厚腻，脉滑。当为湿热仍较重，故治法同前，加重清热利湿之剂。

柴胡10 g　鸡血藤15 g　赤芍10 g　白芍10 g
生地15 g　丹皮10 g　黄柏10 g　生苡仁15 g
马鞭草15 g　土茯苓15 g　鱼腥草15 g　小蓟10 g
萹蓄15 g　车前草10 g

三诊：2006 年 7 月 23 日。此次两次月经之间未出现阴道出血，唯觉经量较多。带下较前量少，仍色黄，余症同前。治法不变。

柴　胡 10 g	鸡血藤 15 g	赤　芍 10 g	白　芍 10 g
生　地 15 g	丹　皮 10 g	黄　柏 10 g	生苡仁 15 g
马鞭草 15 g	土茯苓 15 g	鱼腥草 15 g	小　蓟 10 g
椿根皮 15 g	鸡冠花 10 g		

7 剂，水煎服，日 1 剂。

四诊时已无经间期出血，带下正常，无其他不适之症。

按：初诊方中黄柏、马鞭草、土茯苓、鱼腥草、生苡仁清热解毒、利湿止带，柴胡、丹皮理气疏肝、清肝泻火，赤芍、白芍清热凉血、养血柔肝，生地、小蓟清热凉血、散瘀止血，鸡血藤养血止血。全方共奏清热利湿止血之功。因该病案患者有附件炎，故治疗中辨证与辨病相结合，加用了马鞭草、鱼腥草清热解毒，以消除炎症，也可酌情使用败酱草、蒲公英等药物。

第八节　崩　　漏

崩漏指经血非时而至，或暴下不止，或淋漓不尽，前者称崩中，后者称漏下。二者常交替出现，且病机相同，但出血量和病势缓急有别。本病属于妇科常见病，又是疑难急重之证。与月经过多相比较，二者均可见到阴道大量出血，但崩漏的出血无周期性，同时伴有经期延长，淋漓日久常不能自行停止，而月经过多是经量增多，有周期性，带经时间正常。

关于“崩”的记载，首见于《素问·阴阳别论》，该书曰：“阴虚阳搏谓之崩。”《金匮要略·妇人妊娠病脉证并治》记述了几种漏下证的鉴别。

本病主要病机为冲任二脉损伤，不能制约经血，胞宫藏泄失常，多因脾虚、肾虚、血热、血瘀所致。素体虚弱，或饮食劳倦、思虑伤脾，脾虚则血失统摄，甚则气虚下陷，冲任失固，不能制约经血，胞宫藏泄失常，经血非时而下遂成崩漏。禀赋不足，如少女肾气稚嫩，天癸未充，或七七之年，肾气渐衰，天癸欲竭，或养生不慎，房劳产众、大病久病、惊恐外伤等耗损肾气，或脾肾阳虚，命门火衰，或真阴失守，虚火动血，皆可导致冲任失固，不能制约经血，胞宫藏泄失常，遂成崩漏。体壮阳盛或阴虚内热者，热伏冲任，或素性抑郁，日久化为肝火，或过食辛辣、膏粱厚味，滥用温补、动阳之品，阳明经腑蕴热，或热邪客于冲任，终致虚热或实火扰动血海，胞宫藏泄失常，经血非时妄行，遂成崩漏。七情所伤，气血不畅，或经期产后，余血未净而恣行房事，或大病久病，脏腑受累，或邪客冲任等，均可使气血郁遏，瘀血阻滞冲任胞宫，血不循经，非时妄行，遂成崩漏。

本病的特点为月经周期紊乱、经期长短不一、经量多少不等，常见无规律和较长时间的阴道出血，多无下腹疼痛。发病前可停经数周或数月以上；发病时可有类似正常月经的周期性出血，或呈淋漓状、点滴出血，不易自止，劳累加剧，或出血量过多，因大出血而见四肢厥逆、脉微欲绝等气随血脱之危候。

由于崩漏轻重缓急不同，出血久暂亦异，故治疗时当根据“急则治其标，缓则治其本”的原则，灵活采用塞流、澄源、复旧三法，还需考虑患者年龄及女性生理特点、月经周期规律等因素。

（1）塞流。即是止血。暴崩之时，急当止血防脱，常用补气摄血法。王子瑜教授常使用举元煎（《景岳全书》）益气固脱，用于血崩血脱、亡阳垂危之时。亦可选用独参汤（《十药神书》）、生脉散（《内外伤辨惑论》）、参附汤（《校注妇人良方》），也可辨证选用方剂成药，如十灰散、云南白药、紫地宁血散、三七粉等。但此时又不可一味地止血固涩，以免留瘀，同时可配合针灸止血。若血势不减，可采用西医止血诸法，中西医结合治疗，或考虑诊断性刮宫；贫血甚者可考虑输血。

（2）澄源。乃正本清源，寻因治本。此法往往与塞流同步或先后重叠进行。在血量减少，病势渐缓时，当辨证论治，使治疗更具有针对性。对于脾气虚弱、血失统摄所致的崩漏，王子瑜教授常用归脾汤甘温益气，辅以养血；对于血寒凝结、瘀血阻滞所致的崩漏，王子瑜教授常使用少腹逐瘀汤、温经汤等活血祛瘀止血；对于血热引起的崩漏，若是肝肾阴虚的虚热，用两地汤合二至丸加减，若是实热，用清热固经汤甚至犀角地黄汤加减。

（3）复旧。即善后调理，巩固疗效。复旧的依据是澄源，即在血止之后，谨守病机，辨证论治，以调整与恢复月经周期、维持正常经量为要。同时应考虑青春期、育龄期、更年期患者的不同特点，用药有所侧重，并注意全身调整，使气血充足，脏腑相资，冲任通盛，恢复月经之和顺。可选用生脉散、六味地黄丸等丸药慢慢调养。

一、常用方药

1. 举元煎（《景岳全书》）

人参　炙黄芪　炙甘草　升麻　白术

此方主治气虚下陷，血崩血脱，亡阳垂危等证。王子瑜教授常用此方治疗崩漏血脱、气随血脱的危重症。方中人参、炙黄芪、白术、炙甘草益气补中、摄血固脱，辅以升麻升阳举陷，药简力专，适宜于中气下陷、血失统摄之血崩血脱证。

出血量多、有血块者，常加三七粉冲服以增强止血之功；肾虚明显而见腰酸、腰痛者，常加鹿角胶、补骨脂、鹿衔草以增强补肾之功。

2. 失笑散（《重修政和经史证类备用本草》）

蒲黄　五灵脂

本方可活血祛瘀、散结止痛，专治瘀血停滞证。王子瑜教授在治疗因瘀血导致的剧烈腹痛或月经见血块的患者时，常在方中加入蒲黄、五灵脂以活血祛瘀、散结止痛，每获佳效。本方所治，皆由瘀血停滞引起。瘀阻不行，不通则痛，故心胸或脘腹、少腹刺痛，或经行腹痛，或恶露不行。《医宗金鉴》曰："崩血心腹痛甚者，名曰杀血。心痛乃血滞不散，宜用失笑散，其方即蒲黄、五灵脂也。先定其痛，痛止然后随证治之。"五灵脂味甘，性温，主入血分，《本草经疏》谓"其功长于破血行血，故凡瘀血停滞作痛……在所必用"。蒲黄味甘，性平，亦入血分，《本草正义》谓其"以清香之气，兼行气分，故能导瘀结而治气血凝滞之痛"。二药相须为用，活血祛瘀、散结止痛之力相得益彰。

气滞较甚者，可合金铃子散以活血行气止痛；兼寒者，可加炮姜、小茴香以温经散寒；兼血虚之月经不调者，可与四物汤同用，以活血化瘀、养血调经。

3. 犀角地黄汤汤（《备急千金要方》）

水牛角　生地　赤芍　丹皮

在治疗热毒深入血分所致的血热妄行之崩漏患者时，王子瑜教授常用犀角地黄汤加减。水牛角直入血分，清心凉血解毒，使热清血宁，为君药；生地清热凉血而滋阴，既助水牛角清血分之热，又可复已伤之阴血，兼能止血，为臣药；赤芍、丹皮清热凉血、活血化瘀，共为佐药。四药合用，凉血与散瘀并用，清热中兼以养阴，使热清血宁而无耗血之虑，凉血止血而无留瘀之弊，共成清热解毒、凉血散瘀之剂。

肾虚血热、气阴两伤者，常加太子参、黄精、炒槐花、茜草炭；蓄血之热瘀互结者，常加大黄、黄芩以清热逐瘀；郁怒而挟肝火者，可加柴胡、黄芩、栀子以清泻肝火；心火盛者，可加黄连、黑栀子以增强清心泻火之力；出血多者，可加三七、侧柏叶、白茅根增强止血之力。

二、病案举隅

案一

刘某，女，27 岁，已婚。1992 年 5 月 8 日初诊。

阴道出血淋漓不净 2 个月。11 岁初潮，月经规律，7/30 天。1992 年 3 月因家事着急，月经来潮 1 月而不净，经外院予中药 10 余剂后血止 3 天。现又阴道出血已 9 天，至今量中不减，经色红，夹血块，伴腰背酸痛，性情急躁易怒，乏力，头晕，纳差，小便频。舌暗，苔薄白，脉弦滑。

诊断：崩漏。

辨证：肝郁化热，热伤冲任，出血日久，气阴两虚，兼有瘀滞。

治法：疏肝清热，益气养阴，佐以化瘀止血。

处方：四逆散合二至丸加减。

柴　胡 10 g　　枳　壳 10 g　　白　芍 15 g　　墨旱莲 15 g
女贞子 15 g　　黄　精 15 g　　太子参 15 g　　茜草炭 10 g

乌贼骨15 g　重　楼15 g　贯众炭15 g　三七粉3 g（冲服）

3剂，水煎服，日1剂。忌辛辣，畅情志。

二诊： 1992年5月11日。药后阴道出血止，仍觉腰背酸痛，头晕，心烦急躁，舌红苔薄白，脉弦滑。血止后以调补冲任、滋水涵木为主。

生　地15 g　熟　地15 g　山　药15 g　枸杞子15 g
墨旱莲15 g　女贞子15 g　白　芍15 g　山萸肉10 g
桑寄生15 g　太子参15 g　酸枣仁15 g

6剂，水煎服，日1剂。忌辛辣。

三诊： 1992年5月18日。诸症减轻，近日出现赤白带下，量多。舌红苔薄白，脉细弦滑。证属肝郁脾虚，湿热下注。治以疏肝健脾，清热利湿。

柴　胡10 g　枳　实10 g　赤　芍10 g　白　芍10 g
茯　苓15 g　山　药15 g　芡　实15 g　当　归10 g
丹　皮10 g　栀　子10 g　椿根皮15 g　黄　柏10 g
车前子10 g（包煎）

6剂，水煎服，日1剂。忌辛辣。

四诊： 1992年5月25日。赤白带下已瘥，唯觉五心烦热、小腿酸困、视物不清。舌淡尖红，苔薄白，脉细弦。证属出血日久，肝肾受损。治以调补肝肾。方选六味地黄汤加减，以善其后。

熟　地15 g　山　药15 g　山萸肉10 g　茯　苓15 g
当　归10 g　丹　皮10 g　白　芍15 g　川　断15 g
菟丝子15 g　茺蔚子15 g

7剂，水煎服，日1剂。

3个月后随访，月经已调，诸症显减趋愈。

按： 大凡血证，多与血热迫血妄行或气虚不摄血或血瘀新血不守有关。此病例为情志所伤，肝郁气滞，气郁化热，加之气滞瘀阻于内，新血不得归经，致经血非时而下，临床常伴见急躁易怒，经血暗红、夹有血块，舌暗，脉弦等。对此，王子瑜教授喜用四逆散，以“通因通用”法治疗，常能获得良效。另外，妇女的月经周期是一个从冲任血海空虚至逐渐满盈而溢的过程，周而复始，所以在治疗月经病时特别注重根据月经周期的不同阶段调整用药。如经期或经后，血海空虚，应配合调补肝肾、养血柔肝之品，使肝阴得养，肝气得疏，同时将枳实易枳壳、赤芍易白芍，以免伤正。王子瑜教授治疗血证喜用重楼、贯众炭、马齿苋等药物。本案中用重楼、贯众炭，一是两药可清热凉血止血，二是两药清热解毒，可预防出血日久，外邪乘虚而入。

案二

商某，女，30岁，已婚。1992年8月14日初诊。

月经紊乱13个月。自1991年7月13日起无明显诱因经来量多，淋漓1个月不净。于1991年8月23日至1992年2月3日住院治疗，好转出院。出院后2个月内月经尚可。自1992年7月29日起阴道出血不止，至8月13日方净，出血共16天。现头晕乏力，心慌欠寐，肢体酸困，纳差，面色萎黄，精神欠佳。舌淡暗，苔薄白，脉沉细无力。内诊子宫附件无明显异常。血红蛋白90 g/L。自测基础体温单相。

诊断： 崩漏。

辨证： 脾气不足，血失统摄，冲任失固；出血日久，心脾两虚。

治法： 非出血期，治以补益心脾、调理冲任为主。

处方：

党　参 20 g	炙黄芪 15 g	当　归 10 g	白　芍 10 g
枸杞子 15 g	山　药 15 g	龙眼肉 15 g	阿　胶 10 g（烊化）
炒枣仁 15 g	桑寄生 15 g	炙甘草 6 g	焦三仙各 10 g

6剂，水煎服，日1剂。

二诊： 1992年8月21日。药后诸症改善不明显。舌淡，苔薄白，脉弦滑而数。法用健脾益肾以治其本。上方暂去桑寄生、焦三仙，加制首乌15 g、山萸肉10 g、炒稻芽10 g。12剂，水煎服，日1剂。

三诊： 1992年9月11日。月经于1992年9月4日来潮，带经时间7天，量偏多，色红，无血块。睡眠、饮食正常。复查血红蛋白95 g/L。舌淡红，苔薄白，脉细弦滑。效不更方，仍以二诊方加减，治疗1个半月，于10月30日停止治疗。

四诊：1993年2月9日。述近3个月月经规律，测基础体温双相，末次月经时间为1992年12月25日，现停经46天，恶心、善饥1周。查尿妊娠试验阳性，血红蛋白135 g/L，面红有泽。诊断早孕。

按：崩漏以虚证多见。脾主统血，肾主封藏，脾肾两虚，血失统藏，冲任不固，经血非时而下。治崩之法，有塞流、澄源、复旧。非出血期，以澄源、复旧治之，自不必言，出血期间，仍以澄源为主，稍佐塞流，因澄其源，即为塞其流。

案三

陈某，女，16岁，未婚。1986年3月12日初诊。

14岁初潮，月经周期后延，30～60天一次，每次月经量多，色红，行经8～10天，已有1年余。经某医院诊为"青春期功血"，经多方治疗效果不佳。就诊时经水来潮已半月未止，形体消瘦，面色淡白，腰膝酸软，头晕，耳鸣。舌质红，苔薄黄，脉细数无力。

诊断：崩漏。

辨证：肝肾阴虚，阴虚血热，冲任二脉损伤，不能制约经血。

治法：滋阴清热，凉血止血。

处方：

生　地20 g　　山萸肉10 g　　太子参15 g　　麦　冬10 g
白　芍15 g　　墨旱莲20 g　　女贞子15 g　　阿　胶10 g（烊化）
仙鹤草15 g　　炒槐花15 g　　重　楼10 g

7剂，水煎服，日1剂。

二诊：1986年3月19日。经血已止，精神好转。唯疲乏无力，舌淡红，苔薄，脉细无力。续用前方去重楼，加党参15 g、白术15 g，补脾益气，调理善后。

10剂，水煎服，日1剂。

三诊：1986年4月20日。4月14日月经来潮，现基本干净，诸症悉平。续服中成药六味地黄丸复其旧，以巩固疗效。

追访2年余，经行正常。

按：《素问·六节脏象论》曰："肾者主蛰，封藏之本。"患者年少，禀赋不足，肝肾阴虚，冲任不固，血海失守，则崩漏不止。方中生地、麦冬、白芍滋阴养血，壮水制火；太子参益气养阴；阿胶滋阴养血止血；墨旱莲、女贞子为二至丸，补肾滋阴，墨旱莲可凉血止血；炒槐花、仙鹤草、重楼清热凉血止血；山萸肉补肝肾、调冲任，酸以收涩固冲。故全方以滋补肝肾、清热凉血、固冲止血收效。此乃"治病必求于本"也。

案四

楚某，女，35岁，已婚。1987年7月30日初诊。

阴道出血1月余。以往月经规律，末次月经时间为5月25日，无明显诱因，自6月15日起阴道出血，量时多时少，色紫黑，时夹血块。曾在我院门诊就诊，予中药治疗，经量减少，但至今未净。刻下见阴道出血不多，血色红，伴腰腹疼痛、疲乏无力、口干、大便干。舌尖红，边齿痕，苔薄白。脉细无力。平素患者嗜食辛辣。

诊断：崩漏。

辨证：气虚不能摄血，兼有血热。

治法：益气固冲，凉血止血。

处方：

太子参25 g　麦　冬15 g　黄　精15 g　茜草炭15 g
乌贼骨15 g　重　楼15 g　贯众炭12 g　制军炭10 g
炒地榆15 g　丹　皮6 g　马齿苋15 g　椿根皮15 g
三七粉3 g（冲服）

7剂，水煎服，日1剂。

医嘱：忌辛辣。

二诊：1987年8月6日。药后血量减少，仍感腰腹疼痛，大便偏干。舌淡红，苔薄，脉细。辨证同前，原方加减，太子参改党参15 g，去麦冬、三七粉，加枳壳10 g、山药15 g、茯苓15 g。

党　参 15 g　茯　苓 15 g　黄　精 15 g　茜草炭 15 g
乌贼骨 15 g　重　楼 15 g　贯众炭 12 g　制军炭 10 g
炒地榆 15 g　丹　皮 6 g　马齿苋 15 g　椿根皮 15 g
枳　壳 10 g　山　药 15 g

7 剂，水煎服，日 1 剂。

三诊：1987 年 8 月 13 日。服上药 3 剂后，于 9 日血止，少腹痛减，仍时有头晕、眠差、腰痛。舌淡，边齿痕，苔薄白，脉细。经后治疗宜以益气养血调经为主。

黄　芪 15 g　黄　精 15 g　山　药 15 g　当　归 15 g
川　芎 6 g　木　香 6 g　茯　苓 15 g　桑寄生 15 g
川　断 10 g　杜　仲 15 g　炒枣仁 15 g

7 剂，水煎服，日 1 剂。

四诊：1987 年 8 月 24 日。药后上述症状有所改善，时有腹部胀满，大便干。舌红，苔白，脉细滑。辨证同前，前方加全瓜蒌 20 g，清热宽中、润肠通便。

五诊：1987 年 8 月 31 日。月经于 8 月 27 日来潮，未净，量已减少。感腰痛，大便干。舌淡红，苔薄白，脉细。月经后期治以养血活血。

生　地 15 g　熟　地 15 g　当　归 10 g　白　芍 15 g
川　芎 6 g　桑寄生 15 g　川　断 15 g　香　附 10 g
益母草 10 g　生首乌 20 g

3 剂，水煎服，日 1 剂。忌辛辣。

六诊：1987 年 9 月 4 日。月经干净 2 天。经后治以疏肝健脾、益气补肾。

黄　精 15 g　生黄芪 15 g　柴　胡 10 g　枳　壳 10 g
生甘草 6 g　川　断 10 g　桑寄生 10 g　赤　芍 10 g
白　芍 10 g　败酱草 15 g　茯　苓 10 g　木　香 6 g

7 剂，水煎服，日 1 剂。忌辛辣。

按：患者平素嗜食辛辣，热邪内蕴，损伤冲任，迫血妄行，以致阴道出血不止。出血日久，气随血去，则气虚。初诊方中太子参、黄精、麦冬益气养阴；炒地榆、丹皮、制军炭、茜草炭、贯众炭清热凉血止血；乌贼骨、椿根皮固涩止血；三七粉祛瘀止血；重楼、马齿苋，一是可清热凉血止血，二是可清热解毒，预防出血日久，外邪乘虚而入。

案五

邸某，女，38岁，已婚。1987年4月28日初诊。

月经不规律5个月，阴道出血，淋漓不尽半个月。既往月经规律，自去年12月起月经紊乱，频发，量较多。末次月经时间为4月1日，经量中等，无血块，持续6天方净。4月13日起阴道再次出血，初量少，淡粉色，以后为暗红色，量增多，但仍少于正常月经量，持续至今。伴腰腹疼痛，乏力，多梦，心慌，纳可，二便调。舌暗红，苔白，脉弦细滑。孕1产1。曾做B超，子宫附件未见明显异常。

诊断：崩漏。

辨证：脾肾气虚证。肾虚封藏失职，脾虚血失统摄，冲任不固，不能制约经血，则漏下不止。

治法：补肾健脾，益气摄血。

处方：

党　参30 g　　炙黄芪20 g　　炒白术15 g　　炙升麻6 g
炙甘草6 g　　赤石脂15 g　　山萸肉10 g　　阿　胶10 g（烊化）
炒艾叶5 g　　鹿衔草15 g　　陈棕炭15 g　　鹿角胶10 g（烊化）

6剂，水煎服，日1剂。

医嘱：忌生冷。

二诊：1987年5月4日。阴道仍有少量出血，色淡，心慌，多梦。舌暗，苔薄，脉细弦。治遵前法。

党　参15 g　　炙黄芪15 g　　炒白术15 g　　炙甘草6 g
茯　神12 g　　远　志10 g　　补骨脂12 g　　砂　仁6 g（后下）
龙眼肉15 g　　五味子10 g　　炒枣仁12 g　　大　枣5枚

7剂，水煎服，日1剂，早晚分服。

三诊：1987年5月14日。阴道出血于4日晚上干净。现感腰酸痛，腿软，乏力，时头晕，带下量多，质稀，无味。舌暗红，苔白，脉弦细。治法同前，上方加入补肾之品。

党　参15 g　炙黄芪15 g　炒白术15 g　炙甘草6 g
茯　神12 g　远　志10 g　补骨脂12 g　砂　仁6 g（后下）
龙眼肉15 g　五味子10 g　炒枣仁12 g　大　枣5枚
川　断15 g　女贞子10 g　制首乌20 g

14剂，水煎服，日1剂。

四诊：1987年5月28日。近日头晕、头痛，眠差，带下仍多，质稀，纳差，口干。舌暗淡，苔白腻，脉细弦。正值经前，治以养血活血为主。

当　归10 g　川　芎10 g　赤　芍10 g　白　芍10 g
生　地15 g　制香附10 g　益母草15 g　茯　苓15 g
佩　兰10 g　菊　花10 g

7剂，水煎服，日1剂。

五诊：1987年6月10日。6月5日月经来潮，量中等，色暗红，无血块，现已干净，无不适。舌暗淡，苔薄白，脉沉细。

现为经后，给予健脾补肾、养血调经，人参归脾丸合六味地黄丸口服。

按：崩漏出血期的治疗应以补气为重、为要，并宜酌加固涩、收敛之品，使冲任固约功能复常，出血可止。初诊方中党参、炙黄芪、炒白术、炙甘草补中益气，炙升麻升提举陷，以助益气摄血；鹿角胶、山萸肉补肾益精固冲；阿胶养血止血；炒艾叶温经止血；鹿衔草、陈棕炭、赤石脂止血固涩。全方共奏补气益肾、固冲止血之功。

案六

董某，女，28岁，已婚。1987年3月9日初诊。

阴道不规则出血近3个月。患者自14岁月经初潮后，既往带经10

天左右方净，周期尚规律。1984 年因阴道出血量多，而行诊刮术，自述子宫附件无异常，病理报告不详，此后服避孕药 3 年余，月经规律，(3~5) /28 天。1986 年 12 月 11 日，月经来潮时劳累，而阴道出血至今未净，量时多时少，色暗，夹血块，伴有小腹下坠、腰酸、畏寒等。就诊症见：阴道出血量不多，色暗红，腰酸乏力，腹胀喜暖，四肢不温，食纳欠佳，头晕、心慌，眠安，大便干，2 日一行，面色无华。舌淡红，苔白，脉沉细，尺弱。

诊断：崩漏。

辨证：脾肾两虚，冲任不固，经血妄行。

治法：补肾健脾，固冲止血。

处方：

熟附片 6 g　党　参 15 g　山　药 15 g　五味子 10 g
山萸肉 12 g　海螵蛸 12 g　鹿衔草 12 g　白　芍 15 g
陈棕炭 10 g　生首乌 15 g　益母草 15 g　三七粉 1.5 g（冲服）

7 剂，水煎服，日 1 剂。

医嘱：忌辛辣、生冷，禁房事。

二诊：1987 年 3 月 16 日。阴道出血基本干净，精神较佳，舌色较润，腰酸、心慌、乏力等症状减轻，时有腹胀、口干，大便正常。舌淡胖，苔薄，脉滑略弦。

上方基础上去三七粉、益母草、陈棕炭，加野于术 15 g、郁金 10 g 理气健脾。

7 剂，水煎服，日 1 剂。忌辛辣、生冷，慎劳逸。

三诊：1987 年 3 月 30 日。阴道出血已净 15 天，腰酸腹胀，大便不畅。舌暗红，苔白，脉弦细。妇科检查示子宫、双附件未见异常。治以补肾调经为主。

菟丝子 15 g　女贞子 12 g　覆盆子 10 g　枸杞子 15 g
当　归 10 g　生　地 10 g　熟　地 10 g　白　芍 10 g
川　芎 6 g　山　药 15 g　制香附 10 g　制首乌 20 g
酸枣仁 15 g　山萸肉 10 g

7 剂，水煎服，日 1 剂。忌辛辣、生冷，慎劳逸。

四诊： 1987年4月16日。4月10日月经来潮，量中等，现阴道出血基本干净。以后以三诊方加减治疗。

患者坚持治疗约3个月，月经周期恢复正常，带经时间均在7天以内。

按： 崩漏的病机是多种因素引起的肾气－天癸－冲任－胞宫生理轴功能失调，肾虚是导致崩漏的根本原因。本案主要病因病机为患者先天禀赋不足，肾气虚损，封藏失职，冲任不固，经血失于制约，开始表现为经期延长，进而渐成崩漏。治疗时当以补肾健脾、固冲止血为主。由于出血量多或出血日久、淋漓不尽，耗气伤阴，终成气血两伤，离经之血成瘀或气虚血行涩滞，因此崩漏均有不同程度的气阴两虚夹瘀的病理特点。一般出血之际常见是标证，血势缓和之后常现本证，止血时应兼顾病机转归而灵活应用，止血后根据月经周期不同阶段与妇女不同年龄的生理变化特点分别论治。

案七

冯某，女，47岁，已婚。1986年10月6日初诊。

月经无规律，持续3年；阴道出血量多，3天。3年前起月经错后、量多，（8～12）／（40～120）天，每次行经量多且不能自止时，服用云南白药。曾先后在东四妇产医院、协和医院、左家庄医院做妇科检查，未发现有器质性病变，诊断为“更年期功血”“内分泌紊乱”，未进行系统治疗。本次于10月4日月经来潮，现为第3天，经量多，色暗，夹有血块，2天用一包半卫生纸，无明显腹痛，伴有腰酸、头晕、耳鸣。舌淡红，苔薄白，脉缓尺弱。孕1产1。

诊断： 崩漏。

辨证： 脾肾气虚，冲任不固，出血量多，阴血不足。

治法： 急则治标，正值经期，治以益气固摄、养阴止血为先。

处方：

炙黄芪 25 g　太子参 20 g　麦　冬 12 g　五味子 10 g
山萸肉 15 g　山　药 12 g　女贞子 15 g　墨旱莲 15 g
陈棕炭 15 g　益母草 15 g

3剂，水煎服，日1剂。

另加人参粉3 g、三七粉3 g，冲服。

医嘱：忌劳累。

二诊：1986年10月9日。月经第6天，阴道出血已减少，色咖啡样，无腹痛，腰酸较前减轻，疲乏无力，胸闷，大便难解，量少，饮食尚可。脉沉细无力，舌红少苔、有裂纹。证属气阴亏损，治当益气固冲、滋阴养血。继用前方加减。

炙黄芪25 g　太子参20 g　麦　冬12 g　五味子10 g
山萸肉15 g　女贞子15 g　山　药12 g　墨旱莲15 g
枸杞子15 g　益母草15 g　火麻仁15 g　阿　胶10 g（烊化）

7剂，水煎服，日1剂。免劳累，忌辛辣。

三诊：1986年10月16日。月经于10月11日干净，自觉心慌气短，头晕、疲乏，失眠多梦。舌淡红苔白，脉沉细弱。证属心脾两虚，治以健脾益气、养心安神。

党　参12 g　黄　芪15 g　白　术15 g　炒当归10 g
茯　神10 g　远　志6 g　酸枣仁15 g　阿　胶10 g（烊化）
龙眼肉10 g　砂　仁6 g　白　芍12 g　炙甘草6 g

12剂，水煎服，日1剂。

四诊：1986年11月10日。药后诸症明显好转，11月9日月经来潮（前次月经时间为10月4日），经量不多，无明显的腰腹痛，偶胸闷不舒，头晕。舌质暗红，苔薄白，脉细略滑。证属气血不足，经期治以补气养血调经为主。

黄　芪15 g　党　参15 g　白　术12 g　升麻炭10 g
阿胶珠10 g　当　归10 g　川　芎6 g　炙甘草6 g
益母草15 g

4剂，水煎服，日1剂。

五诊：1986年11月15日。此次带经5天干净。现精神好，无明显不适。舌质稍红，苔薄白，脉沉细。予人参归脾丸、杞菊地黄丸等补肾健脾益气，以巩固疗效。

按：患者年近五旬，肾气渐衰，脾肾气虚，冲任不固，经血失于制约，故经量多；肾虚则精血化生不足，血海不能按时满溢，故月经错后。临床上经常见到崩漏属气虚证，经期或出血期见有血块，但无腹痛者，此非瘀血证，亦不属虚中夹实证，而是因为气虚不能行血，血滞胞宫所致，可在补气的基础上加益母草以助血行。

案八

于某，女，22岁，未婚。1986年5月20日初诊。

月经先后无定期4年，阴道淋漓出血13天。患者近几年来月经周期不定，经期亦时有延长。此次自5月7日阴道出血至今未净，量少，色暗。末次月经时间为4月28日，行经3天，量少。前次月经时间为3月26日，带经4天，量中等。此次出血伴头晕、心慌、腰酸痛，四肢时有抽痛，眠差多梦，大便时溏时秘。舌质淡，苔薄白，边有齿痕，脉细弦滑。

诊断：崩漏。

辨证：肾虚封藏失职，冲任血海蓄溢失常。

治法：久漏宜通，之后再行补肾调经。

处方：桃红四物汤加减。

桃　仁 12 g　　红　花 10 g　　赤　芍 10 g　　白　芍 10 g
生　地 15 g　　熟　地 15 g　　川　芎 6 g　　丹　参 15 g
益母草 15 g　　制香附 10 g　　川军炭 6 g　　三七粉 1.5 g（冲服）

6剂，水煎服，日1剂。

二诊：1986年5月26日。服上方后，阴道出血干净。最近因考试，精神比较紧张，仍觉乏力、头晕、心慌、小腹坠痛，眠差。舌质淡红，苔薄白，脉细弦。治以补脾肾，调冲任，交通心肾。方用归脾汤加减。

太子参 15 g　　炙黄芪 15 g　　当　归 10 g　　白　芍 15 g
茯　苓 15 g　　炙甘草 6 g　　远　志 6 g　　炒枣仁 15 g
桑寄生 15 g　　炒川断 12 g　　山　药 15 g　　枸杞子 15 g

7剂，水煎服，日1剂，早晚分服。调畅情志，适当休息。

三诊：1986年6月2日。头晕、心慌、眠差诸症均已不明显，阴道无出血。双侧少腹隐痛，白带不多，胃脘不适，腹胀，便溏，日1次，纳可，眠佳，面色较前红润。舌质淡红，苔薄白，脉细。患者血已止，治宜双补脾肾，以澄其源。

白　术15 g　　炒山药15 g　　茯　苓15 g　　炒当归10 g

白　芍15 g　　川　断10 g　　熟　地15 g　　菟丝子15 g

砂　仁6 g（后下）

7剂，水煎服，日1剂。注意休息，忌辛辣。

经调理，月经于6月14日来潮，量、色、质正常，6天净。纳可，二便调，精神好，面色红润。舌淡红，苔薄白，脉细。予口服八珍益母丸、六味地黄丸、河车大造丸等以补肝肾、养血和血，调理周期。后治愈。

按：经贵如期，治疗月经周期、行经期、经量等出现异常的月经不调，应以调整月经周期为首，因为只有月经周期正常，才能证明卵巢功能正常，证明有排卵。中医调整月经周期，多从肾、肝、脾入手，或补肝肾、养血和血，或补脾肾、调理冲任。

第九节　闭　　经

发育正常的女子，一般到14岁左右，由于肾气充盛，生殖功能渐臻成熟，从而表现为月经来潮，如《素问》所说："二七而天癸至，任脉通，太冲脉盛，月事以时下。"近一个世纪来，女子月经初潮的平均年龄已经由15岁提前到13岁，所以若女子年龄超过16周岁时月经尚未初潮，或以往曾有来潮，后因某种病理性原因而停止6个月以上者，称为闭经。前者称"原发性闭经"，后者称"继发性闭经"。

本病最早见于《黄帝内经》，称为"不月""月事不来""经闭"等，如《素问·阴阳别论》中"二阳之病发心脾，有不得隐曲，女子不月"。《黄帝内经》指出闭经的病因为"忧思郁结""胞脉闭，心气不得下通""肝血亏损"等，并记载了治疗血枯经闭的方剂四乌鲗骨一蘆茹丸。《素问·评热病论》说："月事不来者，胞脉闭也，胞脉者，属心而络于胞中，今气上迫肺，心气不得下通，故月事不来也。"说明月经虽出于胞宫，但与心肺功能有密切关系。妇女在感受风邪侵袭后，上焦津液被消灼，致津气不能下达，也可导致闭经，其治疗自当顾心肺之阴，不得任用攻破。张仲景在《黄帝内经》的基础上又进一步发挥，提出"妇人之病，因虚、积冷、结气，为诸经水断绝"的理论。明代《景岳全书·妇人规》用"血枯"和"血隔"区分闭经之虚实，并提出"血滞者可通，血枯者不可通"的治疗原则。

少女初潮后一段时间内的月经停闭，育龄期妇女妊娠期或哺乳期的停经，围绝经期的停经及绝经，由于生活环境的突然改变而出现的1～2次月经停闭，又不伴有其他不适，并且能随环境的适应自然恢复正常者等，均属生理性月经停闭，不作病论。因先天性生殖器官发育异常或后天器质性损伤、肿瘤等严重病变导致的闭经，非药物治疗所能奏效，亦不在此节讨论范围。

闭经病机不外虚实两类。虚者可因禀赋素弱，或多产房劳，致肝肾不足；或饮食劳倦损伤脾胃，化源不足，营血亏，致气血虚弱；或素体阴亏，或久病，或失血伤阴，阴虚内热，虚火灼津，致阴虚血燥。以上情况均可导致冲任亏损，精血不足，血海空虚，无血可下。实者病机多为情志不畅，气滞血瘀，或外感、内伤寒凉，寒凝血瘀，或肥胖之人，多痰多湿，或脾虚失运，湿聚成痰。以上情况均可导致邪气阻隔，冲任不通，经血不得下行。王子瑜教授认为本病的发生因素较为复杂，虽分虚实，亦有虚实并见者，故临床必须细审病机，分清虚实之兼夹、寒热之错杂，于寒热温凉、补泻攻散诸法中，灵活掌握，调之使平，才会收到良好效果。

一、常用方药

1. 温经汤（《金匮要略》）

吴茱萸　当归　芍药　川芎　人参　桂枝　阿胶　丹皮　生姜　甘草　半夏　麦冬

该方原治漏下日久，王子瑜教授用之治疗冲任虚寒、瘀血阻滞所致闭经等。冲为血海，任主胞胎，冲任二脉皆起于小腹，冲任虚寒，寒滞胞宫，血被凝涩，故小腹冷痛，或月经推后，或闭经不行，甚则宫寒不孕。

方中吴茱萸入肝经血脉，长于散寒止痛，桂枝通行十二经脉，长于温经散寒，二药配伍，温经散寒、通利血脉之功甚佳，共为君药。当归、芍药、阿胶、麦冬养血滋阴，以补虚损之冲任；川芎、丹皮活血祛瘀，以除阻滞之瘀血。其中当归配川芎，皆具温性，为血中之气药，既可助君药温经散寒，又有增强活血祛瘀之力，常为调经之药对；芍药又能缓急止痛，阿胶兼以止血，麦冬兼清虚热，丹皮又善退瘀热。以上同为臣药。配以人参、甘草、半夏、生姜益气健脾和中，以资生化之源，气足则能生血，也能摄血，且半夏、生姜可通降胃气以散结，有助于祛瘀调经。本方以温清消补并用，但以温经补养为主，大量温补药与少量寒凉药相配，使全方温而不燥，刚柔相济，以成温养化瘀之剂。

根据虚、寒、瘀的偏颇及瘀热之有无，可调整方中药物剂量及加减药味。若寒甚而见月经推后，或闭经而小腹冷痛甚者，可重用桂枝、当归，加小茴香以助温经散寒；若瘀重而月经推后，或痛经，或经闭，或漏下不止而经来血块多，少腹痛甚，舌有瘀斑，脉迟细而弦者，重用当归、川芎，加蒲黄、乳香、没药以化瘀止痛；若烦热时作，可加生地、赤芍以退瘀热；若无热象，可去丹皮；若气滞而少腹胀痛、胸胁痞满者，加香附、乌药以行气止痛；若乏力、食少、体倦气虚者，加黄芪以益气扶正；若女子久不受孕，加艾叶、鹿角胶、淫羊藿暖宫调冲任。

2. 四物汤（《太平惠民和剂局方》）

熟地　当归　白芍　川芎

具体应用见“第七章　月经病”之“第五节　月经过少”。

二、病案举隅

案一

苏某，女，21岁，未婚。1994年3月21日初诊。

患者以往月经规律，14岁初潮，(6～7)/(28～30)天，量、色、质正常。末次月经时间为1993年10月28日，无明显诱因已闭经5个月。闭经后时鼻衄，量多，色红，有小血块，未治疗。现鼻衄每周3～4次，无周期性，手足心热，寝食、二便调。患者一般情况好，形体较瘦，乳房发育正常，面部散在痤疮。舌质红，苔薄黄，脉细弦。请五官科会诊：左侧鼻黏膜充血，质地较脆弱，余未见异常。

诊断： 闭经，鼻衄。

辨证： 肺肾阴虚，兼有瘀滞。

治法： 滋阴养血，活血通经，引血下行。

处方： 桃红四物汤加减。

生　地15 g	熟　地15 g	赤　芍15 g	白　芍15 g
茺蔚子10 g	丹　皮10 g	桃　仁10 g	红　花10 g
泽　兰10 g	刘寄奴15 g	茜草根12 g	川牛膝10 g
女贞子15 g	当　归10 g		

6剂，水煎服，日1剂。

医嘱： 忌辛辣饮食。

二诊： 1994年3月28日。药后于3月26日月经来潮，但量少，色暗红，质稠，小腹疼痛，便干。本周鼻衄仅有1次，量少。舌偏红，苔薄白，脉细弦。正值经期，治以养血调经，因势利导。方用四物汤合二至丸加味。

当　归10 g	生　地15 g	熟　地15 g	川　芎10 g
桃　仁10 g	墨旱莲15 g	香　附10 g	女贞子15 g
川　断15 g	益母草15 g	川楝子10 g	赤　芍10 g
白　芍15 g			

6剂，水煎服，日1剂。忌辛辣饮食。

之后以四物汤合二至丸加味治疗，以滋阴养血清热为主，经前期加活血调经、引血下行之品。自4月4日起鼻衄未再发生，月经能自行来潮，周期规律。半年后随访，月经尚规律，鼻衄未作。

按： 闭经分虚实两端，虚者血海空虚，无血可下；实者邪阻胞宫、胞脉，经血不得下行。本患者属瘦人多火，灼伤阴液，阴虚火旺，虚火上炎，灼伤鼻络而鼻衄；阴血不足，冲任血海不充，又热灼亦可致血瘀，虚实夹杂，则经闭不行。故用四物汤养阴血为主，二至丸滋补肝肾以治其本，桃仁、川牛膝等活血调经，引血下行，不专治鼻衄而鼻衄止，也有“病在上，取之于下”之意。

案二

张某，女，33 岁，已婚。1991 年 11 月 20 日初诊。

月经停闭 1 年余。患者于 1990 年 7 月 8 日出差外地，突闻家人病重，惊袭之下，情绪极度不安，适值经期，经水 1 日即净。从此以后，月经停闭不潮，伴头晕，心烦易怒，夜寐不安，甚彻夜不眠，纳谷不香，口干苦，食欲不振，神疲，肢软，反应迟钝，记忆力逐渐减退，大便干结，2 ~ 3 日一行。舌红苔薄，脉虚细数。

诊断：闭经。

辨证：肝血肾精不足，以致血不养心。

治法：滋肾养肝，宁心安神。

处方：

生地 15 g　熟地 15 g　当归 10 g　山萸肉 10 g
茺蔚子 15 g　柏子仁 10 g　炒枣仁 15 g　丹参 15 g
茯苓 15 g　百合 15 g　夜交藤 15 g　合欢皮 10 g
月季花 10 g　阿胶 10 g（烊化）

14 剂，水煎服，日 1 剂。

医嘱：畅情志。

二诊：1991 年 12 月 20 日。上方连服 10 余剂，月经未至，仍感心烦，少寐，口苦，便结。舌红少津，脉细数。服滋养肝肾药后虽有小益，但君相火旺，再以育阴降火、交通心肾法继服。

黄连 3 g　柏子仁 10 g　丹参 15 g　阿胶 10 g（烊化）
红花 10 g　茯苓 15 g　川牛膝 10 g　生龙齿 20 g
玄参 15 g　麦冬 10 g　远志 6 g

14 剂，水煎服，日 1 剂。

三诊：1992 年 1 月 8 日。上药只服 3 剂，月经于 12 月 27 日来潮，但量极少，见红即止，睡眠好转，头晕亦减轻，精神转佳。苔薄，脉细。宗前方，去黄连，加淮小麦30 g、甘草6 g、大枣3枚，继服15剂。

以后门诊随访，月经渐趋正常，28～30天一行，量较前增多，5天经净。

按：经云："月事不来者，胞脉闭也。"今患者闭经1年余，症见头昏、心烦、健忘、少寐、神疲、肢软等，乃为虚候。缘于正值经行，突然惊恐，惊则气乱，气乱则血乱，恐则肾伤精却，伤久不复，失于调治，肾水不足，心火偏亢，水火失于既济，因而失眠、头昏、健忘、神疲等症悉作；胞脉不通，故月事不来。治初投滋肾、宁心安神之剂，以益精血之源，欲使源盛流畅。二诊时，观其经仍未至，心烦、失眠如故，脉细，舌红少津，实为肾精亏虚，心肝火旺，水火未能既济，故用黄连苦寒以直折其火，阿胶以育阴滋血，以川牛膝为使引火下行，俾坎离相济、心肾相交，并佐以镇心安神调经之剂，药后收效甚捷，3剂而神安经通。临床上育阴滋血佐以镇心安神调经之剂治疗惊恐所致闭经，每收良效。

案三

张某，女，23岁，已婚。2005年5月20日初诊。

月经稀发，持续7年。16～17岁初潮起月经稀发，常1年两行，近3年间断治疗。3月18日查性激素：促卵泡成熟激素（FSH）6.11 IU/L，黄体酮（P）1.03 ng/ml，雌二醇（E_2）43.2 pg/ml，促黄体生成素（LH）21.13 IU/L，睾酮（T）0.79 ng/ml，催乳素（PRL）18.4 ng/ml。B超（2005年3月18日）：多囊卵巢可能，子宫4.1 cm×4.5 cm×3.4 cm，右侧卵巢4.1 cm×1.6 cm，左侧卵巢2.9 cm×1.7 cm，内有10余个小卵泡，未见优势卵泡。曾人工周期治疗10个月，后体重增加10 kg，结婚7个月，未避孕而未孕，大便干结，纳眠可。末次月经时间为5月12日（口服，黄体酮撤退法），6天经净。舌尖红，舌质暗红，苔薄黄，脉细弦。

诊断：闭经。

辨证：属肾虚痰湿证。痰湿阻滞，冲任受阻，血海阻隔，经血不得下行。

治法：补肾化痰，活血调经。因用黄体酮撤退法月经刚净不久，治以燥湿化痰补肾为主。

处方：

当　归 10 g　　苍　术 15 g　　制香附 10 g　　肉苁蓉 15 g
生山楂 30 g　　泽　兰 10 g　　茺蔚子 15 g　　龙胆草 10 g
丹　皮 10 g　　山　药 15 g　　茯　苓 15 g　　天南星 10 g

7 剂，水煎服，日 1 剂。

二诊：2005 年 5 月 27 日。面部红色斑疹，舌红，苔黄腻。治法同前。

当　归 10 g　　苍　术 15 g　　制香附 10 g　　肉苁蓉 15 g
生山楂 30 g　　泽　兰 10 g　　茺蔚子 15 g　　龙胆草 10 g
丹　皮 10 g　　山　药 15 g　　茯　苓 15 g　　天南星 10 g
莪　术 10 g

7 剂，水煎服，日 1 剂。

三诊：2005 年 6 月 3 日。近日带下色黄，量不多，有异味。舌暗，苔黄腻，脉弦。治法同前。

当　归 10 g　　生　地 15 g　　熟　地 15 g　　苍　术 15 g
茯　苓 15 g　　制香附 10 g　　生山楂 30 g　　泽兰叶 10 g
莪　术 10 g　　龙胆草 10 g　　天南星 10 g　　红　花 10 g
丹　参 15 g

7 剂，水煎服，日 1 剂。

四诊：2005 年 6 月 10 日。患者月经稀发，现无特殊不适，仅带下色黄，有异味。舌尖红，苔薄黄腻，脉细弦。

柴　胡 10 g　　当　归 10 g　　苍　术 10 g　　制香附 10 g
天南星 10 g　　莪　术 10 g　　龙胆草 10 g　　红　花 10 g
丹　参 15 g　　生山楂 30 g　　泽　兰 10 g　　川牛膝 10 g

7 剂，水煎服，日 1 剂。

五诊：2005 年 6 月 17 日。末次月经时间为 5 月 12 日，现未行经，无不适，大便偏干。舌尖红，苔黄腻，脉弦。

柴　胡 10 g　　当　归 10 g　　赤　芍 10 g　　红　花 10 g

丹　参15 g　　虚　虫10 g　　肉苁蓉15 g　　生山楂30 g
泽　兰10 g　　刘寄奴15 g　　丹　皮10 g　　生蒲黄10 g（包煎）
川牛膝10 g　　五灵脂10 g（包煎）

7剂，水煎服，日1剂。

六诊：2005年7月1日。面部痤疮，大便偏干。舌红，苔黄腻，脉弦。治以行气活血通经。

柴　胡10 g　　当　归10 g　　赤　芍10 g　　茯　苓15 g
肉苁蓉15 g　　红　花15 g　　丹　参15 g　　茺蔚子15 g
䗪　虫10 g　　川　军6 g　　刺蒺藜15 g　　蒲公英15 g

7剂，水煎服，日1剂。

七诊：2005年7月8日。末次月经时间为7月6日，量少，色暗。舌尖红，苔薄黄，脉弦。治以补肾活血通经。

淫羊藿15 g　　当　归10 g　　赤　芍10 g　　红　花10 g
丹　参15 g　　茺蔚子15 g　　生山楂30 g　　泽　兰10 g
刘寄奴15 g　　川牛膝10 g　　制香附10 g　　益母草15 g
蒲公英15 g　　刺蒺藜10 g

7剂，水煎服，日1剂。

以后继续给予补肾化痰、活血调经，经前加用活血通经之品，治疗3+月，月经35~40天能自行来潮。

按：《女科切要》云："肥白妇人，经闭而不通者，必是湿痰与脂膜壅塞之故也。"临床上多囊卵巢综合征的患者多表现为闭经，同时伴有体重明显增加，甚至达到肥胖标准。中医认为闭经与痰湿阻滞有关，痰湿的形成是由于脾肾功能受损，进而影响到肝的疏泄功能，所以此类患者多以痰湿阻滞为标，多脏腑功能失调为本。

案四

张某，女，32岁，已婚。1995年8月24日初诊。

产后闭经1年余，伴溢乳。患者孕3产1，1年多前分娩，出血不多，产后因患肝炎未哺乳，不久病愈。至今已14个月未行经，时有少量乳汁溢出，伴有头晕，神疲，嗜睡，晨起面浮，腰脊酸楚，纳差。舌偏红，苔薄黄腻，脉缓。

诊断：闭经。

辨证：脾肾不足，气血两虚，血海不充。

治法：健脾益肾，调补气血。

处方：

当归10 g　熟地15 g　赤芍10 g　白芍10 g

川芎10 g　党参15 g　黄芪15 g　白术10 g

茯苓10 g　肉苁蓉10 g　茺蔚子10 g　鹿角胶10 g（烊化）

7剂，水煎服，日1剂。

二诊：1995年9月1日。自诉症状稍好转，仍时有溢乳，小腹作胀，阴道分泌物增加。舌脉同前。治宗原法，佐以理气调经。

当归10 g　熟地15 g　赤芍10 g　川芎10 g

党参15 g　红花10 g　枳壳15 g　川牛膝10 g

泽兰10 g　茺蔚子10 g　炒麦芽30 g

7剂，水煎服，日1剂。

三诊：1995年9月20日。症如前述，治宗上法，增强活血调经之力。

当归10 g　熟地15 g　赤芍10 g　川芎10 g

枳壳15 g　川牛膝10 g　泽兰叶10 g　茺蔚子10 g

䗪虫10 g　红花10 g　丹参15 g

7剂，水煎服，日1剂。

上药服后月经来潮。以后按初诊时原方治疗，补气血以资其源，继予调经，收效甚速，随访数次，溢乳愈而经调。

按：中医认为闭经的病机有虚实两种，虚者因各种原因导致冲任血海空虚，无血可下；实者则是因为冲任、胞脉阻滞，血不得下。本案患者因产时、产后损伤气血，气血虚弱，血海空虚，不能满盈而下，则出现闭经。治疗上以益气养血调经为主，服药一段时间，气血得以恢复，血海充盈，再加入适当的活血化瘀药物引血下行，故月经能够复潮。

第十节　痛　　经

妇女经行前后或经行期间反复出现周期性下腹疼痛，或痛引腰骶，甚至剧痛晕厥者，称为痛经。西医将痛经分为器质性痛经和功能性痛经，中医所论及的痛经包括这两种。

本病又称“经行腹痛”，最早见于汉代张仲景《金匮要略·妇人杂病脉证并治》，该书曰：“带下，经水不利，少腹满痛。”宋代陈自明《妇人大全良方》中有关于痛经病因和治法的论述：“妇人经来腹痛，由风冷客于胞络冲任……用温经汤。”《景岳全书·妇人规》记载：“经行腹痛，证有虚实。实者，或因寒滞，或因血滞，或因气滞，或因热滞；虚者，有因血虚，有因气虚。然实痛者，多痛于未行之前，经通而痛自减；虚痛者，于既行之后，血去而痛未止，或血去而痛益甚。大都可按可揉者为虚，拒按拒揉者为实。有滞无滞，于此可察。但实中有虚，虚中亦有实，此当于形气禀质兼而辨之，当以察意，言不能悉也。”《类证治裁·调经论治》记载：“至于经期前后腹痛，虚实悬殊。经未行而先痛者，血为气滞，经通则痛自除；经已行而犹痛者，冲脉本虚，血去则痛益甚。”清代《医宗金鉴》则进一步将痛经病机分为虚、实、寒、热四个方面。

王子瑜教授认为，痛经是以小腹疼痛伴随月经周期反复发作为特征，平时并无症状。这是由于平时虽有致病因素潜伏，但未在经期及经期前后，没有气血急骤变化，而于经期及经期前后，血海由满而溢，气血变化急骤，潜伏因素乘势而发，阻碍经血流通。因实者，造成冲任、胞宫、胞脉阻滞，经血排出不畅，不通则痛；因虚者，月经将净或经后，血海更虚，导致冲任、胞宫、胞脉失于温煦和濡养，不荣则痛。

痛经病机虽分虚实，但临床上更常见虚实相兼者。

一、常用方药

1. 少腹逐瘀汤（《医林改错》）

五灵脂　小茴香　干姜　延胡索　没药　当归　川芎　官桂　赤芍　蒲黄

此方治疗由寒凝血瘀引起的痛经。寒邪客于冲任、胞宫、胞脉，寒性收引，寒凝则血瘀，瘀血阻于冲任、胞宫、胞脉，经血运行不畅，不通则痛，可见经前数日或经期下腹冷痛或绞痛；寒邪甚则阳气阻遏，四肢失于温煦，可见手足不温；瘀血阻于胞中，则按之痛甚；寒凝导致血瘀，故得热瘀滞暂通，疼痛减轻；血为寒凝，经血运行不畅，可见月经量少、色暗、有血块。可用少腹逐瘀汤温经散寒、祛瘀止痛。

临床上，对于寒凝血瘀引起的痛经，王子瑜教授除了用少腹逐瘀汤，还用自制药“姜桂乌珀丸”及“香桂胡珀丸”，二者可温经活血、理气化瘀止痛，效果显著。

2. 清热调血汤（《古今医鉴》）

丹皮　黄连　生地　当归　川芎　白芍　香附　桃仁　红花　莪术　延胡索

此方可治疗由湿热蕴结引起的痛经。湿热内蕴，湿热与血搏结，致瘀阻冲任，经血运行不畅，可见经前数日或经期下腹灼痛，拒按，痛连腰骶，或平时小腹痛，经期加重，月经量多或经期延长，色紫红，或有血块；湿热缠绵，则低热起伏；湿热瘀阻于冲任、胞宫，经行不畅，可见月经色暗红，质稠。可用清热调血汤清热除湿、化瘀止痛。

3. 四逆散（《伤寒论》）

柴胡　枳实　炙甘草　芍药

此方可治疗肝郁气滞或气滞血瘀之实证痛经，即西医学中的原发性痛经和因慢性盆腔炎、子宫肌瘤、子宫内膜异位症等引起的继发性痛经。临证时常以四逆散为主方，随症加减：肝郁气滞者，合金铃子散行气止痛；气滞血瘀者，合失笑散化瘀止痛；慢性盆腔炎者，加鱼腥草、败酱草等清热解毒；子宫肌瘤者，加牡蛎、莪术等软坚散结消癥；子宫内膜异位症者，加水蛭、乳香、没药活血化瘀止痛。随症加减，师其法而不泥其方。

4. 温经汤（《金匮要略》）

吴茱萸　当归　芍药　川芎　人参　桂枝　阿胶　丹皮　生姜　甘草　半夏　麦冬

此方可治疗阳虚内寒的痛经，可暖宫止痛。由于肾阳不足，虚寒内生，冲任、胞宫失于温煦，虚寒滞血，经血运行迟滞，则经期、经后小腹冷痛；因证属虚寒，可见痛处喜温喜按；肾阳不足，冲任血海失于温养，可见经量少、色淡暗；肾阳不足，命门火衰，失于温煦，可见腰膝酸冷；阳虚不能温化膀胱，气化失常，则小便清长。可用温经汤温经散寒。

5. 姜桂乌珀丸（王子瑜教授经验方）

干姜　肉桂　制川乌　琥珀

该方温经散寒、化瘀止痛，对于寒凝血瘀所致实证痛经疗效很好。

若是气血虚弱造成的痛经，可用圣愈汤益气养血止痛。本已气血不足，经期、经后气血下泻，气血愈虚，冲任、胞宫失于濡养，可见经后下腹隐痛喜按；气虚脾阳不振，可见神疲乏力、气短懒言、纳少、便溏；气虚血少，可见月经量少、色淡、质稀、无血块。肝肾虚损而致的痛经，可用调经汤调补肝肾。肝肾不足，经期气血下泻，肝肾更虚，胞脉失养，可见小腹隐痛；精亏血少，血海空虚，则月经量少、色淡；肾虚则头晕耳鸣、腰酸；阴虚生内热，可见潮热。

二、辨治要点

（1）痛经的证候主要是痛，是伴随月经周期出现的小腹或腰骶疼痛，故其辨证首先在“痛”及与痛证有关的证候。一般依据疼痛发生的时间、性质、部位等，再结合舌质、脉象、症状来辨证，辨其属性之虚、实、寒、热，辨其在气在血，并以此作为诊治依据。

（2）一般痛在经前或经期为实，痛在经后为虚，缓痛喜温为寒，刺痛灼热为热，隐隐作痛、喜按喜揉为虚，时痛时止为气滞，持续作痛为血瘀。

（3）中医学对痛经的病机认识是“通则不痛，痛则不通”。痛经的发病机制主要是冲任气血失调，故治法应以通调冲任气血为主，具体治法应本着急则治其标、缓则治其本的原则，经期痛剧时应以止痛治标为先，平时则以调理冲任治本为主。同时应结合素体情况，实证重在调肝和血，虚证重在补肾养血，气血调和，冲任通盛，经血流畅，则病除痛止。王子瑜教授将此辨证施治原则应用于临床验证，多能取得良好疗效。

三、临床辨治

1. 气滞血瘀证

临床表现：经前或经期时小腹胀痛，且胀甚于痛，精神抑郁，经期紊乱，先后不定，经行量少不畅，色紫暗，伴有血块，血块排出以后腹痛减轻，胸胁、乳房胀痛。舌质暗、有瘀点，苔白腻，脉弦而涩。

治法：理气活血，逐瘀止痛。

方药：膈下逐瘀汤加减。

枳壳　当归　川芎　赤芍　丹皮　桃仁　红花　五灵脂　延胡索　乌药　制香附　橘叶　橘核　甘草

枳壳、制香附、乌药理气止痛，当归、川芎、桃仁、红花、赤芍、丹皮活血行瘀，延胡索、五灵脂行气化瘀止痛，橘叶、橘核疏郁散结，甘草调和诸药，又可缓急止痛。

王子瑜教授自制方“香桂胡珀丸”（沉香、肉桂、延胡索、琥珀），功能理气活血祛瘀，对气滞血瘀兼寒的痛经疗效较好。

2. 寒湿凝滞证

临床表现：经行少腹冷痛剧烈，拒按，经期错后，经行不爽，色暗，夹有瘀块，或伴有脘腹胀痛，痛甚四肢清冷、呕吐、出冷汗。舌苔白腻，脉沉迟。

治法：温经散寒止痛。

方药：少腹逐瘀汤加减。

当归　赤芍　川芎　肉桂　干姜　延胡索　炒小茴香　乌药　生蒲黄　五灵脂　制乳香　制没药　吴茱萸

肉桂、炒小茴香、干姜、吴茱萸温经散寒燥湿，当归、川芎、赤芍活血行瘀，延胡索、生蒲黄、五灵脂、乌药、乳香、制没药理气化瘀止痛。

王子瑜教授自制方“姜桂乌珀丸”（干姜、肉桂、制川乌、琥珀），功能温经散寒、化瘀止痛，对于寒凝血瘀所致实证痛经疗效较好。

3. 虚寒证

临床表现：月经错后，经行量多，色淡，少腹痛喜温喜按，形寒肢冷，痛多在经后或经行将净之时。舌质淡，苔薄白，脉沉迟无力。

治法：温经补虚，和血调经止痛。

方药：大温经汤加减。

桂枝　吴茱萸　当归　川芎　白芍　阿胶　党参　炙甘草　艾叶　生姜

4. 湿热瘀结证

临床表现：经前小腹胀痛拒按或伴有腰骶部胀痛，或有小腹灼热感，时有低热起伏，平时带下多，色黄、气秽，月经先期，色深红、质稠、有血块，小便短黄。舌质红，苔黄腻，脉弦数。

治法：清热利湿，祛瘀止痛。

方药：四逆散合金铃子散加减。

柴胡　芍药　枳实　生甘草　金铃子　延胡索　败酱草　马鞭草　丹皮　生苡仁　红药子　制没药　广木香

柴胡、芍药、枳实疏肝理脾、透邪解郁；败酱草、红药子、生苡仁、生甘草清热解毒利湿；丹皮、马鞭草凉血下瘀；金铃子、延胡索、制没药行气活血止痛；佐广木香理气燥湿，防止苦寒伤胃。

5. 气血虚弱证

临床表现：每于月经将尽之际或经净之后腹痛发作，绵绵不休，痛时喜按，经色淡红、量少、质稀如水，面色苍白，精神倦怠，心悸，气短。

治法：益气养血，调经止痛。

方药：参芪四物汤加减。

人参　炙黄芪　当归　白芍　熟地　川芎　炙甘草　饴糖　炮姜

人参、炙黄芪补气，“四物”养血，饴糖、炮姜温中补脾，重用白芍配炙甘草（芍药甘草汤）缓急止痛。对气血虚兼有寒之痛经有良效。

6. 肝肾亏损证

临床表现：经后小腹疠痛，腰骶疼痛如折，胫足酸软，或头晕耳鸣，月经期紊乱，经量少、色淡。舌质淡红，脉沉迟弦弱。

治法：补肝肾，调经止痛。

方药：调肝汤加减。

当归　白芍　山药　阿胶　山萸肉　巴戟天　紫河车　炙甘草

山药、阿胶滋阴补肾，当归、白芍养血柔肝，山萸肉补肝肾、填精髓，巴戟天配紫河车补血海、益冲任，炙甘草配白芍缓急止痛。如腰骶痛甚，加杜仲、续断二药补肝肾，同时专治腰痛。

四、病案举隅

案一

马某，女，33岁，已婚。1987年7月29日初诊。

双侧少腹痛、腰痛，经行加重，持续5年。患者于1982年产后3个月时行绝育手术，之后即出现双侧少腹痛，以右侧为重，腰痛，月经期疼痛加重，不能起床，无恶心，未经系统诊治。月经周期尚规律，平素性情急躁，带下色黄、量多，味腥臭。近日纳差，失眠，二便调。舌淡红、边尖红，苔薄白，脉细弦滑。经妇科检查，左侧附件增厚如条索状，有压痛。

诊断：痛经，带下病。

辨证：气滞血瘀，湿热内停瘀结，阻滞胞宫、胞脉，不通则痛。

治法：清利湿热，活血化瘀。

处方：

蒲公英 15 g	地　丁 15 g	红　藤 15 g	制乳香 10 g
制没药 10 g	赤　芍 12 g	重　楼 15 g	丹　皮 12 g
片姜黄 12 g	苍　术 10 g	黄　柏 10 g	茅　根 15 g
马鞭草 15 g			

5剂，水煎服，日1剂，早晚分服。

医嘱：忌辛辣，畅情志。

二诊：1987年8月3日。药后症状有所改善，仍双侧少腹痛、腰痛。舌红，苔白、微腻，脉弦滑。辨证同前。治以清利湿热、活血化瘀。上方去红藤、制乳香、制没药、重楼，加生苡仁、怀山药以健脾利湿。

蒲公英15 g　地　丁15 g　赤　芍12 g　丹　皮12 g
片姜黄12 g　苍　术10 g　黄　柏10 g　马鞭草15 g
茅　根15 g　生苡仁15 g　怀山药15 g

7剂，水煎服，日1剂，早晚分服。

同时配合中药保留灌肠，以清热利湿、行气活血。灌肠方：

败酱草30 g　枳　壳12 g　丹　皮15 g　赤　芍15 g
桃　仁12 g　连　翘15 g　水　蛭10 g　重　楼10 g
苏　木10 g　柴　胡10 g　槟　榔12 g　红　藤15 g
生苡仁15 g

7剂，浓煎100 ml灌肠。经期停止灌肠，每晚1次。

三诊：1987年8月13日。灌肠后双侧少腹疼痛开始减轻。月经于8月10日来潮，今日行经第4天，腹痛较前明显减轻，血量不多，觉两胁胀痛，咽中如有物堵塞。舌紫暗、边尖红，苔薄，脉滑。

经后期，血海空虚，治以养血和血、调气祛瘀。

当　归10 g　川　芎10 g　益母草15 g　赤　芍10 g
白　芍10 g　香　附10 g　生　地10 g　绿萼梅10 g
枳　壳10 g

4剂，水煎服，日1剂，早晚分服。

四诊：1987年8月17日。末次月经时间为8月10～14日，量、色、质均正常，腹痛较前明显减轻。效不更方，继续使用中药灌肠法。灌肠方：

败酱草30 g　枳　壳12 g　丹　皮15 g　赤　芍15 g
桃　仁12 g　连　翘15 g　水　蛭10 g　重　楼10 g
苏　木10 g　柴　胡10 g　红　藤15 g　川楝子10 g

杜　仲10 g

7剂，浓煎100 ml灌肠，每晚1次。

中药汤剂加灌肠治疗后腹痛已不明显，腰痛明显减轻。随访半年痛经未发。

按：痛经的病机主要分为虚实两个方面。实者为气血不通，瘀阻冲任、胞宫、胞脉，经血流通受阻，不通则痛。引起气血不通的主要因素有寒凝、湿热、气滞等。该患者是由湿热蕴结引起的痛经。该患者平素性情急躁，肝气不舒，气滞血瘀，瘀久化热，又瘀久湿邪停滞，加之木郁克土，脾不化湿，故湿热之邪阻滞气机，不通则痛。湿热下注则带下多、色黄、有异味。治以清利湿热、活血化瘀，配合中药保留灌肠，以清热利湿、行气活血。

案二

周某，女，17岁，未婚。1989年9月5日初诊。

14岁月经初潮，1年前正值月经来潮时参加游泳比赛受凉，此后月经错后7～10天。每次经前2天小腹冷痛，近3个月来经行腹痛逐月加重，曾在西医院治疗半年，开始能临时止痛，后来无效。昨晚月经来潮，量少，色暗，夹有小血块，腹痛剧烈，喜温拒按，面色苍白，畏寒肢冷，身出冷汗，呕吐清水，腹泻2次，曾发昏厥。舌质暗、有瘀点，苔白腻，脉沉紧。

诊断：痛经。

辨证：寒湿凝滞胞宫，血行不畅，不通则痛。

治法：温经散寒，活血化瘀止痛。

处方：少腹逐瘀汤加减。

炒小茴香10 g　乌　药10 g　酒炒当归10 g　川　芎10 g
赤　芍10 g　干　姜10 g　肉　桂6 g　五灵脂10 g（包煎）
制没药10 g　延胡索10 g　吴茱萸6 g　生蒲黄10 g（包煎）

6剂，水煎服。

并配合自制方姜桂乌珀丸同服，每次1袋（6 g），日服2次。

二诊：1989年9月12日。服上方2剂后，经水畅下，并夹有大血块，腹痛明显减轻。脉沉转弦，按之无力。今值经后，气血虚弱，治以益气养血、温经调冲。

党　参15 g	当　归10 g	炒白芍15 g	炒艾叶3 g
川　芎10 g	制香附10 g	益母草15 g	炙甘草6 g

3 剂，水煎服。

三诊：1989 年 9 月 28 日。经期将临，腹痛未作，继服第一方6 剂，并用暖脐膏1 张，贴小腹正中部。

四诊：1989 年 10 月 9 日。患者于10 月6 日月经来潮，经量较前增多，色由暗转红，血块较少，腹痛未犯，但小腹仍有冷感。为了巩固疗效，嘱以后在经前3 天再服第一方3 剂，经后用八珍益母丸合女金丹，早晚各服1 丸，连续治疗3 个月经周期。

随访半年，痛经至今未犯。

按：患者适值经潮时，胞宫空虚，阳气不足，此时下水游泳，寒湿之邪乘虚而入，客于胞宫，血遇寒则凝，血行不畅，故月经量少、色暗、有块，小腹痛，喜温拒按，脉沉紧。以上表现均为寒湿内阻胞宫、气血瘀滞之象，故方用炒小茴香、肉桂、干姜、吴茱萸通达下焦，温经散寒燥湿；酒炒当归、川芎、赤芍、生蒲黄活血化瘀；延胡索、五灵脂、乌药、制没药行气活血止痛。经前以温经散寒为主，佐以活血祛瘀，经后血去正虚，又用八珍益母丸合女金丹益气养血、暖宫调冲。

案三

李某，女，27 岁，已婚。1993 年3 月5 日初诊。

患者自述痛经已持续2 年，经期紊乱，每次经前心烦郁怒，乳房、胸胁胀痛，痛甚连腋窝，曾经某医院治疗未效。现正值月经来潮，经色紫暗，开始量少，夹肉膜样血块，小腹胀痛剧烈，拒按，当血块排出后腹痛减轻。舌质暗、有瘀斑，脉象弦涩。曾经妇科检查，盆腔未发现异常。

诊断：痛经。

辨证：气滞血瘀，瘀血阻滞胞宫、胞脉，不通则痛。

治法： 行气活血，化瘀止痛。

处方： 膈下逐瘀汤加减。

当　归10 g　　川　芎10 g　　赤　芍10 g　　五灵脂10 g（包煎）
红　花10 g　　枳　壳15 g　　桃　仁10 g　　延胡粉3 g（吞服）
制香附10 g　　乌　药10 g　　橘　叶10 g　　橘　核10 g
肉　桂6 g　　炙甘草6 g　　血竭粉3 g（吞服）

3剂，水煎服。

并配合自制方香桂胡珀丸同服，每次1袋（6 g），日服2次。

二诊： 服上方2剂后，月经量增多，并下有烂肉样血块，腹痛大减。仍守上方，去桃仁、红花、血竭粉，继服3剂，经净腹痛止。嘱患者下次在月经前3天再服第一方3剂，连续治疗3个月经周期，以巩固疗效。

随访半年，经来正常，腹痛未犯。

按： 本病例属气滞血瘀。因患者平素精神忧郁，肝气失其条达，肝经布于两胁，故经前乳房胀痛；因气为血之帅，气行则血行，气滞则血瘀，故经行量少、色紫暗、有块，小腹胀痛，舌有瘀点，脉象弦涩。方用当归、川芎、赤芍、桃仁、红花、血竭粉、五灵脂活血通经，化瘀止痛；制香附、乌药、枳壳行气以助活血；肉桂温通血脉以助血行；佐以橘叶、橘核疏郁散结治乳房胀痛；炙甘草调和诸药，又能缓急止痛。全方共奏行气活血、化瘀止痛之功。服药2剂后，月经量增多，并下瘀块，证明血瘀已化，故于第一方去桃仁、红花、血竭粉，使之活血化瘀之力变小，达到瘀去病除的目的。

案四

张某，女，31岁，已婚。1997年2月4日初诊。

经行腹痛持续5年，加重1年。13岁初潮，26岁人工流产术后开始出现痛经。每次月经来潮时小腹刺痛剧烈且胀，近1年加重，痛甚恶心呕吐、肢凉、出冷汗，曾发昏厥，开始服用止痛片能缓解，近1年来服止痛片无效。每次疼痛持续整个经期，经净后才能缓解，经量多少不定，经量少则痛剧，经量增多、血块排出后则痛减。1996年3月经医院行腹腔镜检查，诊断为“子宫内膜异位症”。曾经用西药内美通（孕三烯酮胶囊）治疗一疗程，痛经减轻。近3个月痛经又开始加重，转寻中医治疗。此次来诊适值月经来潮，小腹剧痛难忍，月经量少，经行不畅，色紫暗，有血块，面色青白。舌质暗、边有瘀点，苔薄，脉弦而涩。

诊断：痛经，月经过少。

辨证：寒凝血瘀，阻于冲任、胞宫、胞脉，导致经血运行不畅，不通则痛。

治法：温经散寒，祛瘀止痛。

处方：少腹逐瘀汤加减。

炒小茴香10 g　乌　药10 g　酒炒当归10 g　川　芎10 g
赤　芍10 g　桃　仁10 g　肉　桂6 g　延胡索10 g
制没药10 g　莪　术10 g　血竭粉3 g（吞服）
蜈蚣粉1.5 g（吞服）

7剂，水煎服。

医嘱：忌生冷饮食。

二诊：1997年2月11日。经后腹痛明显减轻，唯腰痛。舌质暗、边有瘀点，苔薄，脉弦涩。前方去蜈蚣、没药，加川断、狗脊、三棱、海藻、皂角刺以化瘀消癥。

炒小茴香10 g　乌　药10 g　酒炒当归10 g　川　芎10 g
赤　芍10 g　桃　仁10 g　肉　桂6 g　延胡索10 g
三　棱10 g　莪　术10 g　川　断15 g　狗　脊15 g
皂角刺10 g　海　藻15 g　血竭粉3 g（吞服）

14剂，水煎服。

三诊：1997年2月25日。药后腰痛缓解，现为经前期，舌质暗，苔薄，脉虚弦。嘱继服第一方，加益母草。

炒小茴香10 g　乌　药10 g　酒炒当归10 g　川　芎10 g
赤　芍10 g　桃　仁10 g　肉　桂6 g　延胡索10 g
制没药10 g　莪　术10 g　益母草15 g　血竭粉3 g（吞服）

蜈蚣粉1.5g（吞服）

7剂，水煎服。

四诊：1997年3月6日。月经来潮，经量较前增多，腹痛轻微。舌暗，苔薄，脉弦。刻下月经已净，治法以活血化瘀、散结消癥为主。

炒小茴香10g　乌　药10g　酒炒当归10g　川　芎10g
赤　芍10g　桃　仁10g　肉　桂6g　延胡索10g
三　棱10g　莪　术10g　海　藻15g　皂角刺10g
血竭粉3g（吞服）

14剂，水煎服。忌生冷饮食。

五诊：1997年6月10日。经过以上治疗，经行腹痛轻微，停药两个月，痛经未作。

按：本病例属寒邪凝滞，冲任气血运行不畅。瘀血阻滞胞宫、胞脉，以致不通则痛。同时，异位内膜脱落出血相当于中医的“离经之血”，离经之血积聚于局部，则成“瘀血”，瘀血阻滞，瘀久成癥，不通则痛。经期治以温经散寒、活血化瘀止痛，经后治以化瘀消癥，屡获良效。

第十一节　月经前后诸证

妇女每于经前数日或经期反复规律性地出现一些症状，如浮肿、泄泻、头晕头痛、乳房胀痛、身痛、发热、烦躁失眠、口舌糜烂、情志异常、吐衄等，影响工作和生活质量，称为月经前后诸证。以上症状可单独出现，也可两三症同见。一般出现于经前1～2周，以经前2～7天症状最为明显，经后症状自然消失。

古代医籍对本病无系统论述，但对其主要症状有散见介绍，古书记载的有“经行泄泻”“经行浮肿”“经行头痛”“经行发热”等。有关本病的记载最早见于明代《丹溪心法附余》，该书在论述妇人经病时指出有兼发热者，有常时发热者，有经行发热者，常时发热为血虚有积，经行发热为血虚有热也。《证治准绳》有“经候欲行，身体先痛”的记载。《济阴纲目》在总结前人的基础上有“经病发热”“经行泄泻”等论述，指出经前、经期可以出现潮热、客热、往来寒热等，在经行泄泻下引用汪石山病案，“有妇人经行必先泻二、三日，然后经下”，后者诊为脾虚，以参苓白术散治愈。至清代，《女科经纶》对经行伴见的各症状论述更详，有“经行体痛”“经行潮热或客热”“经行后发热目暗”“经行泄泻”等。《叶天士女科证治秘方》所列名目更多，有“经来吊阴痛”“经来小便痛”“经来胁气痛”“经来遍身痛”等，每症下记载了简要的症状、病机及治法。这些论述对当今妇科临床仍具有一定的指导意义。

一、经行发热

经行发热是指妇女每值经期或经行前后出现以发热为主症的病证。

（一）病因病机

本病的主要发病机制是气血营卫失调，值月经的生理改变而发。引起该病的主要因素有阴虚、血虚、血瘀。患者素体阴血不足，或房劳多产，或久病耗血伤阴，致肝肾阴虚，阴虚生内热，在经行之际引起虚阳浮越而发热。若患者禀赋素弱，或劳倦过度，或久病失养，致气血不足，在经行前后容易导致营卫阴阳失调而发热。患者经期、产后余血未净，或因经期、产后外感内伤，瘀血留滞，日久化热，经行之际，瘀热内郁，气血营卫失调而发热。除此之外，王子瑜教授认为肝郁也可以导致经期发热，肝气郁结，经行气血下注冲任，血充气盛，气血郁滞，郁而化热，因而发热。

（二）常用方药

1. 两地汤（《傅青主女科》）

生地　玄参　白芍　麦冬　阿胶　地骨皮

王子瑜教授在辨证患者经行发热属阴虚内热证时，往往会用两地汤加减。

方中地骨皮、玄参、麦冬养阴清热，生地滋阴清热凉血，白芍和血敛阴，阿胶滋阴止血。全方共奏滋阴清热、凉血调经之效。临床上可根据患者情况加入青蒿、鳖甲等滋阴清热之品。

2. 血府逐瘀汤（《医林改错》）

当归　赤芍　川芎　生地　桃仁　红花　甘草　枳壳　柴胡　桔梗　牛膝

方中桃仁、红花、当归、赤芍、川芎活血祛瘀；柴胡、生地清热凉血、疏肝解郁，除血中郁热；桔梗、枳壳一升一降，疏理气机；牛膝引血下行；甘草调和诸药。全方共奏化瘀清热之功，用于瘀而化热引起的经行发热。

3. 四物汤（《仙授理伤续断秘方》）

白芍　当归　熟地　川芎

方中熟地味厚滋腻，为滋阴补血之要药，为君药。当归甘温质润，补血养肝、和血调经，既可助熟地补血之力，又可行经隧脉道之滞，为臣药。白芍酸甘质柔，养血敛阴，与熟地、当归相协则滋阴养血之功益著，并可缓急止痛；川芎辛散温通，上行头目，下行血海，中开郁结，旁通络脉，与当归相伍则畅达血脉之力益彰。二者同为佐药。肝藏血，肾藏精，精血同源，相互化生。本方补血取治肝肾，兼调冲任，并以熟地、白芍之阴柔凝滞合当归、川芎之温通流动，诸药相伍，动静结合，刚柔并济，因而补而不滞、温而不燥、滋而不腻，为补血调血之良方，用于血虚引起的经行发热。为了加强清热之力，可加入生地，与白芍配合滋阴凉血清热；血虚之人往往合并有气虚，可加入党参、黄芪等补气之品。

4. 加味逍遥散（《内科摘要》）

柴胡　当归　白芍　茯苓　白术　炙甘草　薄荷　煨姜　丹皮　栀子

王子瑜教授常用此方治疗因肝气郁结化热所致之经行发热。

方中柴胡、栀子、丹皮疏肝解郁，清热凉血；白芍滋阴柔肝，当归养血活血，二者相合，养肝体以助肝用，兼制柴胡疏泄太过；白术、茯苓、炙甘草健脾益气，使运化有权，营血化生有源；炙甘草尚可调和药性；薄荷、煨姜助解郁和中。诸药相合，可使肝用得复，肝热得清，肝体得养，脾运得健，肝脾协调。

5. 王子瑜教授自拟方

党参　黄芪　茯苓　炒白术　山药　枸杞子　制首乌　白芍　砂仁　陈皮　桑寄生　鸡血藤

临床上，如果患者经行发热属脾气虚，王子瑜教授经常用上方健脾益气，效果甚佳。方中党参、黄芪补气健中，茯苓、炒白术、山药为健脾要药，再加上砂仁调胃和中，陈皮理气化痰，枸杞子、制首乌、桑寄生补肾气，白芍滋阴养血。若值经期则加鸡血藤活血补血。若值经后，治以滋阴养血活血、调和营卫，常用四物汤合桂枝汤加减。

（三）病案举隅

许某，女，35岁，已婚。1995年1月6日初诊。

经前发热，持续3个月。近3个月无明显诱因于经前1周开始发热，体温可达38～38.5℃，伴汗出、周身疼痛、困乏、心悸、小腹胀痛。经行则诸症渐消。曾在我院按“痹证”治疗，予祛风活络药物治疗未效。以往月经正常，14岁初潮，7/（23～30）天，量中，色暗红，无血块，无痛经。末次月经时间为1994年12月26日，现乏力，纳差，大便溏，日2次，眠安。舌淡红，苔薄白，脉细弦。

诊断： 经行发热。

辨证： 脾气虚弱，气血不足。

治法： 健脾益气为主，因值经后，佐以养血益阴。

处方：

党　参 15 g　　黄　芪 15 g　　炒白术 15 g　　茯　苓 15 g
山　药 15 g　　白　芍 15 g　　枸杞子 15 g　　制首乌 15 g
陈　皮 10 g　　桑寄生 20 g　　鸡血藤 15 g　　砂　仁 6 g（后下）

6剂，水煎服，日1剂，早晚分服。

医嘱： 慎劳逸，忌生冷。

二诊： 1995年1月13日。近日自觉身热，测体温37.2℃左右，常有便意感，大便稀薄，手足心汗出，双下肢及髋部疼痛，头胀痛，咽痒，无咳嗽。舌质暗，苔薄，脉弦滑。辨证同前，在健脾益气基础上，佐以养血活血、调和营卫。

党　参 15 g　　白　术 15 g　　茯　苓 15 g　　桂　枝 6 g
当　归 10 g　　柴　胡 10 g　　川　芎 10 g　　赤　芍 10 g
白　芍 10 g　　枳　壳 15 g　　丹　参 15 g　　鸡血藤 15 g
怀牛膝 10 g　　薄　荷 6 g（后下）

6 剂，水煎服，日 1 剂，早晚分服。

三诊：1995 年 1 月 20 日。适值经前，未发热。身痛较前显减，头已不痛，手足心汗出减少，体力增加，觉口干鼻燥、足冷。舌暗，苔薄，脉弦滑。经前治以疏肝活血通经，兼通络止痛。方用逍遥散加减。

柴　胡 10 g　　当　归 10 g　　赤　芍 10 g　　白　芍 10 g
茯　苓 15 g　　川　芎 10 g　　鸡血藤 15 g　　千年健 15 g
桂　枝 10 g　　丹　参 15 g　　制香附 10 g　　益母草 15 g
怀牛膝 10 g

6 剂，水煎服，日 1 剂，早晚分服。慎劳逸，畅情志，忌辛辣及生冷饮食。

四诊：1995 年 2 月 10 日。月经于 1 月 24 日来潮，量不多，色暗红，经前轻微低热，腿痛明显减轻。近日劳累，左少腹痛，带下量多，色黄白。舌质暗红，苔薄，脉细弦。效不更方，前方去益母草、桂枝，加川楝子 10 g、鱼腥草 15 g、太子参 30 g 以益气，兼行气止痛、清热解毒。

柴　胡 10 g　　当　归 10 g　　赤　芍 10 g　　白　芍 10 g
茯　苓 15 g　　川　芎 10 g　　鸡血藤 15 g　　怀牛膝 10 g
制香附 10 g　　丹　参 15 g　　千年健 15 g　　川楝子 10 g
鱼腥草 15 g　　太子参 30 g

6 剂，水煎服，日 1 剂，早晚分服。

五诊：1995 年 2 月 24 日。末次月经时间为 2 月 20 日，量中，血块少。经前无发热，身痛、头痛已消。昨日轻微低热，左侧少腹疼痛较前减轻，带下减少。多梦，纳可，二便调。舌暗淡，苔白，脉弦细。辨证同前，经后治以益气养阴、调补肝肾。生脉散加味。

太子参 30 g	五味子 10 g	麦　冬 10 g	生　地 15 g
熟　地 15 g	夜交藤 15 g	枸杞子 15 g	山　药 15 g
当　归 10 g	制首乌 15 g	鱼腥草 15 g	茯　苓 15 g
枣　仁 15 g	丹　参 15 g		

6 剂，水煎服，日 1 剂，早晚分服。慎劳逸，忌生冷。

并每于经前 1 周服用加味逍遥丸、人参归脾丸，调理 3 个月，经行发热未再复发。

按：脾主运化，主筋肉、四肢，为气血生化之源。该患者脾气虚，运化失职，则便溏、纳差；气虚则乏力、困倦；气虚致营卫不和，“烦劳则张”，故经前发热。综观脉证，病性属虚，病位在脾，证属脾气虚，治法以健脾益气为主。经前治以养血活血、调和营卫为主，经后治以益气养阴、调补肝肾为主。

二、经行头痛

妇女每值经期或经行前后出现以头痛为主症的病证，即为经行头痛。

（一）病因病机

本病病机主要是气血、阴精不足，经行之后，气血、阴精更亏，清窍失养；或由痰、瘀之邪，值经期冲气上逆，邪气上扰清窍。《张氏医通·头痛门》曰：“每遇经行辄头痛，气满，心下怔忡，食之减少，肌肤不泽，此痰湿为患也，二陈汤加当归、炮姜、肉桂。”

经行头痛的临床常见分型有气血虚弱型、阴虚阳亢型、瘀血阻滞型和痰湿中阻型。

（二）常用方药

1. 八珍汤（《正体类要》）

熟地　当归　川芎　白芍　人参　茯苓　白术　炙甘草

方中熟地、当归、川芎、白芍养血和血，人参、茯苓、白术、炙甘草益气健脾以生血。全方共奏养血益气之效，用于气血虚弱、清窍失养所致经行头痛。临床应用时，王子瑜教授经常加入制首乌、枸杞子、女贞子、蔓荆子等养血止痛。

2. 六味地黄丸（《小儿药证直诀》）

熟地　制山萸肉　山药　茯苓　泽泻　丹皮

方中熟地滋肾填精，为君药，山萸肉养肝肾而涩精、山药补益脾肾而固精，为臣药，三药同用，以达三阴并补之功。茯苓淡渗脾湿，助山药益脾，又防山药敛邪，泽泻清泄肾浊，防熟地之滋腻敛邪，且可清降肾中虚火，丹皮清泻肝火，制山萸肉之温，且防酸涩敛邪，共为佐使药。各药合用，三补三泻，大开大合，使滋补而不留邪，降泻而不伤正，乃补中有泻、寓泻于补、相辅相成之剂。全方共奏滋补肝肾之阴的功效，用于阴虚阳亢所致经行头痛。临床应用时可加入钩藤、菊花、石决明等平肝潜阳。

3. 血府逐瘀汤（《医林改错》）

该方活血化瘀止痛，用于瘀血阻滞之经行头痛。详见“第七章　月经病”下的“经行发热”。

4. 半夏白术天麻汤（《医学心悟》）

半夏　白术　天麻　茯苓　橘红　甘草　生姜　大枣

方中半夏燥湿化痰，天麻平肝息风而止头痛，白术补脾燥湿，与半夏、天麻配伍，祛湿化痰效力更强，茯苓健脾渗湿，橘红理气化痰，使气顺痰消，生姜、大枣调和脾胃，甘草调和诸药和中。全方燥湿化痰、息风止痛，用于痰湿阻滞而致经行头痛、眩晕者。临床上可根据病情随症加入钩藤、菊花、白芷等。

（三）病案举隅

徐某，女，29岁。2006年3月20日初诊。

患者头痛，持续4年，伴随月经周期反复发作。近4年，每经行1～2天头痛甚，无恶心、呕吐。经前乳房胀，经行小腹坠，腹痛不明显，经血有血块、量中、色暗红，经期情绪低落。月经干净1周后常有阴道少量出血，持续3～4天。末次月经时间为2006年3月2日，带经5天。曾有2次药物流产史。舌暗红，苔薄黄，脉弦。

诊断： 经行头痛。

辨证： 肾虚肝郁，肝阳偏亢。

治法： 滋补肝肾，疏肝解郁。

处方：

醋柴胡10 g	当　归10 g	白　芍15 g	生　地15 g
熟　地15 g	枸杞子15 g	墨旱莲20 g	女贞子15 g
制首乌15 g	丹　皮10 g	沙苑子15 g	莲子肉15 g
川　断15 g			

7剂，水煎服，日1剂，早晚分服。

医嘱： 忌辛辣，调情志。

二诊： 上方出入，经前加平肝活血之品，服药14剂，经行头痛已明显减轻；经后以四物汤合六味地黄丸加减滋补精血，连服21余剂，经行头痛消失。

按： 肾藏精，肝藏血，肾虚肝郁，精血不足，髓海不充，经期阴血下注胞宫，脑海阴血更加不足，不荣则痛；另阴虚肝旺，肝阳上亢，亦可导致头痛，故见经行头痛甚、经血有血块、经前乳房胀、经期情绪低落等肾虚肝郁之证候。四物汤养血活血，配伍二至丸或六味地黄丸补益肝肾精血；肝体阴而用阳，柴胡醋制，去其疏散升阳之力，留其疏肝之功。患者虽无腰酸等肾虚症状，但根据流产2次的病史、妇女“血常不足，气常有余”的特点及月经前后胞宫气血的盈虚变化，经前行以攻补兼施，经后行以滋补精血而治愈。

三、经行乳房胀痛

经行乳房胀痛是指妇女每于经行前后或正值经期出现乳房胀痛的病证。其发作一般在经前3～5天，甚或半月前即感乳房或乳头胀痛，到经来1～2天消失，有的也在经期发病，直到经后才能消失。下次月经前重复发作，有规律性和周期性。其临床表现有乳房作胀、乳头疼痛，甚则痛不能触摸，有的痛连腋窝，亦有结块，或乳房肿胀结块、有灼热感等。

（一）病因病机

经行乳房胀痛是妇女常见病之一，发病原因与肝郁有密切关系。乳房属胃，乳头属肝，冲任所司在肝而又隶于足阳明胃经，故冲任与乳房、乳头相关，若肝气郁结或痰湿阻滞，遇经前、经期冲任气血充盛，则郁滞更甚，令乳络不畅，会出现乳房胀痛。从临床情况来看，患者多为生育期妇女，除了经行乳胀疼痛，平时无自觉症状，故易被忽视。其实该病不仅能妨碍患者身心健康，甚至可影响生育。王子瑜教授在多年临床实践中发现，凡经行乳胀病久不愈、反复发作的，多兼有不孕或月经不调。临床常见类型以肝郁脾虚证为多。

（二）常用方药

逍遥散（《太平惠民和剂局方》）

柴胡　当归　白芍　茯苓　白术　甘草　薄荷　煨姜

方中柴胡疏肝解郁、清热凉血；白芍滋阴柔肝，当归养血活血，二味相合，养肝体以助肝用，兼制柴胡疏泄太过；白术、茯苓、炙甘草健脾益气，使运化有权，营血化生有源；甘草尚可调和药性；薄荷、煨姜助解郁和中。诸药相合，肝郁得解，脾运得健，肝脾协调。

肝郁所致经行乳房胀痛患者以经前胸闷、乳胀为主症，兼有食欲不振，经期紊乱，经血色暗或带小血块，少腹胀痛有下坠感，舌质淡胖，苔薄白，脉弦细。治法以疏肝开郁、健脾和胃为主，方用逍遥散加减。如乳胀甚者，加橘叶、橘核；乳胀有块者，加王不留行、路路通、海藻；乳胀结块、有热感者，加蒲公英、全瓜蒌、夏枯草；兼有肾虚，腰酸痛，胫足软，或性欲淡漠、不孕者，加菟丝子、杜仲、续断；兼有胞宫虚寒，少腹冷痛者，加阳起石、胡芦巴、川椒；兼有湿热下注，带多、色黄、味秽，腰酸痛，少腹两侧有灼热刺痛感者，加黄柏、败酱草、红药子。

（三）病案举隅

案一

杨某，女，34岁，已婚。1980年3月12日初诊。

经前乳房胀痛，持续3年，痛甚时手不能触摸，平时带下量多；少腹胀痛下坠，结婚7年，在5年前曾受孕2个月，原因不明地自然流产，以后迄今未孕。妇科检查未见异常。

诊断：经行乳房胀痛，不孕症。

辨证：肝郁脾虚，冲任失调。

治法：疏肝解郁，健脾和胃，兼调冲任。

处方：逍遥散加减。

当　归15 g　　白　芍15 g　　柴　胡15 g　　橘　叶10 g

橘　核10 g　　娑罗子10 g　　玫瑰花10 g　　白　术10 g

茯　苓10 g　　郁　金10 g　　香　附10 g

7剂，水煎服，日1剂，早晚分服。

二诊：1980年4月1日，患者自行服药18剂后复诊，经前乳胀明显减轻，以后汤药改为丸剂，予服逍遥丸、八宝坤顺丸。

如此连治3个月，患者告知乳胀已瘥并受孕。

按：经前乳房胀痛主要由肝郁所致，王子瑜教授多年临床验证，此类经前乳房胀痛治用疏肝解郁法为主，兼顾其他兼证，疗效较好。本病案证属肝郁脾虚，治以疏肝开郁为主，辅以健脾和胃，方用逍遥散加减。当归、白芍养血柔肝，柴胡疏肝解郁，与白芍同用以平肝，使木得条达；橘叶、橘核有疏肝消结之功，善治乳房胀痛；娑罗子、玫瑰花疏肝，兼能和胃；白术、茯苓健脾和胃；郁金解郁，又有活血消胀之功；香附理气调经，为妇科良药。

案二

吴某，女，33岁，已婚。1982年3月初诊。

患者结婚6年未孕，经行乳房胀痛3年余，左乳房有结块，经前小腹冷抽痛，腰酸痛，性欲淡漠。经妇科检查，子宫偏小，位置后倾。

诊断：不孕症，经行乳房胀痛。

辨证：肝郁肾虚，胞宫寒冷。

治法：疏肝解郁，温肾暖宫。

处方1：

柴　胡10 g　　当　归10 g　　炒白芍10 g　　香　附10 g

乌　药 10 g　　橘　叶 10 g　　橘　核 10 g　　胡芦巴 15 g
阳起石 15 g

7 剂，水煎服。经前服用。

处方 2：

菟丝子 20 g　　杜　仲 10 g　　川　断 10 g　　熟　地 10 g
紫河车 10 g　　紫石英 15 g　　艾　叶 3 g　　逍遥丸 6 克（吞服）

10 剂，水煎服。经后服用。

以后按经前、经后二方加减适时服用，治疗半年病愈而孕。

按：该患者属肝郁肾虚，又兼胞宫寒冷不孕，治法为经前以疏肝解郁为先，仍以逍遥散为主方，辅以胡芦巴、阳起石、乌药温阳散寒暖宫、行气止痛。经后侧重补肾，用菟丝子、杜仲、续断补肾，熟地、紫河车补气养血、益精调冲，紫石英、艾叶散寒暖宫，并用逍遥丸疏肝理气。肝肾同治，病愈而孕。

案三

张某，女，38 岁。1981 年 6 月初诊。

经前乳胀，牵及腋窝，甚则不能触衣，周期发作已 3 年；经期提前，量多，有血块，小腹胀痛，左侧有灼热刺痛感。平时带下量多、色黄、味秽，腰骶酸痛，舌质红，苔黄腻，脉弦滑，结婚 3 年未孕。妇科检查，左侧附件增厚，有压痛。1 年前在某医院做输卵管通液检查，左侧输卵管不通。

诊断：经行乳房胀痛，妇人腹痛，不孕症。

辨证：肝郁脾虚，郁久化热，湿热下注。

治法：疏肝解郁，清热利湿，佐以活血通络。

处方：四逆散合金铃子散加减。

柴　胡 10 g　　炒枳实 10 g　　白　芍 15 g　　炙甘草 6 g
川楝子 10 g　　延胡索 10 g　　橘　叶 10 g　　橘　核 10 g
路路通 10 g　　赤　芍 10 g　　红药子 10 g　　黄　柏 10 g
夏枯草 10 g　　败酱草 15 g　　王不留行 15 g　　海　藻 15 g
柞木枝 15 g　　木　香 6 g

12剂，水煎服，日1剂，早晚分服。

二诊： 经前乳胀明显减轻，腹痛亦微。以后汤药改为丸剂，用逍遥丸、三妙丸。

连服3个月，经前乳胀治愈受孕。

按： 患者结婚3年不孕，今以经行乳胀就诊，证属肝郁脾虚、湿热内蕴而络脉不通。治用四逆散疏肝解郁、透邪外达，金铃子散行气止痛；黄柏、败酱草、红药子清热解毒利湿；赤芍活血清热；橘叶、橘核行气散结止痛；王不留行、路路通、柞木枝通经活络，柞木枝活血通络力强，对输卵管不通疗效较好；海藻味咸软坚，夏枯草性寒，既可散郁又能消乳部郁热；并用木香性温、理气的特点，防止苦寒药伤胃。连治3个月，患者经前乳胀治愈并受孕。

服药方法：在乳胀发作之前适时用药是治疗乳房胀痛证有效之机，每月于经前当有胸闷、乳胀时服药，服至经来胀痛消失为一疗程，按此法连续治疗3个月经周期，可获显效。

第十二节　绝经前后诸证

妇女在绝经前后出现烘热汗出、烦躁易怒、头晕目眩、失眠、心悸、腰膝酸软、手足心热、面目浮肿、尿频失禁，或伴有月经紊乱等与绝经有关的症状，中医称之“绝经前后诸证”“经断前后诸证”，西医称之“绝经综合征”。

女性从生育能力与性生活正常时期转入更年期、过渡到老年期，是一个必经的生理过程，这一过程的基本生理变化是卵巢分泌雌激素的功能减退，以至完全消失。进入更年期，大多数的妇女都能适应这个转变，有10%～15%的患者会出现轻重不等的症状，如月经紊乱、头晕耳鸣、心悸失眠、烦躁易怒、烘热汗出、五心烦热，或浮肿、便溏、腰酸腿软、倦怠无力，甚或情志异常、喜怒无常等，这就是妇女绝经综合征。以上症状往往同时出现，有的可维持2～3年之久。

一、临床表现

1. 月经紊乱

绝经前许多妇女出现月经紊乱，多为月经周期不规则、经期持续时间长及月经量增加，多由无排卵周期引起。

2. 血管舒缩症状

潮热为绝经综合征最常见的症状。表现为面部和颈部皮肤阵阵发红，伴有烘热，继之出汗；持续时间短者 30 秒，长者 5 分钟；轻者每日发作数次，重者十余次或更多。此种血管功能不稳定状况可历时 1 年，有的长达 5 年或更长时间。

3. 精神、神经症状

表现为激动易怒、焦虑不安或情绪低落、郁郁寡欢，记忆力减退，缺乏自信，失眠，注意力不集中，皮肤感觉异常如蚁行感，头痛等，甚至出现认知功能障碍。

4. 泌尿、生殖道症状

由于尿道变短，黏膜变薄，易反复发作膀胱炎或阴道炎。阴道干涩或阴道烧灼感，性欲减退。膀胱括约肌松弛，常有尿失禁。

5. 心血管疾病

绝经后雌激素水平下降，使血胆固醇水平升高，各种脂蛋白增加，而高密度脂蛋白/低密度脂蛋白比率降低，从而易发生动脉粥样硬化、心肌缺血、高血压和脑卒中等。

6. 骨质疏松

绝经后妇女骨质吸收速度快于骨质生成，促使骨质丢失变为疏松，出现关节疼痛、关节易折、腰背酸痛等。围绝经期过程中约 25% 妇女患有骨质疏松症，其发生与雌激素下降有关。

7. 皮肤黏膜症状

雌激素不足使皮肤胶原纤维丧失，皮肤变薄，皮肤干燥、瘙痒，皮肤色素减退，毛发易于脱落。

二、病因病机

中医认为妇女在经断前后机体由气血均衡逐步向衰退的老年过渡，随着肾气日衰，天癸渐竭，冲任二脉日渐亏虚，经血日趋不足，阴阳失去平衡，脏腑功能失常。大多数妇女通过脏腑之间的调节能顺利度过这段时期，仅少部分妇女由于体质较差，先天禀赋不足，后天诸多因素如失血伤精、手术损伤、情绪抑郁等，使肾气更亏，冲任更虚，脏腑功能紊乱，从而出现一系列较突出的证候。如肾阴虚，阴虚生热，则出现潮热汗出、五心烦热，阴虚不能濡养则出现腰酸腿软、头晕、耳鸣等，阴虚阳亢则出现头晕头痛、烦躁易怒、失眠多梦。肾阳虚则见浮肿、腰背冷痛等。当阴损及阳或阳损及阴可出现阴阳两虚的证候。肾是其他脏阴阳之本，肾的阴阳失调，又可导致肝肾、脾肾、心肾等的病变，从而出现复杂多样的表现。故本病辨证以肾阴虚、肾阳虚为纲，治疗重在调补肾阴、肾阳。

三、辨治要点

王子瑜教授认为，绝经综合征的发生与否及症状的轻重程度，与患者禀赋、营养、疾病、劳逸、情志等有密切关系。中药治疗本病具有疗效好、无副作用的优点，但在辨证治疗时应注意以下两点。

1. 肾虚为致病之本，天癸已绝，亦从少阴论之

关于妇科病的治疗原则，刘河间的少阴、厥阴、太阴分治理论是后世少女重在肾经、中年妇女重在肝经、绝经期妇女重在脾经论治的根据，一直被广大妇科医师所采用。但更年期的形成，关键在于肾，肾是关系到人体生长与衰老的根本。由于肾气渐衰，冲任二脉也虚，精血不足，阴阳平衡失调，出现肾阴不足，阳失潜藏，或肾阳虚衰，经脉失于温养等肾阴阳偏盛偏衰的现象，从而导致脏腑功能失常，故肾虚是致病之本。即便在绝经后，补肾以助先天之精气才符合治病必求其本的原则。

2. 天癸未绝，还需调经

王子瑜教授在治疗绝经综合征中发现，部分患者经治疗后，不但绝

经期症状得到治愈或好转，同时原有月经失调者的月经亦恢复正常。故而王子瑜教授推翻以往公认的“更年期无须调经”的观点，认为“天癸未绝，还需调经”。虽“天癸竭”是人体生理的必然趋势，但通过治疗，使趋于衰退的肾气与天癸恢复正常，便可推迟更年期的到来，延缓衰老。所以在治疗用药中，王子瑜教授很少使用知母、黄柏等泻相火、促绝经的药物，而适当选用滋肾填精等含雌激素较高的药物，如鹿角胶、菟丝子、女贞子、制首乌等，促冲任通盛，使肾气转旺，经水调和，延年益寿。

四、临床辨治

1. 肝肾阴虚证

临床表现：头晕头痛，耳鸣，烦躁易怒，烘热汗出，心悸，健忘，五心烦热，眼目干涩，腰酸腿软，精神不集中，记忆力减退，倦怠嗜卧，甚至情志失常，恐惧不安，肌肤瘙痒或感觉异常，口干，大便燥结，小便短赤。月经周期紊乱，经血量少、色紫红、淋漓不断。舌红少苔，脉细而数。

辨证：总的病变不外阴虚于下、阳亢于上。

治法：滋肾平肝，育阴潜阳。

方药：生地　熟地　枸杞子　山萸肉　龟板　女贞子　桑椹子　制首乌　白芍　玄参　珍珠母　生龙骨　生牡蛎

若肝阳上亢引起肝风内动抽搐、血压升高者，加羚羊角粉、钩藤、天麻，以平肝息风，或以三甲复脉汤加减。若血虚生风，皮肤瘙痒有蚁行感者，加当归、凌霄花、丹参、全蝎，以养血祛风。

若肾水不足，肝失所养，木不条达，肝郁气滞，出现脘胁满闷胀痛、嗳气、头晕、耳鸣、口苦、纳差，舌质红、苔薄黄，脉虚弦或细数者，治宜滋肾平肝、和胃降逆，药选灵磁石、代赭石、白芍、桑椹子、当归、旋覆花、清半夏、绿萼梅、刀豆。

2. 肾阳虚证

临床表现：月经后期，月经量少、色淡、质稀，面色㿠白或晦暗，肢冷背寒，精神萎靡，喜静怕扰，情绪淡漠，倦怠无力，腰酸膝软，阴部重坠，带下清稀如水、无秽味，夜尿频。舌淡苔白，脉迟而弱。

辨证：肾阳虚，不能温养脏腑肌肤，或阳虚气陷，失于升举固摄和营运之功。

治法：温补肾阳。

方药：仙茅　淫羊藿　巴戟天　当归　鹿角霜　党参　菟丝子等

若肾阳虚，脾阳不振，浮肿、便溏者，上方去当归，加补骨脂。

3. 肾阴阳俱虚证

临床表现：烘热汗出，继而畏寒背冷，眩晕，耳鸣，失眠多梦，手足心热，纳少，便溏或便秘，神疲，浮肿，腰酸膝软，小便余沥不尽，甚则小便失禁。舌淡苔白，脉沉细。

辨证：为阴阳错杂证候。

治法：温肾阳，滋肾阴。

方药：鹿角胶　肉苁蓉　杜仲　胡芦巴　菟丝子　生地　熟地　女贞子　山萸肉　山药　枸杞子　生龙骨　生牡蛎　酸枣仁

若大便溏者，去肉苁蓉，加补骨脂。

4. 心肾不交证

临床表现：头面经常阵发性潮红，心烦急躁，头晕，心悸，耳鸣，彻夜不得入眠，交睫则多噩梦，腰膝酸软，精神不集中，记忆力减退，甚则情志失常、昏厥。舌质红绛，脉细数，按之无力。

辨证：总为肾阴虚，肾水不能上济于心，心气不得下交于肾，心肾不交。

治法：滋补肾阴，养心安神。

方药：生地　熟地　枸杞子　女贞子　玄参　朱茯神　天冬　麦冬　远志　百合　莲子心　交泰丸

王子瑜教授经验方：更年妇康合剂。

生地 30 g　枸杞子 15 g　女贞子 15 g　百合 15 g　白芍 15 g　太子参 30 g　五味子 10 g　天冬 10 g　麦冬 10 g　菊花 10 g　珍珠母 30 g（先煎）　生牡蛎 30 g（先煎）　丹参 15 g 等

方中生地、白芍、枸杞子、女贞子滋补肝肾、养血填精、滋充天癸，生脉散益气生津，天冬滋阴，珍珠母、生牡蛎平肝潜阳、镇静安神，配菊花平肝清热、明目而降血压，生地配百合养心宁神，丹参养血活血，动静结合。全方滋肾平肝、养心安神，为治疗妇女绝经综合征的有效方药。

汗出明显，加浮小麦30 g以敛汗；失眠明显，加炒枣仁15 g、夜交藤15 g以增安神之力；腰酸骨痛明显者，加补骨脂15 g、杜仲15 g以补肾壮骨；精血不足、肠燥便秘者，加当归15 g、肉苁蓉15 g，以养血益肾润便；血虚生风，皮肤瘙痒者，加当归15 g、凌霄花10 g、夜交藤15 g，以养血润燥、安神止痒；尿频、夜尿多者，属肾气不足，加益智仁10 g、覆盆子15 g以补肾固涩。

五、病案举隅

案一

崔某，女，48岁，已婚。1992年6月8日初诊。

月经不规律6个月，伴烘热汗出等4个月。末次月经时间为1992年5月18日，量、色、质正常，带经4天。伴烘热汗出，心烦少寐，易怒，头晕，耳内疼痛，两目干涩，牙龈肿痛。舌质暗红，苔薄，脉细弦滑。血压130/90 mmHg。

诊断：绝经前后诸证。

辨证：肝肾阴虚，肝阳偏亢。

治法：滋补肝肾，平肝潜阳。

处方：

干生地15 g	枸杞子15 g	菊　花10 g	白　芍15 g
桑寄生15 g	玄　参15 g	女贞子15 g	珍珠母30 g（先煎）
制首乌15 g	桑椹子15 g	桑　叶10 g	生牡蛎30 g（先煎）
黄　芩10 g	茯　苓15 g	生首乌15 g	生龙骨30 g（先煎）

6剂，水煎服，日1剂，早晚分服。

医嘱：忌辛辣，调情志。

二诊：1992年6月18日。药后全身觉舒，牙龈肿痛及头晕、耳痛已消，月经于6月13日按期来潮，量中，色暗红，无血块，今尚未净，伴腰酸痛、胁胀、烘热汗出。舌淡暗，苔薄，脉细弦。正值经期，宜益气养阴、滋补肝肾。

太子参 15 g　五味子 10 g　天　冬 10 g　麦　冬 10 g
枸杞子 15 g　制首乌 15 g　桑寄生 15 g　益母草 15 g
浮小麦 15 g　制香附 10 g　郁　金 10 g　生牡蛎 30 g（先煎）
珍珠母 30 g（先煎）

6 剂，水煎服，日 1 剂，早晚分服。

三诊： 1992 年 6 月 22 日。月经已净，肢体、胸胁胀感，自汗出，睡眠明显好转，小便灼热。舌淡红，脉沉弦。治法同前。

太子参 15 g　茯苓 15 g　玄　参 15 g　珍珠母 30 g（先煎）
制首乌 15 g　浮小麦 15 g　白　芍 15 g　生牡蛎 30 g（先煎）
五味子 10 g　山　药 15 g　车前草 10 g　天　冬 10 g

6 剂，水煎服，日 1 剂，早晚分服。

四诊： 1992 年 10 月 19 日。治疗后，近 4 个周期月经规律，周期为 25～30 天，诸症减轻，故未来复诊。现轻度烘热汗出、心烦、口渴，余无不适。舌质略暗，苔薄白，脉细弦滑。与杞菊地黄丸、天王补心丸早晚各 1 丸，以善后巩固疗效。

按： 中医学认为妇女更年期是由于肾气渐衰，冲任、脏腑功能失调，气血不足，阴阳失去平衡所致，故治疗本病的关键是从肾着手，补肾调冲，协调阴阳，达到恢复健康、延缓衰老的目的。因临床所见更年期综合征以虚证为主，且以肝肾阴虚及心肾不交证较为多见，故王子瑜教授认为，临床上虽见阴虚火旺之证，但在组方用药上要注意不宜过用泻火平肝之品，应以滋水涵木为主，才可使虚火自平。还有就是天癸未绝，莫忘调经。许多妇女认为绝经是衰老的象征，故通过调其月经，推迟绝经年龄，不仅可调节机体阴阳，从心理角度上看，对患者亦是一个极大的安慰。另外，除了药物治疗，还应鼓励患者积极参加社会活动，保持活跃的心理状态，将是十分有益的。

案二

孙某，女，47 岁，已婚。1991 年 3 月 20 日初诊。

患者绝经1年余，表现为阵发性潮热汗出，夜间尤甚，头晕，失眠，五心烦热，口舌干燥，尿少，便干结。舌红少苔，脉细数。

诊断：绝经前后诸证。

辨证：肾阴亏虚，肝阳偏亢。

治法：滋养肾阴，佐以潜阳。

处方：

生　地15 g　熟　地15 g　天　冬10 g　麦　冬10 g
玄　参15 g　盐知母10 g　盐黄柏10 g　珍珠母30 g（先煎）
白　芍15 g　生枣仁15 g　穞豆衣10 g　灵磁石15 g（先煎）
生龙骨30 g（先煎）　生牡蛎30 g（先煎）

5剂，水煎服，日1剂，早晚分服。

医嘱：忌辛辣。

二诊：1991年3月28日，服药后自觉上述症状明显减轻，继服前方7剂。配服“更年妇康合剂”。

三诊：1991年4月25日。服“更年妇康合剂”1个月后，偶有轻微的潮热汗出，余症基本消失。

按：本病以“补”和“潜”法为治。本病用药时，药性宜柔润，不宜刚燥，禁用辛热走窜之品，不可太偏，亦不可大补，总以调和阴阳气血，使其平衡为要点。本案患者已经绝经，故不需调经，此时王子瑜教授常用知母、黄柏以滋阴降火，用白芍养肝，以平肝，穞豆衣滋肾阴、养肝血、除虚烦。

案三

张某，女，45岁，已婚。1992年6月10日初诊。

月经不规律，持续3年。患者月经未竭，经期或前或后1年多，近来两个月，自觉阵发潮热汗出，心烦易怒，两胁及少腹胀痛，头晕，目眩，耳鸣，夜寐多梦，腰酸，尿黄。舌暗红，苔薄黄，脉细弦。

诊断：绝经前后诸证。

辨证：肾阴不足，木郁气滞，心火偏亢。

治法：滋水涵木，养心安神。

处方： 杞菊地黄汤加减。

枸杞子 15 g　菊　花 10 g　生　地 15 g　灵磁石 15 g（先煎）
酸枣仁 15 g　山　药 15 g　白　芍 15 g　珍珠母 30 g（先煎）
玫瑰花 10 g　丹　皮 10 g　合欢皮 10 g　生龙骨 30 g（先煎）
生牡蛎 30 g（先煎）

7 剂，水煎服，日 1 剂，早晚分服。

医嘱： 畅情志。

二诊： 1992 年 6 月 17 日。服上方后诸症减轻，故继进 10 剂，烦热、汗出、胀闷诸症消失。

按： 本病绝经前后诸证的产生机制是肾气渐衰，天癸将绝，阴阳失调，加之妇女体质素弱，情绪不稳定，导致肝失疏泄。治疗时宜观主次，肾虚为主则以补肾为先，兼以疏肝，肝郁为主则以疏肝为先，兼以益肾。该病例取杞菊地黄汤加减，用枸杞子、菊花、生地、山药、丹皮、灵磁石滋肾养阴清肝，合欢皮、玫瑰花、白芍疏肝，酸枣仁、生龙骨、生牡蛎养心安神，珍珠母平肝潜阳、安神，助睡眠，共奏滋水涵木之功。

案四

李某，女，49 岁，已婚。1995 年 8 月 23 日初诊。

2 年前月经紊乱，每次行经量多似崩，以后逐渐减少，现已绝经 1 年余，阵发潮热，汗出，气短乏力，心悸，怕冷，饥则胃痛，入夜咽干口燥，失眠多梦，智力及记忆力显著下降，尿清。舌淡苔薄，脉象虚弱。

诊断： 绝经前后诸证。

辨证： 阴阳两虚，平衡失调。

治法： 阴阳双补。

处方：

淫羊藿 15 g　太子参 20 g　五味子 10 g　天　冬 10 g
麦　冬 10 g　熟　地 15 g　白　芍 15 g　炒枣仁 15 g
娑罗子 10 g　莲子心 6 g　浮小麦 30 g

7剂，水煎服，日1剂，早晚分服。

二诊： 1995年9月2日。谓进药2剂，潮热汗出显著减轻，胃痛亦舒，上方去熟地再服5剂。

三诊： 1995年9月10日。潮热汗出已平，精神如常。舌淡，苔薄，脉象正常。效不更方。

按： 女子七七肾气渐衰，患者先天禀赋不足，以及后天诸多原因损伤，使肾气更衰，冲任更亏，精血更为不足，阴阳平衡失调。阴阳皆虚，阴虚不能潜阳，阳气易于浮越，故可出现潮热；阳虚不能摄液，阴液外泄而汗出；偏阳虚，故气短乏力、心悸、怕冷、智力及记忆力下降、多梦、入夜咽干、尿清。

第八章　妊　娠　病

妊娠病又称胎前病，是指妊娠期间发生的与妊娠有关的疾病。妊娠病对孕妇的健康及胎儿的正常发育均有不同程度的影响，甚至会引起堕胎或小产。因此，必须重视妊娠病的防治。

妊娠病的常见病因不外乎外感六淫、情志内伤、房事不节、劳倦过度、跌仆闪挫及素体脏腑功能虚弱、阴阳气血的偏盛偏衰等。妊娠期母体内环境会发生改变，对此，《沈氏女科辑要》早有论述："妊娠病源有三大纲。一曰阴亏，人身精血有限，聚以养胎，阴分必亏；二曰气滞，腹中增一障碍，则升降之气必滞；三曰痰饮，人身脏腑接壤，腹中遽增一物，脏腑之机括为之不灵，津液聚为痰饮。知此三者，庶不为邪说所惑。"妊娠期母体内环境的变化为内因，致病因素为外因，二者共同作用导致妊娠病的发生。

妊娠病的发病机制主要有三个方面。其一，由于素体阴血不足，孕后阴血下注冲任以养胎，阴血更虚，胞宫失于濡养，导致妊娠腹痛、胎萎不长等；若阴虚阳亢，虚阳外浮，甚至气机逆乱，则可引起妊娠恶阻、妊娠眩晕、妊娠痫证等。其二，由于胎体渐长，致使气机升降失调，或情志内伤，致气机阻滞，易形成气滞、湿郁及痰湿内停，而导致妊娠肿胀、胎水肿满等；若气机不利，胞脉阻滞，可致妊娠腹痛；气滞血瘀，胞脉不畅，孕卵不能运达胞宫则可致异位妊娠。其三，素体脾肾不足，或劳倦过度、房事不节伤及脾肾，脾虚则气血生化之源不足，胎失所养，或气虚不能载胎系胎，肾虚冲任不固，胎失所系，胎元不固，可致胎漏、胎动不安、堕胎、小产、滑胎等；脾肾不足，胎失所养，导致胎萎不长；运化失职，水湿内停，泛溢肌肤或水停胞中，导致妊娠肿胀、胎水肿满等。

治疗妊娠病，一定要掌握的治疗原则是，首先要确认胎元正常与否。若胎元正常，应治病与安胎并举，安胎之法以补肾健脾为主，补肾为固胎之本，健脾为益血之源，本固血充则胎元可安；若胎元异常，胎殒难留，或胎死不下，应从速下胎以益母。

妊娠期间用药，应掌握用药原则。凡峻下、滑利、祛瘀、破血、耗气、散气及一切有毒药物，都宜慎用或禁用，但在病情需要的情况下，亦可适当选用，即所谓“有故无殒，亦无殒也”。在使用时必须严格掌握剂量和用药时间，遵“衰其大半而止”的原则，以免伤胎、动胎。

王子瑜教授在70余年治疗妊娠病过程中积累了丰富的宝贵经验，现总结如下。

（一）妊娠病重在补肾，同时调和肝脾

王子瑜教授在治疗女性疾病调经促孕时十分注重调补肝肾，在治疗妊娠病时尤其注重补肾，再辅以调和肝脾。肾为天癸之源，肾气盛则男精壮、女经调，适时和阴阳，有子之道。肾藏精，主生殖，肾为冲任之本、气血之根，肾气充盛，阴阳平衡，则任脉通、冲脉盛，气血充盈，此为受孕养胎的基础。肾主封藏，与胞宫相系，肾气系胎固胎。

脾胃为后天精气产生的根本。血养胎，气载胎，脾气健运则气血充足，胚胎才能顺利着床生长。所以王子瑜教授在补肾的同时注重补气健脾，促进脾胃运化，使气血精液水湿代谢和调。另外，肝藏血，调畅气机，又肝肾同源，那么调肝之阴阳气血也非常重要。孕早期妇女过于紧张焦虑，孕晚期胎阻中焦，均会使机体气机升降失调而为病，此时调肝就非常必要。

（二）时时注意顾护气血、养护胎气

王子瑜教授治疗妊娠病特别擅长益气养血、养护胎气。气充血足则胎元稳固，胎儿生长发育良好，否则气血亏虚，则胎儿容易发育不良，甚或流产、死胎。另外，孕期母体大部分气血均下注养胎，如果气血不足则易出现母体乏力头晕、贫血，甚或肌肤痒等。此时补充气血利于顺利妊娠，利于胎儿机体发育，骨坚肉实，精充气旺。再者，气充血足也利于孕妇顺利生产。

（三）适龄孕育、调畅情志至关重要

近些年，随着女性社会分工的改变，女性孕育时间明显推后，尤其在大中城市，很多女性错过了最佳孕育期，由此妊娠病的发生也随之增多，且疾病谱与过去比较也出现了较大改变。不像古代因饮食营养不足、医疗卫生条件差而更多是生产期的疾病，现在更多的是孕早期出现问题，如流产、胎停育等。王子瑜教授认为这与女性错过了最佳孕育年龄即精壮经调的好时机有一定关系。另外，还与现代女性生活工作压力大，经常情绪焦虑，气机升降失调有关。所以在治疗上注重补肾调经促孕，同时宣教适龄孕育，平日注意调畅情志、宁心定志非常重要。

（四）孕期饮食均衡，切忌补益过度

随着生活条件的日益提高，孕期营养过剩的情况变得常见。膏粱厚味食入过多，或人为进补过度，造成孕期胎热炽盛、湿热阻滞者也为数不少。热扰胎元，孕早期容易流产、胎停育，孕中晚期会出现一些妊娠合并症或者分娩困难等。所以王子瑜教授一再叮嘱患者注意饮食均衡，切记不要进补过度，摄入膏粱厚味也要适度。

（五）未病先防，劳逸适度

中医辨治的精髓在于不治已病治未病，王子瑜教授同样注重备孕期和孕早期的及时调养，及时发现异常并及时防治，尤其是对有过不良孕产史的患者。孕后要节制房事和减少重体力劳作，适当活动即可，若长期不活动，气机运行不畅，不利于脏腑功能运行。

（六）已病及时救治，急危重症中西医结合救治

对于妊娠疾病者，王子瑜教授指出及时就医至关重要。孕期要定期检查，发现异常及时治疗。对于孕晚期的一些妊娠病证，尤其是急危重症，一定注意以保证孕妇及胎儿双重安全为要务，要注意中西医结合治疗。

第一节　妊娠恶阻

妊娠早期，孕妇反复出现严重恶心呕吐、头晕、厌食，甚则食入即吐，这种情况称为妊娠恶阻，即取其“恶心而阻其饮食”之意。该病又称“妊娠呕吐”“子病”“病儿”“阻病”等。

对妊娠恶阻病证的认识，首载于《金匮要略》。《金匮要略》曰：“妊娠呕吐不止，干姜人参半夏丸主之。”恶阻病名，始见于《诸病源候论》。唐宋以前医家认为恶阻多由脾胃虚弱、风冷乘袭所致；宋代陈自明以后，则有“停痰积饮”之说；元代朱丹溪提出“因怒气所激，肝气伤，又挟胎气上逆”，为解释恶阻病因增添了新意。《妇人大全良方》云：“若妇人禀受怯弱，或有风气，或有痰饮，即妊娠便有是病。其状颜色如故，脉息和顺。但觉肢体沉重，头目昏眩，择食，恶闻食气，好食酸咸，甚者或作寒热，心中愦闷，呕吐痰水，胸腑烦满，恍惚不能支持。不拘初娠，但疾苦有轻重耳。轻者，不服药亦不妨；重者，须以药疗之。”《胎产心法》云：“恶阻者，谓有胎气，恶心阻其饮食也。妊娠禀受怯弱，中脘宿有痰饮，便有阻病。其证颜色如故，脉息平和，但觉多卧少起，肢体沉重，头目昏眩，恶闻食气，喜啖酸咸，或嗜一物，或大吐，或时吐痰与清水，甚者作寒热，心中愦闷，呕吐痰水，胸膈烦闷，恍惚不能支持，此皆胃气弱而兼痰与气滞也。亦有素本不虚，而一受胎孕，则冲任上壅，气不下行，故呕逆者。又有由经血既闭，水渍于脏，脏气不宣通，故心烦愦闷，气逆而呕吐，及三月余，而呕吐渐止。”

王子瑜教授认为本病的主要发病机制为“冲气上逆，胃失和降”，其发生与怀孕初期孕妇生理上的特殊改变及体质因素的相互作用有关。孕后血聚养胎，母体冲脉之血不足，冲脉之气偏盛，冲气上逆，冲脉隶于阳明，循经犯胃，则引起恶心呕吐。若孕妇素体脾胃虚弱、肝胃不和或痰湿阻滞，则妊娠恶阻的症状更为明显。若未及时治疗可发展为气阴两虚重证，甚则导致胎动不安、堕胎等。

一、常用方药

1. 香砂六君子汤（《古今名医方论》）

人参　白术　茯苓　甘草　半夏　陈皮　木香　砂仁　生姜　大枣

方中人参、白术、茯苓、甘草、大枣健脾养胃，益气和中；半夏、生姜降逆止呕；陈皮、木香、砂仁理气和中。全方补脾胃、降逆气，呕吐自平。

若气损及阳，脾胃虚寒，大便溏薄者，可以用干姜易生姜，并加丁香、白豆蔻增强温中降逆之功；若吐甚伤阴，口渴咽干、舌红少津者，去木香、砂仁、茯苓等温燥淡渗之品，加玉竹、石斛、麦冬养阴和胃；若唾液异常增多、时时流涎者（古称“脾冷流涎”），加益智仁、白豆蔻温脾化饮、摄涎止唾。

2. 半夏茯苓汤（《妇人大全良方》）去甘草加生姜

半夏　茯苓　陈皮　砂仁　生姜

方中半夏燥湿祛痰、和胃降逆，茯苓、生姜健脾渗湿、温胃化痰、止呕，陈皮、砂仁调中理气。全方共奏化痰除湿、降逆止呕之效。

若伴见脾胃虚弱，纳差、便溏者，加党参、白术健脾燥湿；若胸胁满闷，阻遏气机者，加苏梗、枳壳理气宽胸；若痰湿化热，心烦口苦，苔黄腻，脉滑略数者，加竹茹、黄芩清热化痰。

二、病案举隅

案一

肖某，女，23岁，已婚。1987年2月25日初诊。

停经80余天，恶心、呕吐3周。患者既往月经错后，月经周期(6~7)/(35~40)天，末次月经时间为1986年12月5日，1987年2月3日出现恶心、呕吐，厌油腻，少腹隐痛，于外院就诊，查尿妊娠试验(+)。2月7日因呕恶加重，于外院门诊就诊，输液治疗（用药不详），疗效欠佳。2月13日来本院门诊就诊，查尿酮体(++++)，于急诊室静滴葡萄糖、甲氧氯普胺、维生素B_6，疗效不满意。就诊时恶心、呕吐，食入即吐，呕吐物为胃内容物或清水，其味酸，口干黏，不欲饮，胃脘部疼痛不适，时有小腹坠痛，头晕乏力，肢软，神疲，失眠，二便少。7年前曾患有“胃神经官能症”。孕1产0。舌淡，苔薄腻，脉滑。

诊断：妊娠恶阻。

辨证：平素脾胃虚弱，加之妊娠后阴血下注冲任以养胎，冲脉之气偏盛上逆，胃失和降。

治法：健脾和胃，降逆止呕。

处方：香砂六君子汤加减。

太子参25 g　炒白术15 g　茯　苓10 g　砂　仁6 g（后下）
苏　梗10 g　陈　皮10 g　竹　茹10 g　清半夏10 g
芦　根10 g　炒川断10 g　白　芍10 g　炒稻芽10 g
炙甘草3 g

7剂，水煎服，日1剂，少量频服。

医嘱：宜清淡饮食，注意休息，调情志，注意保暖，避风寒，忌辛辣，禁房事。

二诊：1987年3月5日。服药5剂后恶心、呕吐症状明显好转，偶有小腹下坠感。舌淡红，苔薄白，脉滑。治法不变，初诊方减去茯苓。

7剂，水煎服，日1剂，少量频服。

三诊：1987年3月13日。偶有恶心，无呕吐，饮食好转，无腹痛。舌淡红，苔薄白，脉滑。B超检查胎儿发育良好。

按：患者有胃神经官能症病史，脾胃素虚，妊娠后阴血下注冲任、胞宫以养胎元，冲脉之气较盛，冲脉隶于阳明，冲气夹胃气上逆，胃失和降，导致恶心、呕吐。治以健脾和胃、降逆止呕，方选香砂六君子汤加减。王子瑜教授常于方中加用白芍，意在养血柔肝、平冲降逆，酌加炒稻芽，以健脾开胃止呕。

案二

夏某，女，22岁，已婚。1986年7月16日初诊。

停经60余天，恶心、呕吐半月，加重5天。患者既往月经规律，末次月经时间为1986年5月8日。7月3日查尿妊娠试验（+），并出现恶心、呕吐等早孕反应，尚可进食。近5天恶心、呕吐加重，呕吐酸水或苦水，口苦，咽干，心烦不安，伴胃脘不适，纳呆，大便数日未行。孕2产0。舌红，苔薄白，脉细弦滑。

诊断：妊娠恶阻。

辨证：阴血聚于冲任以养胎，肝血不足，肝气偏旺，冲脉之气挟肝气上逆犯胃，胃失和降。

治法：清肝和胃，降逆止呕。

处方：苏叶黄连汤加味。

太子参 15 g	白　术 15 g	苏　叶 10 g	黄　连 6 g
姜半夏 10 g	黄　芩 10 g	竹　茹 10 g	荷　梗 10 g
芦　根 10 g	白　芍 15 g	炙甘草 6 g	鲜生姜 3 片

5 剂，浓煎，日 1 剂，少量频服。

医嘱：调情志，忌辛辣，禁房事。

二诊：1986 年 7 月 21 日。恶心，无呕吐，食欲好。舌淡红，苔薄白，脉细滑。效不更方。5 剂，浓煎，少量频服。

三诊：1986 年 7 月 24 日。昨日呕吐 2 次，呕吐物为胃内容物，余无明显不适。舌淡，苔略黄腻，脉滑。继用初诊方加味，佐以化湿降逆之品。

太子参 15 g	白　术 15 g	苏　叶 10 g	黄　连 6 g
姜半夏 10 g	黄　芩 10 g	竹　茹 10 g	荷　梗 10 g
芦　根 10 g	白　芍 15 g	炙甘草 6 g	炙杷叶 10 g
佩　兰 10 g			

4 剂，浓煎，日 1 剂，少量频服。

四诊：1986 年 7 月 28 日。一般情况可，纳可，偶有恶心，无呕吐。舌淡，苔略黄腻，脉滑。检查可闻及胎心。

按：妊娠后，月经停止来潮，阴血聚于冲任以养胎，冲脉之气较盛，冲脉附于肝、隶于阳明。临床上患妊娠呕吐者多为平素脾胃虚弱或有情志内伤史或精神紧张的孕妇。孕后阴血聚以养胎，肝体失养，肝火愈旺，且冲脉气盛，同时脾气愈虚，痰湿内生，冲脉之气挟肝火与痰湿上逆犯胃，胃失和降，故见恶心、呕吐。本病病位在胃，与肝、脾关系密切，主要发病机制为冲脉之气上逆，胃失和降。王子瑜教授认为，肝胃不和往往是本病的关键，治疗上宜以抑肝和胃、降逆止呕为主，方选苏叶黄连汤加味。方中苏叶、黄连清肝和胃、降逆止呕；太子参加竹茹、芦根益气补虚、养阴生津，以免呕吐不止而伤阴液，加荷梗行气宽胸、安固胎元；炙杷叶清胃热、降气化痰、止呕；配白芍意在养血柔肝、平冲降逆；白芍配甘草，为芍药甘草汤，意在防止剧烈呕吐而损伤胎元，缓和子宫收缩而起到安胎的作用；加佩兰祛湿化痰、降逆止呕。寒热并用，共奏和胃降逆、生津止呕、养胎安胎之功。

此外，用药时需要注意不要用滋腻碍胃之品，如熟地、阿胶等；肝热者不宜选用升散之品，如柴胡等。既往有流产病史，或出现小腹疼痛、阴道出血等症状者，应注意安胎治疗。中药需浓煎，宜少量多次频服以便于药液吸收。患者要调畅情志，合理饮食，少食多餐，保持大便通畅。

第二节　妊娠腹痛、胎漏、胎动不安

妊娠期间小腹疼痛，反复发作，而无阴道出血者，称为妊娠腹痛，又称“胞阻”。

妊娠期间阴道少量流血，时下时止，而无腰酸、腹痛者，称为胎漏，亦称“漏胎”或“胞漏”。

妊娠期间腰酸、腹痛、小腹下坠，或伴有阴道少量流血者，称为胎动不安。

因癥病而致妊娠出血的病证，早在《金匮要略》中已有记载，但胎漏、胎动不安病名始见于《诸病源候论》，该书对胎漏、胎动不安的病机做了简单论述。《诸病源候论》中“妊娠漏胞候”谓“漏胞者……冲任气虚，则胞内泄漏”，“妊娠胎动候”谓“胎动不安者，多因劳役气力，或触冒冷热，或饮食不适，或居处失宜”，并提出“若其母有疾以动胎，治母则胎安；若其胎有不牢固，致动以病母者，治胎则母瘥”的分治原则。《医宗金鉴·妇科心法要诀》云：“孕妇气血充足，形体壮实，则胎气安固。若冲任二经虚损，则胎不成实；或因暴怒伤肝，房劳伤肾，则胎气不固，易致不安；或受孕之后，患生他疾，干犯胎气，致胎不安者亦有之；或因跌仆筑磕，从高坠下，以致伤胎、堕胎者亦有之。”《妇人大全良方》云：“夫妊娠漏胎者，谓妊娠数月，而经水时下也。此由冲任脉虚，不能约制手太阴、少阴之经血故也。冲任之脉为经络之海，起于胞内。手太阳小肠脉也，手少阴心脉也，是二经为表里，上为乳汁，下为月水。有娠之人，经水所以断者，壅之养胎，蓄之以为乳汁也。冲任气虚则胞内泄，不能制其经血，故月水时下，亦名胞漏。血尽则人毙矣。又有因劳役，喜怒哀乐不节，饮食生冷，触冒风寒，遂致胎动。若母有宿疾，子脏为风冷所乘，气血失度，使胎不安，故令下血也。”

本病相当于西医学的先兆流产或先兆早产，多发生于妊娠早期。若胎元正常，多数患者经保胎治疗，阴道流血停止，腰酸、腹痛症状消失，妊娠得以继续维持。若病情进一步发展，或因胎元缺陷、胚胎不能成形者，最终将导致堕胎或小产。

一、病因病机

引起妊娠腹痛、胎漏、胎动不安的原因，包括母体和胎元两方面。

1. 母体因素

母体冲任气血失调，胎元不固，是本病发生的主要机制。因冲为血海，任主胞胎，冲任气血旺盛，胎元得以滋养和固摄。若母体肾气素虚，或孕后房劳伤肾，或素体气血不足，或孕后脾胃受损，化源不足，或素体阳盛，或外感热邪、肝郁化热等，导致肾虚或气虚或血热，以及外伤、中毒或癥瘕等因素，影响冲任气血或直接损伤胎元，则可致胎元不固，从而发生胎漏或胎动不安。

2. 胎元因素

因父母先天精气不足，导致胎元缺陷，难以成形，而引起胎漏、胎动不安者，药物治疗往往无效，最终将导致堕胎或小产。

王子瑜教授认为，妊娠腹痛、胎漏、胎动不安的治疗应以安胎为主。根据不同证候，选用固肾、益气养血、滋阴清热、祛瘀消癥等法。因为肾主生殖，为先天之本，胞络者系于肾，故无论是何种证型，都应照顾肾气。若病情发展，安之无益，宜去胎益母。

二、常用方药

1. 寿胎丸（《医学衷中参西录》）加党参、白术

菟丝子　桑寄生　续断　阿胶　党参　白术

方中菟丝子补肾填精，桑寄生、续断固肾壮腰以系胎，阿胶养血止血，党参、白术健脾益气，以资化源。全方有补肾益气、固肾安胎之效。

若阴道流血量较多、色红者，加苎麻根、墨旱莲止血；若色暗者，加莲房炭；若小腹痛重者，加白芍、甘草缓急止痛；若小腹下坠甚者，加黄芪升阳举胎。

2. 胎元饮（《景岳全书》）

人参　当归　杜仲　白芍　熟地　白术　陈皮　炙甘草

方中八珍汤去川芎、茯苓以补益气血，配以杜仲补肾安胎，陈皮理气和中，使补而不滞。全方补气养血、固肾安胎，使胎元内有载养，自无不安之患。

若阴道出血量多者，可去当归，以防辛窜动血，酌加阿胶、艾叶炭止血安胎。

3. 保阴煎（《景岳全书》）

生地　熟地　黄芩　黄柏　白芍　山药　续断　甘草

方中黄芩、黄柏、生地清热凉血，熟地、白芍养血敛阴，山药、续断补肾固冲，甘草调和诸药。全方共奏清热凉血、固冲止血之效。

若下血较多者，酌加阿胶、墨旱莲、地榆炭凉血止血；腰痛甚者，酌加菟丝子、桑寄生固肾安胎；热甚伤津，口干而渴者，酌加天花粉、玄参、麦冬生津止渴。

三、病案举隅

案一

刘某，女，28岁，已婚。1991年9月20日初诊。

停经40余天，阴道间断出血3天。患者既往月经周期规律，末次

月经时间为1991年8月8日，停经后有恶心、呕吐等早孕反应，妊娠试验（+）。于9月18日劳累后即感腰痛、小腹隐痛，随即阴道少量出血，色暗，口苦咽干，喜饮，便结，尿黄。孕3产0，均自然流产。舌红少苔，脉细而滑。

诊断： 胎动不安，滑胎。

辨证： 肝肾阴虚，虚热内扰胎元。

治法： 滋肾养阴，固肾安胎，佐以清热止血。

处方：

生地15 g	熟地15 g	白芍15 g	墨旱莲20 g
太子参15 g	山药15 g	石莲子15 g	桑寄生15 g
沙苑子15 g	黄芩10 g	苎麻根10 g	荷梗10 g
甘草6 g	阿胶10 g（烊化）		

7剂，水煎服，日1剂。

二诊： 1991年9月30日。上方服3剂，阴道出血停止，7剂而腹痛除。治法同前。上方去沙苑子、苎麻根，加菟丝子20 g、炒川断15 g，继服12剂。

三诊： 1991年10月16日。B超检查示妊娠子宫，并有胎心、胎动。

经上方加减治疗4个月后停药，经追访，患者足月生产。

按： 妊娠期阴道出血，淋漓不断，有腰酸、腹痛、小腹下坠者，谓胎动不安，相当于西医学的先兆流产。本案患者屡次堕胎，胎元不固，显属肾虚无虞。今复孕，虽因劳累诱发，但据其脉症，腰腹疼痛、口干喜饮，舌红少苔，脉细而滑，实为肝肾阴虚，虚热内生，热扰胎元，以致胎动不安，故投以补益肝肾、清热养血之剂，使热去而胎自安，但不可忽视应用益气固冲之品。另外，方中芍药甘草汤用以缓和子宫收缩，收效甚捷。王子瑜教授喜用沙苑子补肾固精，以安胎元，用石莲子清热固涩、开胃进食，夏季常用荷梗清热行气宽中以安胎。

案二

林某，女，24岁，已婚。1987年3月28日初诊。

停经3个月余，胃脘及小腹部疼痛，呕恶不能食10天。患者既往月经规律，末次月经时间为1986年12月1日，停经35天后出现呕恶不能食、厌油腻等早孕反应，曾查尿妊娠试验（+）。10天前因加班劳累后出现胃脘及小腹疼痛，呕恶加重，食入即吐，泛酸嘈杂，口干口苦，喜冷饮，头晕，乏力，心慌，气短，尿酮体（+）。平素性情急躁，有慢性胃炎病史8年。舌尖红，苔黄腻，脉滑。

诊断：妊娠腹痛，妊娠恶阻。

辨证：血虚胞脉失养，不荣则痛，则妊娠腹痛；肝胃不和，冲气上逆，则妊娠恶阻。

治法：清肝和胃，补肾养血安胎。

处方：寿胎丸合二陈汤加减。

清半夏10 g　茯　苓12 g　陈　皮10 g　炙杷叶10 g
白　芍15 g　黄　芩10 g　炒川断10 g　煅瓦楞15 g（先煎）
菟丝子15 g　桑寄生15 g

6剂，水煎服，日1剂，少量频服。

医嘱：注意休息，清淡营养饮食，勿劳累，忌房事。

二诊：1987年4月2日。药后呕吐未出现，进食量少，仍感头晕、心慌气短，胃脘部压痛，下肢伸直时出现下腹部牵拉性疼痛。复查尿酮体（-），B超检查示中孕活胎。舌红润，苔黄腻，脉滑。治法同前。初诊方加绿萼梅10 g，4剂，水煎服。调治半月，二病皆愈。

按：妊娠期间小腹疼痛反复发作，而无阴道出血者，称为妊娠腹痛，又称“胞阻”。胞阻一病，首见于汉代《金匮要略》。《金匮要略》云：“假令妊娠腹中痛，为胞阻，胶艾汤主之。”以后清代《医宗金鉴·妇科心法要诀》有“孕妇腹痛为胞阻”的记载。关于胞阻的病机，清代《金匮要略心典》云：“胞阻者，胞脉阻滞，血少而气不行故也。”本病可因孕妇素体血虚，时值孕后血聚养胎，阴血益虚，血虚胞脉失养，或愤怒忧郁，气郁胞脉阻滞，或素体阳气不足，孕后胞脉失于温煦，血虚、气郁、虚寒终致胞脉受阻，气血运行不畅而发生。本病的治疗应以调理气血为主，分别予以养血、解郁、温经之法，同时要注意止痛安胎。如果随着病情发展，出现胎漏、胎动不安，甚或堕胎、小产的征象时，则需按这些病证来处理。若属血虚证，可见孕后小腹绵绵作痛，按之痛减，面色萎黄，头晕无力，心悸，少寐，舌淡，苔薄白，脉细滑弱，可用寿胎丸加减以养血安胎、缓急止痛。若属气郁证，可见孕后小腹或少腹胀痛，连及胸胁，情绪抑郁或烦躁易怒，舌淡红，苔薄黄，脉弦滑，可用逍遥散疏肝解郁、止痛安胎。若属虚寒证，可见孕后小腹疼痛，绵绵不休，得热痛减，面色㿠白，形寒肢冷，或纳少便溏，舌淡，苔白，脉沉细，可用胶艾汤暖宫止痛、养血安胎。

本案患者脾胃素虚，性情急躁，肝木较旺，孕后血聚于下以养胎，肝血不足，加之操劳过度，气血耗伤，肝血益虚，肝失所养，肝气挟冲脉之气上逆，胃气失于和降，则见呕恶；饮食不纳，气血化生无源，胞脉失养，不荣则痛，故见小腹疼痛；气血不足，机体失养，则见头晕、乏力、心悸、气短。此乃脾胃素虚，气血不足，肝木犯胃所致，予寿胎丸合二陈汤加减，寿胎丸固肾安胎，加减二陈汤疏肝和胃，治病与安胎并举，故二病同时而愈。

案三

陈某，女，25 岁，已婚。2006 年 2 月 17 日初诊。

停经 37 天，阴道少量出血 5 天。患者既往月经规律，末次月经 2006 年 1 月 10 日，就诊时查尿 HCG 阳性，阴道少量流血，无腰腹痛，纳可，二便正常。孕 2 产 0，2004 年人工流产 1 次，2005 年 8 月因胎儿停育行清宫术。舌暗红，苔薄白，脉弦微滑。

诊断：胎漏。

辨证：肾气虚损，胎失所系，冲任不固。

治法：补肾健脾，固冲安胎。

处方：寿胎丸加减。

菟丝子 30 g　　桑寄生 15 g　　炒川断 15 g　　阿　胶 10 g（烊化）

山　药 15 g	党　参 15 g	野于术 15 g	杜　仲 15 g
莲子肉 15 g	荷　梗 10 g	白　芍 15 g	砂　仁 6 g（后下）
炙甘草 6 g			

7 剂，水煎服，日 1 剂。

医嘱：卧床休息，忌房事。

二诊：2006 年 2 月 24 日。服药 5 剂，阴道出血止，今晨又点滴出血 1 次，色红，无腰腹痛。舌尖红，苔薄白，脉弦滑。治法同前。初诊方加苎麻根、莲房炭，以加强止血安胎之力。

菟丝子 30 g	桑寄生 15 g	炒川断 15 g	阿　胶 10 g（烊化）
山　药 15 g	党　参 15 g	野于术 15 g	杜　仲 15 g
莲子肉 15 g	荷　梗 10 g	白　芍 15 g	砂　仁 6 g（后下）
炙甘草 6 g	苎麻根 15 g	莲房炭 15 g	

7 剂，水煎服，日 1 剂。

三诊：2006 年 4 月 5 日。初诊方加减共服 28 剂。B 超检查示胎儿发育良好。

按：胎儿正常的生长发育，靠肾系、血养、气载，而脾为气血生化之源。寿胎丸出自《医学衷中参西录》。方中菟丝子补肾益精安胎；桑寄生、炒川断配杜仲固肾壮腰以系胎；山药、党参、野于术、莲子肉健脾益气，益气血之源，其中野于术补脾益气的功效较白术佳，补而不燥；砂仁理气安胎；荷梗收敛，补肾气；阿胶、白芍补血养胎；白芍配炙甘草缓急、安静胎儿。后加苎麻根、莲房炭固冲止血安胎。共奏补肾健脾、固冲安胎之功，而获全效。

第三节　滑　　胎

凡堕胎、小产连续发生 3 次或 3 次以上者，称为“滑胎”，亦称“数堕胎”。

滑胎病名首载于《诸病源候论》。《诸病源候论》云：“若血气虚损者，子脏为风冷所居，则血气不足，故不能养胎，所以致胎数堕。”该书认为体虚血气不足，外伤风冷内犯胞中，阻滞气血以致胎失所养，而致数堕胎。宋代《太平圣惠方》论“怀胎数落而不结实者”，“此是子宫虚冷所致”，明确提出滑胎之病病位在胞宫，子宫虚冷、失于孕育之职是数堕胎的直接原因。明代《景岳全书》云：“凡妊娠之数见堕胎者，必以气脉亏损而然。……况妇人肾以系胞，而腰为肾之府，故胎妊之妇最虑腰痛，痛甚则坠，不可不防。……凡胎孕不固，无非气血损伤之病，盖气虚则提摄不固，血虚则灌溉不周，所以多致小产。”可见历代医家对滑胎病因的认识，从风冷为患逐渐发展为虚损不足，认为肾虚及气血不足为其主要原因。在治疗上，诸医家强调孕前调理，“预培其损”，复孕后，尽早保胎。张景岳之泰山磐石散治疗气血两虚所致滑胎、张锡纯之寿胎丸治疗肾虚所致滑胎，在临床上均疗效卓著，且沿用至今。

王子瑜教授认为，“虚则补之”是滑胎的主要施治原则。在具体治疗时，须采取孕前调护与孕后保胎的阶段性治疗措施。凡已排除男方因素所致滑胎者，孕前调护宜以补肾健脾、益气养血、调固冲任为法，或审因论治，孕后保胎则宜服药至超过既往滑胎月份之后又未见胎漏、胎动不安征象，方可停药。

本病相当于西医学的习惯性流产。另外，需要注意的是，有些古代医著所言滑胎是指临产催生的一种方法，不属本病范围。

一、常用方药

1. 寿胎丸（《医学衷中参西录》）加党参、白术

菟丝子　桑寄生　续断　阿胶　党参　白术

详见“第八章　妊娠病”之“第二节　妊娠腹痛、胎漏、胎动不安”。

2. 泰山磐石散（《景岳全书》）

人参　黄芪　白术　炙甘草　当归　川芎　白芍　熟地　续断　糯米　黄芩　砂仁

方中人参大补元气以固胎元，熟地补血滋阴以养胎元，黄芪益气升

阳，当归、白芍、川芎养血调肝，续断补肾安胎，白术补脾安胎，黄芩清热安胎，砂仁行气和胃、安胎止呕，糯米调养脾胃，炙甘草健脾、调和诸药。全方共奏益气养血、补肾止血安胎之功。

若阴道流血量多，去当归、川芎，加仙鹤草、焦艾叶、阿胶止血安胎。

二、病案举隅

案一

宋某，女，28岁，已婚。1994年6月6日初诊。

婚后2年，连续妊娠4次，均在孕2个月左右无故自然流产。患者既往月经较规律，量少，色暗。末次月经时间为1994年5月27日。观其面色晦暗，精神疲惫，并伴有腰酸，乏力，气短懒言，纳差，便溏。舌淡暗，苔薄白，脉沉弱。

诊断：滑胎。

辨证：脾肾两虚，精气不足，肾虚而无力系胞，脾虚则统摄无权，胎元内失系载，是以屡孕屡坠。

治法：补肾健脾。

处方：补肾固冲丸加减。

党　参15 g　白　术15 g　当　归12 g　阿　胶10 g（烊化）
熟　地12 g　菟丝子20 g　巴戟天15 g　枸杞子15 g
杜　仲12 g　续　断12 g　砂　仁6 g（后下）

7剂，水煎服，日1剂。

二诊：1994年7月9日。患者诉服上方后诸症均有好转，查其神情正常，脉弦缓，知其肾气渐复，脾气益生，治法同前。

党　参10 g　白　术10 g　续　断10 g　鹿角胶9 g
熟　地10 g　菟丝子10 g　巴戟天10 g　杜　仲12 g
山　药9 g　桑寄生9 g

以此方配成丸药久服。

三诊：1994年9月12日。诉服药过程中月经已近2个月未来，常感头晕、呃逆、倦怠。查其脉滑缓，尺部尤甚，知其胎孕无疑。嘱前方每周服用1~2剂，并嘱患者严禁房事。后追访，该患者已产一男婴。

按： 王子瑜教授治疗滑胎特别重视孕前调护及孕后调治，认为孕前调护是预防滑胎以及复孕后再度堕胎、小产的一个重要环节。在末次堕胎、小产后，1年以内不宜复孕，应采取有效的避孕措施以免冲任重损，在此期间宜服用补肾健脾、益气养血之品或审因论治进行调治，促进脏腑、气血、冲任、胞宫正常功能的恢复。同时注意根据男女双方的详细检查寻求滑胎原因，有针对性地进行治疗。复孕后即应服药调治，然遣方用药之时，不宜过用辛热、香燥、苦寒、宣通之品。患者尤当注意调情志、慎起居、适劳逸等。

案二

吕某，女，37岁，已婚。1990年3月11日初诊。

患者13岁月经初潮，月经一般错后1~2月，1980年结婚，婚后月经仍错后15~30天，经色、经量正常。末次月经时间为1990年2月20日。经前乳房胀，腰膝酸软，平时心烦易怒，大便溏薄，小便正常，纳可。1981年第一胎人工流产，1985年、1986年、1989年先后3次自然流产。舌淡红，苔薄白带黄，脉弦细。

诊断： 滑胎。

辨证： 肝肾亏损，气血两虚。

治法： 滋养肝肾，补益气血。

处方：

太子参15 g　炙黄芪15 g　淮山药15 g　鸡血藤15 g
菟丝子15 g　枸杞子9 g　覆盆子9 g　茺蔚子9 g
地骨皮9 g　甘　松5 g

7剂，水煎服，日1剂。

二诊： 1990年3月18日。药后心情舒畅，二便调，但夜间下肢发麻，仍腰膝酸软。舌淡红，苔薄白，脉沉细。仍遵上法出入。

鸡血藤15 g　菟丝子15 g　当归身10 g　白　芍5 g
枸杞子9 g　党　参15 g　白　术9 g　覆盆子9 g
茺蔚子9 g　淫羊藿15 g　柴　胡3 g

7剂，水煎服，日1剂。

三诊：1990年4月3日。药后月经于3月25日来潮，经色、经量均正常，但仍腰酸腿软。舌淡红，苔薄白，脉虚细。药已对症，仍守上方，再服7剂。

四诊：1990年7月23日。经期已逾10余日，尚未来潮，恶心呕吐，乳胀，腹痛，下肢轻度浮肿，纳差。舌淡嫩，苔薄白，脉细滑。查尿妊娠试验（+）。此为孕后脾气虚弱，运化失常，治以健脾益气、补肾安胎。

党　参20 g　　茯　苓10 g　　白　术10 g　　炙黄芪20 g
杜　仲15 g　　川　断9 g　　桑寄生9 g　　砂　仁3 g
陈　皮2 g　　炙甘草5 g

7剂，水煎服，日1剂。

以后每隔日煎服1剂，以巩固疗效。上方坚持服至孕6月，精神良好，纳眠俱佳，故停药。后足月顺产一子，发育良好。

按：孕后胎元不牢，多为肝肾亏损、开合失常所致。本案患者先后3次流产，显系肝肾亏损、冲任气虚，以致封藏不固而滑下，故以滋养肝肾、补益气血之法以治本，待血充气旺，冲任通盛，则孕后胎元得养，故能足月顺产。

第四节　其他妊娠病

除上述的妊娠恶阻和妊娠腹痛、胎漏、胎动不安、滑胎之外，妊娠病还有很多，包括堕胎、小产、妊娠肿胀、异位妊娠、妊娠眩晕、妊娠小便不通等。虽病名各异，然治疗大原则不外乎治病与安胎并举，虚者补虚，实者泻实，具体治法临床上需辨证论之。

病案举隅

案一

佟某，女，31 岁，已婚。1986 年 5 月 27 日初诊。

停经 50 余天，腰痛 12 天。患者既往月经规律，末次月经时间 1986 年 4 月 3 日，已停经 54 天，曾查尿妊娠试验（+），近 12 天来经常腰痛，伴腹胀，恶心不欲食，偶有呕吐，口干不欲饮。患者 1985 年 4 月停经 40 天自然流产，行清宫术，同年 10 月孕 10 周时胎儿停育行清宫术。舌淡红，苔白稍腻，脉沉细滑。

诊断： 妊娠腰痛。

辨证： 脾肾气虚，腰失所养。

治法： 补肾健脾，佐以降逆止呕。

处方： 寿胎丸合苏叶黄连汤加减。

桑寄生 15 g　炒川断 10 g　菟丝子 15 g　阿　胶 10 g（烊化）
陈　皮 10 g　竹　茹 10 g　苏　叶 10 g　黄　连 6 g

7 剂，水煎服，日 1 剂。

医嘱： 忌劳累，多卧床，禁房事。

二诊： 1986 年 6 月 2 日。药后腰痛已瘥，仍口干，饮水即吐，食后稍有恶心，时有呕吐，呕吐物为胃内容物。查尿酮体试验（+）。舌暗淡，苔白，脉细滑。治法如前，佐以理气清热。宗前方加清半夏 10 g、黄芩 6 g、芦根 15 g。

桑寄生 15 g　炒川断 10 g　菟丝子 15 g　阿　胶 10 g（烊化）
陈　皮 10 g　竹　茹 10 g　苏　叶 10 g　黄　连 6 g
清半夏 10 g　黄　芩 6 g　芦　根 15 g

10 剂，水煎服，日 1 剂。

药后恶心呕吐止，无腰痛，病痊愈。但因患者有 2 次流产史，故以寿胎丸加味治疗约至孕 12 周，B 超检查示胎儿发育良好。

按：肾为先天之本，主生殖，胞络者系于肾；脾为后天之本，为气血生化之源，气载胎，血养胎。患者脾肾气虚，冲任不固，不能维系、营养胞胎，故屡孕屡堕。现妊娠近2个月，出现腰痛、腹胀的症状，此为脾虚、肾气不足所致。中医妇科学中虽无妊娠腰痛的诊断，但此也可视为胎动不安的先兆，尤其该患者曾有2次流产史，临床应引起重视。

案二

孙某，女，30岁，已婚。1987年2月2日初诊。

气喘、咳嗽加重5天。患者既往月经规律，末次月经时间1986年9月23日，现孕4月余。患哮喘5年，近3年未发作。停经50天后出现恶心，纳差，头晕，曾因患感冒致哮喘发作，服用克感敏、氨咖黄敏胶囊、复方乙酰水杨酸片及养阴清肺膏等药后病情减轻。1周前又因感冒，2天后再次出现哮喘、咳嗽，自服感冒冲剂未效，仍气喘不止，咳嗽加重，痰多，色黄，且时夹有血丝。自觉气憋，夜间不能平卧，活动后气喘加重，每每阵咳后感小腹隐痛，有下坠感。近日来患者胸脘满闷，胃纳不佳，时有恶心，口干而不欲饮，尿少，大便干，2日一解。舌偏红，苔薄黄，脉细滑。

诊断：妊娠喘咳。

辨证：外感风寒，入里化热，肺气不宣。

治法：宣肺清热，止咳化痰，兼宽胸理气、润肠通便。

处方：麻杏石甘汤加减。

炙麻黄6g	杏　仁10g	生甘草6g	生石膏20g（先煎）
枇杷叶10g	桔梗10g	紫　菀10g	鱼腥草15g
桑白皮10g	全瓜蒌20g		

7剂，水煎服，日1剂。

医嘱：避风寒，勿劳累。

二诊：1987年2月12日。病情渐渐减轻，咳嗽好转，无痰，已不喘，咽干，睡眠欠佳，多梦，大便1日一解，质干。舌质正常，苔薄白，脉细滑。B超检查示中孕活胎。辨证同前，治以宣肺清热、降逆止咳。

枇杷叶 10 g	前　胡 10 g	款冬花 12 g	清半夏 10 g
桑白皮 10 g	杏　仁 10 g	鱼腥草 15 g	全瓜蒌 20 g
川贝母 10 g	桔　梗 10 g		

7 剂，水煎服，日 1 剂。

药后痊愈。

按： 患者孕后气血下注冲任以养胎儿，机体相对气血不足，又时值冬令，起居不慎，外感风寒，入里化热，肺气不宣，故而咳嗽、咳痰不利、痰多色黄、气息略急，舌脉亦为内热之征。综观脉症，病位在肺，病性属热，乃外感风寒，入里化热，肺气不宣之证。麻杏石甘汤为我国传统古方之一，出自东汉张仲景《伤寒论》，是临床应用的有效方剂。因其组方精当，疗效显著，故为历代医家所重视。本方依邪热在肺之理，导清气宣肺之法，炙麻黄、杏仁、生石膏、生甘草四药配伍得当，辛凉宣泄，清肺平喘，配伍紫菀、桑白皮、枇杷叶、桔梗清肺化痰、止咳平喘，鱼腥草清肺解毒，全瓜蒌润肺宽胸、清热化痰、润肠通便，使肺气肃降有权，喘急可平。

第九章　产　后　病

产妇于产褥期内发生的与分娩和产褥有关的疾病，称为产后病。产褥期指产妇从胎盘娩出至除乳腺外全身各器官恢复或接近正常未孕状态所需的时间，一般为6~8周。古称产后1个月以内为新产后，现在将产后7天以内定为新产后，新产后包括在产褥期内。

产后病首见于《金匮要略·妇人产后病脉证治》，该书记述了产后发痉、产后郁冒、产后大便难、产后腹痛、产后发热、恶露不尽、产后下利等的证候和治疗。后世医家有对于产后血晕、产后身痛、产后自汗盗汗、产后排尿异常、产后缺乳、产后乳汁自出、产后浮肿、产后虚羸等的论述，并将产后的常见病和危重症概括为“三病”“三冲”“三急”。“三病”指产后病痉、郁冒、大便难，“三冲”指产后败血冲心、败血冲胃、败血冲肺，“三急”指产后呕吐、盗汗、泄泻。随着医疗技术的发展，其中有些病已能有效地防治，有些病在现代临床较为少见，有些病的治疗与内科基本相同。

由于分娩时用力、出血、出汗、产伤等，产妇阴血骤虚，元气损伤，百脉空虚，加之产后有子宫缩复、排出恶露、哺乳等生理过程，故产褥期内产妇处于阴血元气虚而待复、胞中余血浊液存而待排、脾胃虽弱又需加强化源以供哺乳的特殊生理状态，此时正气相对虚弱，易于感受内外邪气。

百节空虚、多虚多瘀是妇人产后生理特征及发病基础。产后病主要病因有气血两虚、血瘀、外感邪气、饮食劳倦等。其基本病机是亡血伤津，元气亏损，虚火易动，或瘀血内阻，败血妄行，或脏腑虚弱，易为饮食劳倦、外邪所伤。产后病是在气血津液虚损的基础上发生的，正虚邪盛，易于形成多虚多瘀的特点，故多见急危重症。

产后病的诊断以四诊八纲为基本方法。除此之外，尤其要注意

“三审”：先审小腹痛与不痛，以辨有无恶露停滞；次审大便通与不通，以验津液之盛衰；再审乳汁行与不行及饮食多少，以察胃气之强弱。同时要了解孕前产前的相关病史、分娩方式、产时情况，结合必要的体格检查、妇科检查、实验室及影像学检查，综合分析，做出正确诊断。

根据产后多虚多瘀的特点，产后病的治疗可归纳为补虚、祛邪两大法则。补虚包括补气养血、益气养阴，祛邪包括活血化瘀、清热解毒、疏风解表等。本着“勿拘于产后，亦勿忘于产后”的原则，临证时应注意补虚与祛邪的关系。产后虽有瘀滞，但终属气血阴津俱虚，用药不宜攻伐太过，行气勿过耗散、消导需兼扶脾、治寒慎用温燥、疗热谨防“冰伏”，虽有虚损宜补，但不可过于温热滋腻厚味，以防碍胃助邪。古有“产后三禁”之戒，即禁汗、禁下、禁利，意在顾护气阴，但不可拘泥，须审因察证，辨证施治。同时调理饮食起居，畅情志，禁房事，护理好外阴及乳房，及时修复、治疗产伤，预防邪毒内侵。

王子瑜教授从事中医妇科医、教、研工作70余年，临床经验丰富，临床中运用中医药治疗产后病取得了很好的疗效。

第一节　产后身痛

产褥期内，出现肢体关节酸痛、麻木、重着，称产后身痛。若本病日久不愈，超过产褥期当属痹证，为产后痹的范畴。产后痹为产后身痛的进一步发展，是妇科临床常见的疑难病症。本病以北方地区多见，年轻产妇由于自我保养意识差，产后不注意休息，汗出当风或空调使用不当，加之过早操劳而发病，四季均会发生。若能及时治疗，可以治愈。若失治、误治，则病情缠绵难愈。患者的病情往往随季节、气候、情绪的变化出现反复。

一、病因病机

王子瑜教授认为，产后身痛以本虚标实为主要特点，气血亏虚，肝肾不足为本，感受外邪为诱因，总体以虚为主。妇女在整个妊娠期间，气血都以下注冲任养胎元为主，而气血为脏腑所化生，加之产时用力、出汗、出血，耗气伤津伤血，导致妇女产后气血、脏腑亏虚，以气血亏虚、肝肾亏虚为主。肝肾不足，则关节疼痛，活动不利；气有推动、固摄、防御等功能，气血亏虚，则出现头晕、乏力、汗出、怕冷、肌肉麻木疼痛等症状；产后百节空虚，卫表不固，腠理不密，稍不注意则易感受外邪，以感受风邪为主者，疼痛游走不定，以感受寒邪为主者，冷痛而得热痛减，以感受湿邪为主者，重着而痛。

王子瑜教授认为，本病的发病与季节、地域及情志有关。北方较南方寒冷，北方的发病率也高于南方。北方的患者多感受风寒之邪，南方的患者多夹有湿邪。本病虽常发生在产褥期，但病情容易反复，还有部分患者失治误治，过用驱风散寒药物导致本虚更甚，更易感受外邪，久而久之恶性循环，往往迁延日久，所以治疗疗程较长，易造成患者心理负担过重，因此在治疗的同时，应对患者进行心理辅导，嘱其调畅情志、注意调养。

二、常用方药

1. 黄芪桂枝五物汤（《金匮要略》）加秦艽、当归、鸡血藤

黄芪　桂枝　白芍　生姜　大枣　秦艽　当归　鸡血藤

方中当归、白芍、鸡血藤养血活血、通络，黄芪益气生血、助血运行，桂枝通络止痛，秦艽祛风湿、止痹痛，生姜、大枣调和营卫。全方共奏补血益气、活血通络之功，治疗气血虚弱证。

若偏于上肢疼痛，加桑枝宣络止痛；偏于下肢疼痛，加牛膝补肝肾、强筋骨，引药下行。

2. 独活寄生汤（《备急千金要方》）

独活　桑寄生　秦艽　防风　细辛　白芍　川芎　熟地　杜仲　牛膝　茯苓　桂枝　当归　人参　甘草

方中熟地、当归、川芎、白芍为四物汤，养血和血，人参、茯苓、甘草益气健脾固表，独活、桑寄生、秦艽、防风祛风除湿、通络止痛，杜仲、牛膝补肝肾、强筋骨，桂枝、细辛温经通络、散寒止痛。全方共奏养血祛风、散寒除湿、扶正止痛之功，可治疗风寒湿证。

关节恶风、疼痛游走无定者，加羌活以祛风通络；关节重着麻木明显者，酌加苍术、木瓜以除湿；关节疼痛、屈伸不利者，加青风藤、伸筋草以宣络止痛。

3. 王子瑜教授经验方

党参　炙黄芪　熟地　白芍　当归　川芎　杜仲　桑寄生　独活　桂枝　鸡血藤

本方熟地入肝、肾经，长于滋养阴血，党参补益脾肺之气，两者共为君药，益气养血、补益肝肾、柔筋止痛。当归、白芍补血养肝和血，助熟地补益阴血，炙黄芪助党参补气，三者共为臣药。佐以川芎活血行气、调畅气血，当归与川芎相配使补血而不滞血、和血而不伤血。又佐以杜仲、桑寄生补肝肾、强筋骨。使以独活祛风湿止痛，桂枝祛风通络止痛，鸡血藤养血活血、通络止痛，引诸药直达病所。综观全方，诸药合用，益气养血、补益肝肾、强筋健骨、活血通络，兼祛外邪。治疗上攻补兼施，以补虚为主，兼顾气血、肝肾，注重补益后天以养先天。

若肾虚明显者加补骨脂，寒重者加淫羊藿、巴戟天，汗出怕风者加防风、白术，湿重者加生苡仁、炒苍术，上肢重者加羌活、葛根，下肢重者加牛膝、木瓜，迁延不愈者加千年健、骨碎补、狗脊，汗多者加生黄芪、五味子、煅龙骨、煅牡蛎，疼痛严重者加细辛。

王子瑜教授用于治疗产后身痛的药物药性相对平和，整体偏“温”。“寒者热之，热者寒之”，治疗产后虚寒畏风，当以温药。甘味有补益、和中、缓急等作用，苦味能泄能燥，辛能散、能行。甘温益气，补养气血，辛能行气活血，气行则血活，血活则络自通。肝藏血、主筋，肾藏精、主骨，肝血足、肾精旺则筋强骨健。脾主肌肉、四肢，为气血生化之源，脾健则后天之本充足。肺主气，司腠理开合，肺气健则皮肤致密，抵御外邪侵袭的能力亦强。综上所述，王子瑜教授用药在药性、药味及归经方面，均体现了益气养血、补益肝肾、活血通络等补虚的治疗原则。

三、病案举隅

案一

金某，女，32岁，已婚。2012年6月25日初诊。

产后2个月余，关节痛2个月。患者2个月前顺产，产时、产后汗出较多，外出受风后出现关节疼痛、肿胀，天气变化或情绪急躁时疼痛加重。现恶风畏寒，手指关节、肘关节及上肢肌肉酸胀刺痛，膝关节及足底冷痛，纳呆，眠差，小便黄，大便稀，口干，口中异味，情绪烦躁。产后未哺乳，恶露20余天干净，偶有小腹痛，月经尚未复潮。既往过敏性鼻炎病史，孕2产1。舌体胖，苔黄厚腻，脉虚弦、按之弱。今查血压100/70 mmHg。

诊断： 产后痹证。

辨证： 产后气血亏虚，筋脉失养；肝郁脾虚，中焦湿热。

治法： 益气养血，活血活络，疏肝健脾和胃。

处方：

党参15 g	黄精15 g	当归10 g	枳壳15 g
青皮10 g	陈皮10 g	鸡血藤15 g	桑寄生15 g
独活10 g	杜仲15 g	茯苓15 g	炒白术15 g
焦三仙各10 g	秦艽10 g		

4剂，水煎服，日1剂。注意休息，饮食营养丰富，调畅情志。

二诊： 2012年6月29日。服药后疼痛稍好，仍有汗出、畏寒，额头、后背汗出怕冷明显。外院查类风湿因子及血沉均无异常。舌体胖，苔腻，脉弦。治遵前法。

前方去黄精、焦三仙，加生黄芪30 g、枸杞子15 g。7剂，水煎服，日1剂。

三诊： 2012年7月9日。服药后疼痛、汗出明显好转。大便干燥。舌体胖，舌质暗，脉虚弦。

前方去炒白术，加生白术15 g、火麻仁15 g。7剂，水煎服，日1剂。

2012年8月27日电话随访，患者诉月经已恢复来潮，关节偶有轻微疼痛，余症状消失，精神状态良好。

按：患者产后气血亏虚，筋脉失养，腠理不密，感受风寒之邪，导致恶风畏寒、汗出、关节疼痛等表现，属中医产后痹证的范畴。同时患者伴有口干、纳呆、口中异味、情绪烦躁、大便稀等症状，又舌体胖，苔黄厚腻，脉虚弦、按之弱，辨证属气血亏虚，肝郁脾虚，中焦湿热。王子瑜教授认为气血亏虚为该病之本，治疗应从补益气血入手，因患者中焦有湿热，故王子瑜教授以黄精易黄芪。因患者同时伴有纳呆、口中异味、情绪烦躁、大便稀等肝郁脾虚的症状，故用青皮、陈皮、枳壳、焦三仙、茯苓、炒白术等以疏肝健脾和胃。肝气条达，脾气得健，则后天之本功能恢复，气血生化之源健旺。《圣济总录》说："大肠者，传导之官，变化出焉。产后津液减耗，胃中枯燥，润养不足，糟粕壅滞，故大便难或致不通。凡新产之人，喜病此者，由去血多，内亡津液故也。"故三诊时以生白术易炒白术，再加润肠通便之火麻仁。共奏益气养血、活血通络、疏肝健脾、润肠通便之功效。

案二

李某，女，32岁，已婚。1983年3月12日初诊。

患者5周前行剖宫产，术后20天，周身关节刺痛，其痛难忍，时而窜痛，活动时疼痛稍减，静则加剧，日轻夜重，每遇风寒疼痛更甚，腰痛僵直，不能俯仰，手足痉挛不能屈伸。舌质紫暗，脉象沉弦。红细胞沉降率36 mm/h，抗链球菌溶血素"O"正常。

诊断：产后身痛。

辨证：血滞经络，络脉不通。

治法：养血活血，通经活络止痛。

处方：黄芪桂枝五物汤加减。

酒当归 12 g　红　花 6 g　川　芎 10 g　鸡血藤 12 g
生黄芪 15 g　桂　枝 10 g　片姜黄 10 g　威灵仙 10 g
伸筋草 10 g　生　姜 3 片　蜈　蚣 1 条（研末吞服）

6剂，水煎服，日1剂。

二诊：1983 年 3 月 20 日。药后身痛显减，但仍腰酸痛。治宗前法。前方去片姜黄、红花，加杜仲 15 g、狗脊 15 g、巴戟天 10 g。6 剂，水煎服，日 1 剂。

后予舒筋活血片、补肾强身片，坚持服用 1 个月病愈。

按：患者因剖宫产，产后血滞经络，脉络不通，不通则痛而引起痹痛。正如《叶天士女科证治秘方》所说："若血瘀不尽，流于遍身则肢节疼痛。"故治以通经活络为主。考虑产后患者多虚多瘀，故以酒当归、川芎、鸡血藤、红花养血活血，生黄芪补气以助血行，威灵仙、伸筋草、片姜黄祛风通络、止痹痛，血得温则行，故以桂枝、生姜温通血脉，蜈蚣息风定痉。全方合用，扶正祛邪，脉络通畅，通则不痛。

案三

刘某，女，37 岁，已婚。1982 年 7 月 23 日初诊。

产后腰背关节痛 1 月余，自汗多，身冷怕风，手足发凉，遇寒后症状加重，肢体酸楚麻木，伴心悸，气短，乳汁清稀。舌质淡，苔薄白，脉虚细无力。红细胞沉降率、抗链球菌溶血素"O"均正常。

诊断：产后身痛。

辨证：产后气血虚弱，外感风寒。

治法：益气养血，佐以祛风寒、调营卫。

处方：黄芪桂枝五物汤加减。

潞党参 15 g　生黄芪 15 g　炙黄芪 15 g　当　归 10 g
桂　枝 10 g　白　芍 15 g　鸡血藤 15 g　秦　艽 10 g
防　风 10 g　生　姜 3 片

6 剂，水煎服，日 1 剂。

二诊：1982 年 8 月 8 日。药后周身疼痛减轻，心悸、气短亦见好转，仍腰酸冷痛。舌淡苔薄白，脉虚细。治宗前法，加以补肾强腰脊。

潞党参 15 g　生黄芪 15 g　炙黄芪 15 g　当　归 10 g
桂　枝 10 g　白　芍 15 g　鸡血藤 15 g　秦　艽 10 g
防　风 10 g　生　姜 3 片　杜　仲 12 g　狗　脊 15 g

石楠叶 10 g

6 剂，水煎服，日 1 剂。

三诊： 1982 年 8 月 15 日。药后诸症缓解，予人参养荣丸、补中益气丸、老鹳草膏连服 1 个月病愈，追访未再复发。

按： 产后身痛多因产后气血虚弱，经脉失养，或产后易自汗出，卫阳不固，外邪乘虚袭经脉所致。《沈氏女科辑要笺正》云："此证（产后遍身疼痛）多血虚，宜滋养。或有风、寒、湿三气杂至之痹，则养血为主，稍参宣络，不可峻投风药。"故在治疗上应首先重视产后多虚的特点，治宜扶正祛邪。

案四

杨某，女，36 岁，已婚。1984 年 4 月 6 日初诊。

产后遍身关节疼痛 20 天。患者平时常感关节疼痛，两个月前正常生产，产后恶露量多，色淡质稀，淋漓不尽；产后 50 天开始遍身关节疼痛难忍，严重时卧床不起，遍身冷汗出，畏风怕冷，着棉衣、覆棉被仍不解，汗多时身冷更甚。舌苔白腻，脉象浮紧迟弱。红细胞沉降率 38 mm/h，抗链球菌溶血素"O" 800 U，类风湿因子阴性。

诊断： 产后痹证。

辨证： 患者素体阳虚，复加产后出血较多，气血虚弱，风寒乘虚侵袭，以致痹痛。

治法： 温阳散寒，佐以疏风止痛。

处方：

制附子 12 g	生黄芪 15 g	炙黄芪 15 g	炒白芍 15 g
桂　枝 10 g	白　术 15 g	当　归 10 g	细辛末 1 g（吞服）
生　姜 3 片			

6 剂，水煎，饭后服。

二诊： 1984 年 4 月 14 日。服药后，汗出显减，但身痛、怕风依然，再宗前方，去制附子，加制川乌 6 g、独活 10 g、防风 10 g。6 剂，水煎服。

三诊： 1984 年 4 月 28 日。上方连服 12 剂，身痛显著减轻，唯腰痛，足跟痛，履地尤甚。风寒虽减，肝肾不足，继服前方去川乌、细辛、白术、炒白芍，加川断15 g、杜仲15 g、桑寄生20 g、生白芍15 g、炙甘草6 g。6剂，水煎服。

四诊：1984年5月18日。服药后腰痛、足跟痛大减，再拟益气养血、调补肝肾方治之。

党　参15 g	炙黄芪15 g	当　归10 g	制首乌15 g
白　芍15 g	穞豆衣15 g	川　断15 g	桑寄生15 g
杜　仲15 g	枸杞子15 g	狗　脊15 g	

7剂，水煎服。

五诊：1984年5月28日。服药后身痛等症基本消除，唯时而腰酸腿软，下肢尤甚。证属肝肾不足，治宜补肾健脾。

再拟丸药调治，用桂附八味丸、参苓白术丸，坚持服药两个月。半年后随访，病愈恢复工作。

按：患者有关节痛史，新产后肾阴不足，气血亏虚，风寒乘虚侵袭，以致痹痛加重。治宜温阳散寒为主，佐以益气养血、疏风止痛。开始用制附子、桂枝温阳散寒颇合病机，由于药力不够，阳气虽渐复，但疼痛未减，故将原方制附子改为散寒止痛力强之制川乌，配合黄芪、当归补气养血，白术健脾燥湿，防风、细辛散风止痛。服药后疼痛明显减轻，但由于热药过量，又出现肾气不足之腰痛、足跟痛等症，又去原方辛热温燥之品，加入滋补肝肾药物而收全功。对于产后痹证的治疗，应以扶正养血为主，或扶正、祛邪兼施，而不能单一使用温热、祛寒、胜湿之剂，谨防邪去正伤之弊。

案五

蒋某，女，40岁，已婚。2005年7月4日初诊。

产后全身凉，关节痛20余天。患者6月8日行剖宫产，母乳喂养1周停止，恶露量少。产后感觉全身怕凉，膝、腕、肩关节疼痛，每天情绪不佳，经常哭。既往有偏头痛史（左）。舌暗淡，苔薄，脉虚弦。

诊断：产后身痛，产后抑郁。

辨证：气血两虚，兼有肝郁。

治法：益气养血，疏肝解郁，温经通络。

处方：黄芪桂枝五物汤加玉屏风散加减。

生黄芪15 g	桂　枝10 g	白　芍15 g	当　归10 g
防　风10 g	白　术15 g	桑寄生15 g	千年健15 g
合欢皮10 g	郁　金10 g	茯　苓15 g	炒枣仁15 g

7剂，水煎服。

二诊：2005年7月11日。药后情绪好转，头痛消失，身痛减，手足肿。舌淡，苔黄腻，脉弦。治宗前法，7月4日方加夜交藤15 g养血活血。14剂，水煎服。

三诊：2005年7月29日。药后情绪好转，已不哭泣，手能伸，活动灵活，身痛明显减轻，晨起小腿酸胀，午后略肿，阴雨天未加重，体力增，近1周偏头痛，时起荨麻疹，已不畏冷，情绪已正常，二便调。舌淡暗，苔薄，脉弦。病在腰以下，属肝肾不足。方用玉屏风散加味。

生黄芪15 g	炙黄芪15 g	防　风10 g	白　术15 g
当　归10 g	独　活10 g	桂　枝10 g	狗　脊15 g
怀牛膝10 g	凌霄花10 g	夜交藤15 g	杜　仲15 g
木　瓜10 g	丹参15 g		

14剂，水煎服。

按：妇人产后本就多虚多瘀，加之剖宫产手术，更伤气血；肝主条达，血虚则无以养肝，肝气不舒，经脉不利，则出现产后身痛、抑郁。治病必求其本，故先以黄芪桂枝五物汤合玉屏风散加减益气养血固表，佐以解郁通经络，症状大好；气血已充，随后加杜仲、狗脊、怀牛膝等加强补肾强身、活血通络之功而基本治愈。

案六

邹某，女，24岁，已婚。2005年7月4日初诊。

产后手臂疼痛11个月。患者2004年8月13日分娩，产后尿潴留、褥疮，常以上肢支撑于水泥台上站立，产后1月出现手、肩、膝关节疼痛，伴手肿。纳食、睡眠可，二便调。月经初潮15岁，周期5/30天，经量中，色红，经行腹痛。末次月经时间为今年5月底，产后行经2～

3 次。现哺乳期。

诊断：产后痹证。

辨证：肝肾亏虚，风寒湿袭。

治法：补益肝肾，祛风散寒，化湿通络。

处方：

生黄芪 15 g　白术 15 g　防风 10 g　桑寄生 15 g
独活 10 g　秦艽 10 g　生苡仁 10 g　千年健 15 g
木瓜 10 g　当归 10 g　杜仲 15 g　桂枝 10 g
白芍 15 g　威灵仙 10 g

7 剂，水煎服。

二诊：2005 年 7 月 11 日。服药后疼痛明显减轻，手指已可伸，长时间行走方觉膝关节疼痛。偶觉咽中不畅。舌暗，苔薄，脉沉细。治宗前法。

生黄芪 15 g　白术 15 g　防风 10 g　桑寄生 15 g
独活 10 g　秦艽 10 g　生苡仁 10 g　千年健 15 g
木瓜 10 g　当归 10 g　杜仲 15 g　桂枝 10 g
白芍 15 g　威灵仙 10 g　娑罗子 10 g

7 剂，水煎服。

三诊：2005 年 7 月 18 日。手部麻胀感好转，仍时有疼痛，时轻时重，以手、足、肩痛为主。自行服用钙剂。舌暗红，苔黄腻，脉沉细。治宗前法，增加补肾壮骨之力。

生黄芪 15 g　白术 15 g　防风 10 g　桑寄生 15 g
独活 10 g　秦艽 10 g　生苡仁 10 g　千年健 15 g
木瓜 10 g　当归 10 g　杜仲 15 g　桂枝 10 g
白芍 15 g　威灵仙 10 g　骨碎补 10 g　制首乌 15 g

7 剂，水煎服。

四诊：2005 年 7 月 25 日。本周因事未按时服药，且遇阴雨天，症状加重，手胀麻疼痛，屈伸不利，肩痛，咽无不适。纳食、睡眠可，二便调。舌暗红，苔根部黄腻，脉虚弦。治疗以祛风散寒、化湿通络为主。

生黄芪 15 g　炙黄芪 15 g　当　归 10 g　独　活 10 g
桑寄生 15 g　防　风 10 g　白　术 15 g　桂　枝 10 g
千年健 15 g　木　瓜 10 g　威灵仙 10 g　伸筋草 15 g
鸡血藤 15 g　骨碎补 10 g　白　芍 15 g　生　姜 3 片

7 剂，水煎服。

五诊：2005 年 8 月 1 日。症状未减，又伴膝痛，起立困难，久坐足肿，易口糜。末次月经时间为 7 月 22 日，量少，经期腹痛较重，2 天经净，色红，易汗出。舌暗红，苔薄，脉沉弦。

生黄芪 15 g　当　归 10 g　桑寄生 15 g　独　活 10 g
威灵仙 10 g　生苡仁 30 g　千年健 15 g　木　瓜 10 g
巴戟天 10 g　鸡血藤 15 g　桂　枝 10 g　白　芍 15 g
骨碎补 10 g　地枫皮 15 g

14 剂，水煎服。

药后关节疼痛好转，已能自行洗头。

按：肾主骨生髓，妇人分娩时耗气伤血，精血不足，故而关节疼痛；后又感受风寒湿邪，邪气阻络，不通则痛。故以滋补肝肾精血为主以治其本，稍加温经散寒祛湿、活血通络之药治其标，正气鼓动，驱邪外出。

第二节　恶露不绝

女性产后血性恶露持续 10 天以上而淋漓不断者，称为“恶露不绝”，又称“产后恶露不止”“恶露不尽”。

恶露指胎儿、胎盘娩出后，胞宫中遗留的余血浊液，随胞宫缩复而逐渐排出，总量 250～500 ml。正常的恶露，开始时是暗红色（血性恶露），渐次转为淡红色（浆液性恶露）、淡黄色或白色（白色恶露）。血性恶露有血腥味，但无臭味。

“恶露不尽”首见于《金匮要略・妇人产后病脉证治》。王焘《外台秘要》首次记载“恶露不绝”病名，并存方4首。陈自明《妇人大全良方·产后恶露不绝方论》记载：“夫产后恶露不绝者，由产后伤于经血，虚损不足。或分解之时，恶血不尽，在于腹中，而脏腑挟于宿冷，致气血不调，故令恶露淋漓不绝也。”该书指出了本病的病因病机。《医宗金鉴·妇科心法要诀》提出了根据恶露的颜色、形质、气味辨虚实的原则。

王子瑜教授认为，产后恶露不绝无外乎虚、热、瘀所致。脾气虚不能摄血，冲任不固，或肾气虚弱，封藏失职，或热扰冲任，迫血下行，或瘀血阻滞冲任，新血不得归经，均能导致恶露不绝的发生。在治疗时要注意产后多虚多瘀的特点。

一、常用方药

1. 五子衍宗丸（《医学入门》）加减

菟丝子　枸杞子　覆盆子　五味子　党参　山药

方中菟丝子、枸杞子、覆盆子滋补肝肾、益精养血，五味子补肾养心、益气生津、收敛固冲，党参、山药益气健脾以资化源。

2. 生化汤（《傅青主女科》）

当归　川芎　桃仁　炮姜　甘草

当归养血活血，川芎行气活血，桃仁化瘀止痛，炮姜温经散寒，甘草和中缓急、调和诸药。诸药相合，祛瘀生新，是为产后诸病中血瘀证的基本方。

若兼疲乏无力等气虚证者，加党参、黄芪益气化瘀；若气滞腹胀痛者，加郁金、延胡索行气止痛。

3. 补中益气汤（《脾胃论》）去当归

人参　黄芪　炙甘草　陈皮　升麻　柴胡　白术

黄芪、人参益气摄血，白术、炙甘草健脾益气，共收补中益气之功；配陈皮理气运脾，升麻、柴胡升阳举陷。全方共奏健脾益气、摄血归经之功。

若兼肾虚腰痛者，加炒杜仲、川断炭补益肝肾止血；兼气虚血瘀者，见恶露色淡暗、夹小血块，小腹疼痛，加益母草、泽兰活血化瘀。

二、病案举隅

案一

刘某，女，33岁，已婚。1999年6月6日初诊。

患者4月2日足月分娩，现已2个月余，阴道出血未止，量少，色红，无血块，伴有左少腹绵绵作痛，腰酸坠，头晕，心悸，多梦，大便较干，3～5日一行，小便正常。舌质淡红，苔薄白，脉沉细。人工流产2胎，自然流产1胎，顺产2胎。

诊断：恶露不绝。

辨证：肝肾亏损，封藏不固。

治法：调养肝肾，滋阴止血。

处方：五子衍宗丸加减。

菟丝子15 g　枸杞子10 g　覆盆子12 g　五味子10 g
益母草15 g　党　参15 g　墨旱莲15 g　女贞子10 g

7剂，水煎服，日1剂。

二诊：1999年6月14日。服上方后阴道出血停止，但腰仍酸坠，左少腹绵绵而痛。舌脉同上。守前法，同时清离经之瘀积。

菟丝子15 g　枸杞子10 g　覆盆子12 g　五味子10 g
益母草15 g　党　参15 g　墨旱莲15 g　女贞子10 g
骨碎补15 g　狗　脊10 g　川　断15 g　泽　兰10 g

3剂，水煎服，日1剂。

三诊：1999年6月18日。少腹疼痛消失，腰酸坠减轻。仍宗调养肝肾法，以善其后。

鸡血藤20 g　当　归15 g　白　芍10 g　熟　地15 g
云　苓10 g　泽　泻10 g　淮山药15 g　山萸肉10 g
丹　皮10 g　川　断15 g　杜　仲15 g

10剂，水煎服，日1剂。以黑豆、猪骨各适量，作饮食治之。

按：患者多胎之后，气血耗伤，肝肾亏损，以致封藏不固，故产后2个月余阴道出血不止。药用“五子”（菟丝子、枸杞子、覆盆子、五味子、女贞子）调养肝肾，党参益气升血，益母草、墨旱莲滋阴化瘀。全方以平补阴阳为主，兼益气滋阴、化瘀止漏。

案二

董某，女，29岁，已婚。1999年3月27日初诊。

患者剖宫产后两个半月，仍恶露未净。B超报告子宫复旧欠佳。恶露深褐色，乳汁少，乳房柔软。舌淡，苔薄白，脉沉细。

诊断：产后恶露不绝，产后缺乳。

辨证：气血不足，瘀血阻滞。

治法：养血固冲，化瘀生新。

处方：生化汤加减。

当　归 15 g　　川　芎 10 g　　炮　姜 6 g　　桃　仁 10 g
炙黄芪 30 g　　益母草 15 g　　制大黄 9 g　　川　断 10 g
杜　仲 15 g　　血余炭 10 g　　生地炭 10 g　　炙甘草 6 g

7剂，水煎服，日1剂。

二诊：1999年4月5日。服用加芪生化汤后，血净，便难，少乳。仍宗前法。

炙黄芪 30 g　　当　归 30 g　　莲　房 20 g　　川　断 15 g
全瓜蒌 20 g　　制大黄 9 g　　丹　皮 6 g　　杜　仲 10 g
肉苁蓉 15 g　　陈　皮 6 g　　通　草 6 g

7剂，水煎服，日1剂。

三诊：1999年4月17日。患者诉4月8日阴道下血，量中等，9天净，拟诊为经行。现腰酸，乳汁少，便畅，舌红微绛，脉细数。再治以养血固冲。

炙黄芪 30 g　　当　归 30 g　　莲　房 20 g　　川　断 15 g
全瓜蒌 20 g　　制大黄 9 g　　杜　仲 10 g　　巴戟天 10 g
炒白芍 10 g　　陈　皮 6 g　　通　草 6 g

7剂，水煎服，日1剂。

四诊：1999 年 5 月 8 日。诸症均消，唯余缺乳一症。乳汁量少，色淡，质稀。拟以当归补血汤加减。

炙黄芪 60 g　当　归 30 g　熟　地 10 g　党　参 10 g
炒白芍 10 g　白　术 10 g　全瓜蒌 20 g　川　芎 6 g
川　断 10 g　杜　仲 10 g　通　草 6 g　王不留行 6 g

10 剂，水煎服，日 1 剂。

五诊：1999 年 5 月 20 日。服上方后，乳汁已增，便可。劳则腰酸，余无不适，效不更方，继以巩固。

按：本案产后缺乳，初时伴有恶露不绝，王子瑜教授治以养血固冲、化瘀生新，待恶露净后用大剂量黄芪、当归合他药生乳汁奏效，且时间跨度较大，终于行舟于涸河，实属难得。

第三节　产后缺乳

妇女产后乳汁甚少或全无，不足以喂养婴儿者称为产后缺乳。又称“乳汁不足”“乳汁不行”。

本病最早见于隋代《诸病源候论》：“妇人手太阳、少阴之脉，下为月水，上为乳汁……既产则水血俱下，津液暴竭，经血不足者，故无乳汁也。”该书初步提出了缺乳的病因。元代《格致余论》中则有“乳子之母，不知调养，怒忿所逆，郁闷所遏，厚味所酿，以致厥阴之气不行，故窍不得通，而汁不得出”的论述。

王子瑜教授认为，缺乳的成因无外乎气血虚弱或肝郁气滞。临床上成因不同，则治疗存异，气血虚弱者应补气养血，肝郁气滞者应疏肝解郁，但二者均应佐以通乳。

一、常用方药

1. 圣愈汤加减

党参　黄芪　熟地　当归　白芍　川芎

四物汤补血活血，补中有行，党参、黄芪健脾益气以增血之化源。本方治疗气血虚弱型产后缺乳。王子瑜教授在使用圣愈汤时，根据患者气虚的程度，有时用大补元气的人参或生晒参，有时用入中焦健脾见长的党参。

临床上常选择性加入通草、桔梗、漏芦、穿山甲、王不留行、丝瓜络、橘络等理气宣络、通络下乳之品。若食少、便溏者，加茯苓、山药健脾渗湿；头晕、心悸者，加阿胶、制首乌养血。

2. 下乳涌泉散（《清太医院配方》）加减

当归　白芍　川芎　生地　柴胡　青皮　天花粉　漏芦　通草　桔梗　白芷　穿山甲　王不留行　甘草

方中当归、白芍、川芎养血行血柔肝，生地、天花粉滋阴补液，柴胡、青皮疏肝理气解郁，桔梗、通草理气宣络，漏芦、穿山甲、王不留行通络下乳、软坚散结，白芷祛风消肿止痛，甘草调和诸药。全方共奏疏肝解郁、通络下乳之效，治疗肝郁气滞型产后缺乳。

若乳房胀甚者，加橘络、丝瓜络、香附以增强行气通络下乳之力；身有微热者，酌加黄芩、蒲公英以清热；乳房胀硬热痛、触之有块者，宜加丝瓜络、夏枯草、赤芍清热活血散结。

二、病案举隅

案一

方某，女，24岁，已婚。1997年8月13日初诊。

足月初产后1个月，乳少难下，两乳胀痛，伴见头晕目眩，体倦无力，胃纳不佳，情绪抑郁，大便溏薄，脘痞不畅。舌淡苔白，脉弦细。

诊断：产后缺乳。

辨证：肝气郁结，气血虚弱。

治法：疏郁通乳，补气养血。

处方：

白　芍 15 g	当　归 15 g	炒白术 15 g	麦　冬 15 g
通　草 3 g	柴　胡 10 g	王不留行 6 g	生麦芽 10 g
炙黄芪 15 g	党　参 15 g	甘　草 6 g	

5剂，水煎服。调畅情志，并于服药后3小时左右以热毛巾敷两乳，并轻轻按揉，以助乳腺之通畅。

二诊： 1997年8月18日。服上方后，乳汁倍增，两乳胀痛缓解，胃纳亦馨，头晕目眩亦有好转，唯睡眠欠佳，偶有心慌，便可。拟补益心脾，佐以疏肝通乳。

党　参20 g	黄　芪20 g	当　归15 g	炒枣仁12 g
夜交藤12 g	女贞子12 g	茯　苓9 g	柴　胡6 g
生麦芽10 g	通　草3 g	远　志6 g	王不留行6 g

4剂，水煎服，日1剂

三诊： 1997年8月23日。服上方后，乳流如涌，诸症缓解。嘱其调畅情志，兼饮食调理，无须服药。

按： 乳汁之化，原属阳明，但阳明脾胃之气，必得肝木之气以相通，才能得以化水谷之精为乳汁。本案产妇情绪抑郁，肝气郁结，阳明之气不得以化乳，故两乳胀痛，加之产后气血虚弱，乳汁化源亦不足，虚实夹杂，治宜半疏半调，亦补亦通。

案二

刘某，女，31岁，已婚。2011年8月8日初诊。

剖宫产后半个月，乳汁稀少，不足以喂养婴儿，虽经饮食调理亦未见明显效果。乳房无明显胀痛，伴见头晕，乏力，出汗，大便溏薄。舌淡苔薄白，脉细。

诊断： 产后缺乳。

辨证： 气血虚弱，乳汁化源不足。

治法： 益气养血，佐以通乳。

处方： 参芪四物汤加减。

白　芍15 g	当　归15 g	炒白术15 g	熟　地15 g
通　草3 g	王不留行10 g	黄　精10 g	砂　仁6 g（后下）
炙黄芪20 g	党　参15 g	甘　草6 g	桔　梗6 g

5剂，水煎服。饮食配猪蹄汤。

二诊： 2011年8月15日。服上方后，乳汁稍增，乳房时有胀感。

舌淡苔薄白，脉沉细。继守前法，上方加穿山甲6 g，继服7剂。

三诊：2011年8月26日。服上方后，乳量大增，乳汁较前变稠，诸症缓解，唯感时有乏力、腰酸。舌淡苔薄白，脉弦细。继遵前法治疗。8月15日方去甘草，加川断15 g。7剂，水煎服。

按：中医认为乳汁乃气血所化，本案患者经历剖宫产手术损伤及产后失血，体内气血匮乏，无以化生乳汁，所以出现产后乳少。王子瑜教授针对患者情况，以益气养血的参芪四物汤为主，迅补其气血，同时加入通草、王不留行、桔梗、穿山甲通络下乳之品，使乳络通畅，乳汁得以正常排出，收到满意的疗效。

第十章　妇科杂病

第一节　癥　　瘕

妇女下腹部胞中有结块，伴有或痛或胀或满甚或出血者，称为“癥瘕”。

癥和瘕既有区别又有联系。包块坚硬，推之不移，痛有定处者属癥；积块不坚，推之可移，痛无定处者属瘕。因二者病形相似、难以截然分开，且瘕聚日久，由气及血，病情发展，亦可形成癥，故临床上多以癥瘕并称。癥瘕与内科所讲的积聚相同，癥同积，瘕同聚。

关于癥瘕，最早见于《黄帝内经》。《素问·骨空论》记载：“任脉为病，男子内结七疝，女子带下瘕聚。”《灵枢·水胀》有关于“石瘕”的记载：“石瘕生于胞中，寒气客于子门，子门闭塞，气不得通，恶血当泻不泻，衃以留止，日以益大，状如怀子，月事不以时下，皆生于女子，可导而下。”《金匮要略》首提“癥”名，并制定了第一张治疗癥瘕的方剂——桂枝茯苓丸，指出妇女患癥瘕会出现“如怀子状”，并兼有闭经或漏下的证候。《诸病源候论》首将癥瘕并称。《医宗金鉴》记载：“凡治诸癥积，宜先审身形之壮弱，病势之缓急而治之。如人虚，则气血衰弱，不任攻伐，病势虽盛，当先扶正气，而后治其病；若形证俱实，宜先攻其病也。经云：大积大聚，衰其半而止，盖恐过于攻伐，伤其气血也。”

一、病因病机

王子瑜教授认为癥瘕的主要病机是气滞、血瘀、痰湿或湿热阻滞气血，气血运行不畅，久而积结。

情志不遂，悲恐不乐，肝气失于疏泄，或邪气阻滞经脉，气机不畅，聚积腹中，气为血帅，气滞则血瘀，气聚血凝，气血运行不畅，积而成块，便成癥瘕。

新产经行不慎，或寒邪凝涩不行，或热邪煎熬成块，或气滞日久，由气及血，致腹中之血积结成块，而成癥瘕。

饮食不节，或肝郁犯脾，以致运化失职，水谷精微不能输布，反下注而为痰浊，痰凝气滞，甚则血亦受阻，脉络壅塞，痰浊与气血搏结，积结而成形，变为癥瘕。

感受湿热邪毒，或脾不健运，湿邪内生，郁于下焦，久而化热，湿阻气机，热灼津血，聚而不散，生痰致瘀，湿热之邪与气血互相搏结，滞塞经脉，发为癥瘕。

二、常用方药

1. 四逆散（《伤寒论》）加减

柴胡　枳实　赤芍　木香　三棱　莪术　青皮　川楝子

柴胡、木香、枳实、川楝子行气导滞，青皮疏肝达郁，赤芍凉血散瘀，三棱、莪术行气破血消癥。全方共奏行气导滞、活血消癥之效。

若月经后期、经量少者，加当归、川芎以活血通经；若小腹疼痛甚者，加延胡索、荔枝核理气活血止痛。

2. 化瘀汤（王子瑜教授经验方）

桂枝　茯苓　赤芍　桃仁　丹皮　莪术　三棱　鬼箭羽　炮山甲　生牡蛎

该方为桂枝茯苓丸（《金匮要略》）加减方，可活血化瘀、消癥散结。据临床观察，该方治疗子宫肌瘤疗效显著。

《灵枢·水胀》云：“石瘕生于胞中……恶血当泻不泻，衃以留止，日以益大，状如怀子，月事不以时下。”说明瘀血留滞胞宫，可聚为癥瘕，临床表现为月经提前，经量多、有血块，或经期延长，下腹胀痛。妇科检查示子宫体增大，质硬，形状不规则，无压痛。

方中桂枝温通血脉；茯苓渗利下行而益心脾之气，且有助于行瘀血；宿有癥块，郁久多能化热，丹皮、赤芍、桃仁既能化瘀血，又能清瘀热；三棱、莪术破瘀消癥；炮山甲活血通经、消肿排脓，配合三棱、莪术以破瘀消癥；鬼箭羽破血通经；生牡蛎长于软坚散结。全方共奏活血散结、破瘀消癥之功。

若少腹冷痛，喜热敷，畏寒，属寒凝血瘀者，加吴茱萸、肉桂、小茴香以温经助血行；若癥瘕日久，体虚脾弱，食少，乍寒乍热者，可加党参、黄芪以健脾益气；若疼痛剧烈者，加延胡索、莪术、乳香、没药以行气活血止痛；包块坚硬者，可加鳖甲、穿山甲以软坚散结、化瘀消癥。

3. 大黄䗪虫丸（《金匮要略》）加减

大黄　黄芩　桃仁　杏仁　赤芍　生地　水蛭　䗪虫　三棱　莪术

上方用于血瘀较重，见肌肤甲错，属邪实正盛者，可逐积消坚、祛瘀生新。方中大黄逐瘀攻下，并能凉血清热；赤芍凉血散瘀；䗪虫攻下积血；桃仁、三棱、莪术、水蛭活血化瘀；黄芩配大黄清瘀热；杏仁配桃仁以润燥结，且能破血降气，与活血攻下药配伍则有利于祛瘀血；生地滋养阴血，使瘀祛而不伤新血。

4. 开郁二陈汤（《万氏妇人科》）加减

制半夏　陈皮　茯苓　青皮　香附　川芎　莪术　木香　槟榔　甘草　苍术　生姜

青皮、香附、木香、槟榔理气行滞，制半夏、陈皮、茯苓、苍术、燥湿化痰，川芎活血调经，莪术活血消癥，甘草健脾以助化湿，生姜温中化痰，全方共奏理气化痰、破瘀消癥之功。

5. 大黄牡丹汤（《金匮要略》）加红藤、败酱草、制穿山甲等

方中大黄牡丹汤泻热破瘀、散结消肿，红藤、败酱草清热解毒，穿山甲通络消癥。全方共奏清热利湿、祛瘀消癥之功，用于湿热癥瘕。

三、病案举隅

案一

王某，36 岁，工人。2000 年 4 月 3 日初诊。

月经提前，经量过多，持续2年余。患者近2年来，月经提前，经量增多，月经周期（10～12）/25天。末次月经时间为2000年3月16日。经量多，色紫红，有血块，下腹胀痛，12天未净。头晕，心悸，乏力，纳少，浮肿，便溏，贫血貌。平时带下量多，下腹胀坠。舌质淡红，尖有瘀点，脉沉弦。

经妇科检查，宫体增大，孕8周大小，质硬，凹凸不平，双侧附件未见明显异常。B超检查显示，子宫7.9 cm×7.5 cm×5.6 cm，肌层数个回声减暗区，最大2.7 cm×2.4 cm，突向宫内。提示多发性子宫肌瘤。血常规化验，血红蛋白9 g/L，其他无异常。

诊断：癥瘕。

辨证：瘀血阻滞，留聚积结胞中。

治法：化瘀消癥。

处方：化瘀汤加减（王子瑜教授经验方）。

桂　枝10 g　　茯　苓15 g　　赤　芍15 g　　桃　仁10 g
丹　皮15 g　　莪　术10 g　　三　棱10 g　　鬼箭羽15 g
党　参15 g　　黄　芪15 g　　当　归15 g　　炮山甲15 g
生牡蛎30 g（先煎）

7剂，水煎服，日1剂，早晚分服。忌生冷、辛辣等刺激之品，保持心情舒畅。

二诊：2000年4月19日。药后于4月10日月经来潮，经量较过去减少，8天干净。头晕、心悸略减，余症同前。继服上方，经期停服。

经治疗3个月，病情显著好转。月经量减少，贫血症状改善。经妇科检查，子宫缩小至孕6周大小。后观察1年余，情况良好。

按：子宫肌瘤相当于中医“石瘕”，多为瘀血、痰浊留滞胞宫，日久聚为癥瘕。临床表现为月经提前，经量多，有血块，或经期延长，或下腹胀痛。经妇科检查，子宫体增大，质硬，形状不规则，一般无压痛。治疗应以理气活血、破瘀消癥、化痰散结为大法。

王子瑜教授博览古今，潜心钻研，积毕生经验，研制出化瘀汤，治疗子宫肌瘤，每获良效。

案二

刘某，女，34 岁，已婚。1982 年 4 月 10 日初诊。

少腹胀痛，持续半年余。患者近半年少腹胀痛，伴腰酸腿软，两乳胀痛，月经提前 8～10 天，色紫暗，有血块。末次月经时间为 1982 年 3 月 26 日。月经前后带下量多，质稠，色如茶水，有腥臭味，偶有阴痒。刻下头晕目眩，口苦咽干，小便黄，大便黏，纳食、睡眠可。舌紫暗有瘀斑，苔略黄厚腻，脉沉弦。经妇科检查，子宫后倾，大小正常，左附件（-），右侧可触及 4 cm×3 cm×3 cm 大小肿块，活动受限。

诊断：癥瘕。

辨证：肝经湿热下注，阻滞胞脉，日久成癥。

治法：清肝泻热，散结消癥。

处方：大黄牡丹汤加减。

大　黄 12 g	丹　皮 15 g	桃　仁 15 g	制穿山甲 10 g
川楝子 15 g	龙胆草 15 g	红　藤 15 g	败酱草 15 g
连　翘 15 g	茯　苓 15 g	川　芎 10 g	莪　术 6 g

7 剂，水煎服，日 1 剂，早晚分服。

二诊：1982 年 4 月 18 日。药后带下减少，颜色转为淡黄，但小腹仍胀痛，余症较为缓解。加强软坚散结之力。

大　黄 12 g	丹　皮 15 g	桃　仁 15 g	莪　术 6 g
川楝子 15 g	龙胆草 15 g	红　藤 15 g	败酱草 15 g
昆　布 12 g	茯　苓 15 g	山慈菇 12 g	制穿山甲 10 g
川　芎 10 g			

7 剂，水煎服，日 1 剂，早晚分服。

三诊：1982 年 4 月 25 日。药后带下量减七八，胁痛已除，少腹胀较前减轻，妇科检查示肿块稍小，轻微头晕，泛恶，继用上方加减。

大　黄 12 g	丹　皮 15 g	桃　仁 15 g	制穿山甲 6 g
川楝子 15 g	淡竹茹 15 g	红　藤 15 g	败酱草 15 g
昆　布 12 g	制半夏 15 g	陈　皮 15 g	茯　苓 15 g
川　芎 10 g	莪　术 6 g	山慈菇 12 g	

7 剂，水煎服，日 1 剂，早晚分服。

四诊：1982 年 5 月 8 日。带下已止，头晕、泛恶亦除，仍轻微少腹胀，经妇科检查，右附件肿块缩小。治以理气活血、化瘀软坚。

柴　胡 15 g	陈　皮 15 g	赤　芍 15 g	白　芍 15 g
当归尾 10 g	桃　仁 10 g	山慈菇 12 g	丹　皮 10 g
海　藻 15 g	昆　布 15 g	莪　术 6 g	红　藤 15 g

7 剂，水煎服，日 1 剂，早晚分服。

此后继服上方 1 个月，诸症好转，唯经期小腹尚感胀痛，经妇科检查，双附件（－）。小腹偶有隐痛，余无不适。

按：本案为肝经湿热下注、痰瘀阻滞胞脉所致湿热癥瘕，用大黄、丹皮、桃仁泻热破瘀、散结消肿，川楝子、龙胆草清肝经湿热，红藤、败酱草清热解毒消痈，莪术、制穿山甲通络消癥，再配伍其他理气祛湿等药物，共奏清肝泻热、散结消癥之功。

第二节　盆腔炎性疾病

女性内生殖器官（子宫、输卵管、卵巢）及盆腔腹膜、子宫周围的结缔组织发生炎症时，称为盆腔炎性疾病（急性盆腔炎）。炎症可局限于 1 个部位，也可几个部位同时发病，最常见的是输卵管炎及输卵管卵巢炎。根据其发病过程、临床表现，可分为急性盆腔炎和慢性盆腔炎两种。急性炎症有可能引起弥漫性腹膜炎、败血症，甚至感染性休克，严重者可危及生命。若在急性期未能得到彻底治愈，则可转为盆腔炎性疾病后遗症（慢性盆腔炎）。慢性盆腔炎由于久治不愈，反复发作，可严重影响女性身心健康，给病人造成痛苦。

一、盆腔炎性疾病（急性盆腔炎）

盆腔炎性疾病的症状可因炎症的程度及范围大小而有轻重不同。患者主要表现为下腹疼痛，伴有发热，带下量增多、色黄、味臭，如病情严重可有高热、寒战、头痛、食欲不振等。

本病属中医学“妇人腹痛”“癥瘕”“带下病”“热入血室”“产后发热”等范畴。

急性盆腔炎可因经期、产后（或流产后）血室正开或宫腔操作时消毒不严，或摄生不慎，湿热毒邪乘虚内侵胞宫、胞脉、冲任，与气血相搏结，致气血阻滞而成。

王子瑜教授认为临床治疗急性盆腔炎应先以清热解毒除湿、化瘀止痛为主，待热毒之势稍缓，再应用活血化瘀消癥之法继续治疗。

（一）常用方药

1. 解毒活血汤（《医林改错》）合四妙散（《成方便读》）

连翘　柴胡　葛根　枳壳　当归　赤芍　生地　红花　桃仁　甘草　苍术　黄柏　薏苡仁　牛膝

方中连翘、葛根清热解毒，生地、赤芍、当归凉血和血，红花、桃仁活血化瘀，柴胡、枳壳行气散结，四妙散（苍术、黄柏、薏苡仁、牛膝）清热除湿，甘草健脾以助化湿。上方适用于湿热瘀阻型急性盆腔炎。

若少腹结块，加三棱、莪术破瘀散结；腹胀痛甚，加川楝子、延胡索理气行滞止痛。

2. 大黄牡丹皮汤（《金匮要略》）

大黄　丹皮　桃仁　冬瓜仁　芒硝

本方原主治外科肠痈，因其泻热破瘀、散结消肿，故临床上常用于妇科急性盆腔炎的治疗。

方中大黄泻肠中湿热瘀结之毒；芒硝软坚散结，助大黄促其速下；桃仁、丹皮凉血散血，破血祛瘀；冬瓜仁清肠中湿热，排脓消痈。

若下腹痛甚者，加制乳香、制没药、延胡索、川楝子、木香行气止痛；炎症包块较大者，加莪术、生蒲黄、五灵脂以活血通络；带下黄稠、量多，加黄柏、土茯苓以清热利湿止带。

3. 银翘红酱解毒汤（《中医妇科临床手册》）

金银花　连翘　红藤　败酱草　丹皮　生山栀　赤芍　桃仁　薏苡仁　延胡索　川楝子

本方以清热解毒、活血化瘀药物为主，临床上常与大黄牡丹皮汤合用治疗急性盆腔炎热毒炽盛型。方中金银花、连翘、红藤、败酱草清热解毒，生山栀清三焦实热，丹皮、赤芍凉血活血，桃仁、薏苡仁化瘀排脓，延胡索、川楝子行气止痛。

若高热、汗出、烦躁，甚或斑疹隐隐，舌红绛，苔黄燥，脉弦细而数，属热入营血，应用清营汤加蒲公英、紫花地丁、重楼以清营解毒、凉血滋阴，药物有玄参、生地、麦冬、金银花、连翘、竹叶心、丹参、黄连、水牛角、蒲公英、紫花地丁、重楼。

（二）病案举隅

案一

杨某，女，24岁，已婚。1986年9月3日初诊。

右下腹痛4~5天，加重3天。患者自诉4~5天前月经干净后开始出现下腹痛，近3日加重，下腹痛较剧，痛处不移，拒按，伴腹胀，带下增多、色黄、质黏稠、味臭，发热，体温38℃，纳差，口干喜饮，夜眠欠佳，大便正常，小便色黄。舌暗红，苔薄黄，脉弦滑。

14岁月经初潮，7/30天，量较少，无痛经史。结婚后月经周期缩短，为（2~3）/（23~24）天，经量少，无痛经，平素带下不多。经妇科检查，子宫体有压痛，右侧附件明显增厚，有压痛，左侧轻压痛。血常规示白细胞10.2×10^9/L，中性粒细胞80%。

诊断：急性盆腔炎。

辨证：湿热蕴结，瘀阻胞中。

治法：清热除湿，行气化瘀止痛。

处方：四逆散加减。

柴　胡10 g	枳　实10 g	赤　芍10 g	生甘草10 g
红　藤15 g	败酱草15 g	鱼腥草15 g	川楝子10 g
生苡仁15 g	当　归10 g	木　香10 g	丹　皮10 g
延胡索10 g			

7剂，水煎服，日1剂，早晚分服。忌辛辣，饮食宜清淡。

二诊：1986年9月11日。治疗3天后，腰腹痛明显见好，5天后腹痛已除。现小腹胀，纳可，睡眠好，大便干燥，体温正常。经查，右下腹压痛已消失。舌红，苔薄黄，脉弦。效不更方，仍以原方为主加减，原方去木香，加川军、生地。

柴　胡 10 g　枳　实 10 g　生苡仁 15 g　生甘草 6 g
败酱草 15 g　鱼腥草 15 g　川　军 6 g　赤　芍 10 g
当　归 10 g　丹　皮 10 g　延胡索 10 g　川楝子 10 g
生　地 15 g　红　藤 15 g

7 剂，水煎服，日 1 剂，早晚分服。

三诊： 1986 年 9 月 18 日。药后腹胀消除，现无不适。经妇科检查，子宫体已无压痛，两侧附件无明显压痛，但右侧稍厚于左侧。

按： 本案患者因经期不慎，湿热之邪内侵，停留于少腹，阻滞气机，加之妇女肝气不舒，气滞血瘀，湿热瘀结，阻滞胞宫、胞脉，不通则痛，故腹痛拒按、痛处不移，且伴腹胀。治疗上以红藤、败酱草、鱼腥草、生苡仁、生甘草清热解毒除湿，柴胡、枳实、赤芍、当归、木香、延胡索、川楝子行气活血化瘀止痛，丹皮凉血祛瘀。经治后湿热得去，气滞得行，瘀血得化，疼痛自消。

案二

赵某，女，26 岁，已婚。1983 年 3 月 5 日初诊。

患者半月前行流产清宫术，近 2 日下腹疼痛，今日因腹部疼痛剧烈就诊。痛处触之拒按，有反跳痛，体温升高达 39.6℃，头疼，泛恶不吐，烦躁，口渴，带下如脓，其气臭秽，大便干结，尿频、色赤。舌质红，苔黄腻，脉滑数。经妇科检查，子宫后位，稍大，触痛明显，双侧附件增厚与子宫粘连，压痛明显。查血常规，白细胞 18.6×10^9/L，中性粒细胞 85%。

诊断： 急性盆腔炎。

辨证： 热毒瘀滞，蕴结下焦。

治法： 清热解毒，活血化瘀止痛。

处方： 银翘红酱解毒汤加减。

银　花 15 g　连　翘 15 g　红　藤 15 g　柴　胡 10 g
生　地 15 g　赤　芍 10 g　丹　皮 10 g　白花蛇舌草 15 g

枳　实 10 g	桃　仁 10 g	马鞭草 15 g	生甘草 6 g
川　军 6 g（后下）			

6 剂，水煎服，日 2 剂。

二诊： 1983 年 3 月 13 日。服药后曾腹泻 3 次，泻后高热渐退，腹痛明显减轻，头痛、恶心亦轻，但瘀热尚未清除，守前方去银花、连翘、川军，加败酱草、生苡仁。

败酱草 15 g	生苡仁 15 g	红　藤 15 g	柴　胡 10 g
生　地 15 g	赤　芍 10 g	丹　皮 10 g	白花蛇舌草 15 g
枳　实 10 g	桃　仁 10 g	马鞭草 15 g	生甘草 6 g

6 剂，水煎服，日 1 剂。

三诊： 1983 年 3 月 21 日。身热已退，腹痛轻微，带下亦少。复查血常规，白细胞 $10.2\times10^9/L$。唯感小便频数，尿道有灼热感，少腹胀坠。查尿常规，白细胞 6～8/HP，红细胞满视野。此为湿热移于小肠、膀胱，治以清利下焦湿热。方用八正散加减。

生　地 15 g	木　通 10 g	瞿　麦 10 g	鱼腥草 15 g
茅　根 15 g	车前草 15 g	栀　子 10 g	六一散 15 g（包煎）
小　蓟 12 g	萹　蓄 15 g	琥珀粉 1.5 g（吞服）	

3 剂，水煎服，日 1 剂，早晚分服。

四诊： 1983 年 3 月 26 日。服药后尿频减轻，小便畅通，尿道口已不痛，但仍有腰痛。再拟丸药调治，用知柏地黄丸，每次 1 丸，日服 2 次。连服 1 个月，症状消失，妇科检查示盆腔恢复正常。

按： 本例患者因流产后血室正开，湿热毒之邪乘虚内侵胞宫、胞脉、冲任，与气血相搏结，气血瘀阻胞宫、胞脉。热毒内蕴，则高热；湿热瘀结阻于胞宫、胞脉，不通则痛，故腹痛剧烈；湿热下注，损伤任带二脉，则见带下量多如脓、臭秽。治疗先用清热解毒、活血化瘀之法，并配合应用大黄以泻肠中湿热瘀结之毒。泻后高热退、腹痛轻，继之减缓泻力，加重清热除湿之力，热毒之邪渐退，但湿热移于小肠、膀胱，表现为小便频数、尿道有灼热感，故改用八正散加减以清热泻火、利水通淋，使疾病趋愈。

案三

李某，女，44 岁，已婚。1988 年 10 月 26 日初诊。

双侧少腹痛，持续 3 年，加重 3 天。患者 3 年前即发现盆腔炎，双侧少腹痛、腰痛，在妇产医院治疗，注射胎盘组织浆，效果不显，未继续治疗。本月 24 日晨起无明显诱因突发双侧少腹剧烈疼痛，腰痛，上午 10 点起周身发冷、口唇发紫、恶心、头晕，查体温 38℃，经内诊诊为急性盆腔炎，尿妊娠试验阴性。前次月经时间为 9 月 23 ~ 27 日，以后未同房，末次月经时间为 10 月 19 ~ 23 日，经量多，色鲜红，夹小血块。现双侧少腹刺痛，腰痛，无恶心、纳差，大便干。舌质红，苔薄黄腻，脉细弦略数。

13 岁月经初潮，月经规律，（4 ~ 6）/（28 ~ 30）天，经量、色、质正常，有轻度痛经，平素带下量多，色黄。25 岁结婚，孕 3 产 2，末次生产于 1970 年，1969 年人工流产 1 次，以后未避孕，夫妇同居时间较少。经妇科检查，子宫后位偏左，孕 6 周大小，质中，活动差，右侧附件增厚，轻压痛，左侧附件增厚与盆壁粘连，压痛（ + + ）。血常规示白细胞 $16.1 \times 10^9/L$，中性粒细胞 78%。

诊断：急性盆腔炎。

辨证：湿热瘀滞。

治法：清热祛湿，祛瘀消癥止痛。

处方：

当　归 10 g　　丹　皮 12 g　　赤　芍 12 g　　桃　仁 10 g
延胡索 10 g　　川楝子 10 g　　丹　参 15 g　　制乳香 10 g
制没药 10 g　　红　藤 15 g　　生苡仁 15 g　　败酱草 15 g
穿山甲 10 g　　生甘草 6 g　　川　军 6 g（后下）

7 剂，水煎服，日 1 剂，早晚分服。

二诊：1988 年 11 月 5 日。仍感下腹及少腹痛如针刺。复查血常规：白细胞 $10.1 \times 10^9/L$，中性粒细胞 79%。舌红，苔黄腻，脉滑。辨证同前，治以理气活血止痛。

柴　胡 10 g　　赤　芍 15 g　　白　芍 15 g　　丹　皮 12 g
延胡索 10 g　　川楝子 10 g　　丹　参 15 g　　川　军 6 g（后下）

制乳香10 g　制没药10 g　蒲公英15 g　败酱草15 g
红　藤15 g　穿山甲10 g　鱼腥草15 g　生甘草6 g

7剂，水煎服，日1剂，早晚分服。忌辛辣，注意休息。

三诊： 1988年11月12日。患者已不感下腹疼痛，腰酸亦减，诉胃脘不适，多食即胀，恶心，大便日二三次。舌红，苔黄腻，脉滑。效不更方，原方加减。

柴　胡10 g　赤　芍10 g　白　芍10 g　川楝子10 g
延胡索10 g　丹　参15 g　黄　芩10 g　枳　壳12 g
焦三仙各10 g　郁　金10 g　佩　兰10 g

7剂，水煎服，日1剂，早晚分服。

配合中药灌肠，治以清热解毒、理气活血。灌肠方：

蒲公英30 g　红　藤30 g　丹　皮12 g　连　翘15 g
柴　胡10 g　桃　仁10 g　苏　木10 g　重　楼10 g
路路通15 g　柞木枝12 g

7剂，浓煎100 ml灌肠，日1剂。

经继续调治2周，患者已无腹痛，胃脘不适等症状均消失。妇科检查，右侧附件增厚已不明显，无压痛，左侧附件轻度增厚，压痛不明显。

按： 患者因摄生不慎，感受湿热之邪，流注下焦，阻滞气血，瘀阻冲任、胞脉，不通则痛，故见腹痛，瘀阻日久结为癥瘕。证属血热瘀滞，治当清热祛湿、祛瘀消癥，但患者初诊时正值经期，药不宜过于苦寒，经后则加重清热祛湿解毒之蒲公英、鱼腥草，并配合灌肠方清热祛湿、活血通络，内服、外用配合，则收效显著。

二、盆腔炎性疾病后遗症（慢性盆腔炎）

慢性盆腔炎的主要症状是下腹痛及腰痛，常在劳累、性交及月经前后加剧，并可伴带下量多，甚至不孕。

本病属中医学“妇人腹痛”“癥瘕”“带下病”等范畴。

早在《金匮要略·妇人杂病脉证并治》中就已有关于妇人腹痛症

状及方药的论述，“妇人腹中诸疾痛，当归芍药散主之”及“妇人腹中痛，小建中汤主之”。《诸病源候论》提出“阴阳过度，则伤胞络，故风邪乘虚而入于胞，损冲任之经……致令胞络之间，秽液与血相兼，连带而下”。《妇人大全良方》提出“夫妇人小腹疼痛者，此由胞络之间夙有风冷，搏于血气，停结小腹，因风虚发动，与血相击，故痛也”。宋代齐仲甫《女科百问》提出“或宿有风冷，搏于血，血气停结，小腹痛也”。《秘传证治要诀及类方·妇人门·经事不调》提出“经事来而腹痛者，经事不来而亦腹痛者，皆血之不调故也”。

慢性盆腔炎的病机主要是湿毒、湿热、寒湿之邪内侵后，未及时或彻底治愈，邪气流连，与冲任、胞脉、气血搏结而成瘀；或肝经积郁，气滞血瘀，久则成癥，瘀阻冲任胞脉，不通则痛。慢性盆腔炎缠绵难愈，重伤正气，故临床常见寒热错综、虚实夹杂之证。

王子瑜教授认为，慢性盆腔炎在临床上多分为湿热瘀结、肝郁气滞、脾虚湿阻、肾虚失荣 4 种证型。临床上治疗慢性盆腔炎除以口服中药为主外，配合中药保留灌肠也是很重要的，因为保留灌肠之药物经直肠直接吸收作用于病灶，则盆腔血液中药物浓度高，促进局部组织血行，药物作用发挥快，且可使局部温度升高，通过温热刺激促进盆腔局部血液循环，改善局部微循环的作用，使局部组织营养状态改善，从而促进炎症的吸收。再加上口服中药之全身对证治疗，则疗效更佳。

（一）常用方药

1. 四逆散（《伤寒论》）合四妙散（《成方便读》）加减

柴胡　芍药　枳实　甘草　苍术　黄柏　牛膝　薏苡仁　泽兰　延胡索　川楝子

湿热瘀结型慢性盆腔炎主要表现为少腹疼痛拒按，灼热感，或低热起伏，伴腰骶胀痛，带下量多、色黄、质黏，小便黄，大便不爽，舌质红，苔薄黄，脉弦滑或细滑。湿热蕴结，病程缠绵，日久难愈，与血搏结，瘀阻冲任，血行不畅，不通则痛，故少腹疼痛拒按，灼热感，或低热起伏；邪阻胞脉，胞络者系于肾，故腰骶胀痛；湿热下注，任带二脉受损，故带下量多、色黄、质黏；湿热蕴结，故小便黄、大便不爽。舌质红，苔薄黄，脉滑等，均为湿热内盛之征。

王子瑜教授根据多年临床经验认为，四逆散不单是用于治疗少阴病，对妇科的一些疾病也有卓显的疗效，配合四妙散治疗慢性盆腔炎湿热瘀结型效果很好。方中柴胡既可疏肝解郁，又可升清阳以使郁热外透；芍药养血敛阴，与柴胡相配，一升一敛，使郁邪透解而不伤阴；枳实行气散结，以增强疏畅气机之效；甘草健脾和中，调和诸药，与芍药相配，又可缓肝之急以解少腹疼痛；四妙散（苍术、黄柏、牛膝、薏苡仁）清热除湿；泽兰活血化瘀止痛；延胡索、川楝子行气止痛。

2. 逍遥散（《太平惠民和剂局方》）合金铃子散（《素问病机气宜保命集》）加减

柴胡　当归　白芍　白术　茯苓　炙甘草　生姜　延胡索　川楝子

肝郁气滞型慢性盆腔炎的主要临床表现是少腹及胸胁、乳房胀痛，烦躁易怒，或月经先后无定期，舌暗或有瘀点，脉弦。肝郁气滞，血行不畅，瘀阻冲任胞脉，不通则痛，故少腹胀痛、拒按；肝脉不舒，气机不利，故胸胁、乳房胀痛，烦躁易怒；肝气疏泄失常，血海蓄溢失调，故月经先后无定期。舌暗或有瘀点，脉弦，均为气滞血瘀之征。

方中柴胡疏肝解郁；当归、白芍养血柔肝；白术、茯苓健脾祛湿，使脾运化有权，气血化生有源；炙甘草益气补中，缓肝之急；生姜温胃和中；川楝子疏肝气、泻肝火；延胡索行气活血。该方用于肝郁气滞型慢性盆腔炎。

3. 完带汤（《傅青主女科》）加减

白术　山药　党参　白芍　苍术　甘草　陈皮　黑芥穗　柴胡　车前子

脾虚湿阻型慢性盆腔炎主要表现为腰腹隐痛阵作，带下量多、色白或淡黄、质稀薄，无臭气，神疲乏力，口淡无味，纳少，便溏，面目虚浮，面色萎黄或㿠白，舌质淡，苔白或腻，脉缓弱。脾气虚弱，运化失职，气血亏虚，不能荣养，则见腰腹隐痛振作；水湿内停，湿浊下注，损伤任带，任脉不固，带脉失约，故带下量多、色白或淡黄、质稀薄、无臭气；脾虚中阳不振，则神疲乏力，面色萎黄或㿠白；脾虚运化失职，则纳少、便溏、面目虚浮。舌质淡、苔白腻，脉缓弱为脾气虚弱之征。

方中党参、山药、甘草健脾益气；苍术、白术、陈皮健脾燥湿、行气和胃；柴胡、白芍疏肝理气、升阳除湿；车前子利水除湿；黑芥穗入血分，祛风胜湿。全方共奏健脾升阳祛湿之效。

4. 艾附暖宫丸（《仁斋直指方》）加减

艾叶　官桂　吴茱萸　香附　当归　白芍　生地　川芎　黄芪　续断

肾虚失荣型慢性盆腔炎的主要表现有小腹隐痛，日久缠绵，或觉发凉，受寒后加重，带下淋漓、色白、质稀，腰骶酸痛，下肢无力，或见小便频数，身体怕冷，舌淡、苔白，脉沉细弱。久病伤肾，精血不足，胞脉失于荣养，血行迟滞，故小腹隐痛；腰府、下元失养，则腰骶酸痛、下肢无力；肾虚，胞脉失于温煦，则腹觉发凉；任带二脉失约，则带下淋漓、色白、质稀。小便频数、身体怕冷，也属肾虚之象。舌淡、苔白滑，脉沉细弱均为肾虚失荣之征。

方中官桂补肾暖宫通脉；吴茱萸、艾叶温经止痛；香附行气止痛；当归、白芍、生地养血和血；川芎行气活血止痛；黄芪益气生血，荣则不痛，且益气活血，气行则血行，疼痛缓解；续断补肾养血、通经止痛。全方合用，以达补肾养血、暖宫止痛之目的。

（二）病案举隅

案一

张某，女，31岁，已婚。1987年8月11日初诊。

小腹疼痛，持续半年余，加重1天。患者于半年多前出现小腹部时有疼痛，曾在外院诊为盆腔炎，服用消炎药等治疗，用药时稍好转，停药后又复发。自述昨日开始下腹痛加重，并感觉有低热，带下量多、色黄。饮食、二便正常。舌略红，苔薄黄腻，脉弦细。

月经初潮17岁，平素月经尚规律，（5～7）/23天左右，经量中等，有血块。无明显痛经史。25岁结婚，孕2产1，带环5年，末次月经时间为1987年7月31日。经妇科检查，宫体后位，正常大小，质中，轻压痛；左侧附件增厚压痛，右侧轻微增厚、压痛。血常规示白细胞 9.9×10^9/L，中性粒细胞70%。B超示双侧附件炎不除外。

诊断： 妇人腹痛。

辨证： 湿热瘀结，不通则痛。

治法： 清热除湿，行气活血止痛。

处方：

苍　术 15 g　　黄　柏 15 g　　牛　膝 15 g　　薏苡仁 15 g
柴　胡 10 g　　生甘草 6 g　　枳　实 10 g　　赤　芍 10 g
白　芍 10 g　　延胡索 10 g　　川楝子 10 g　　土茯苓 15 g
郁　金 10 g　　泽　兰 15 g

6 剂，水煎服，日 1 剂，早晚分服。忌辛辣。

灌肠方：

败酱草 30 g　　枳　壳 12 g　　丹　皮 15 g　　赤　芍 15 g
桃　仁 12 g　　连　翘 15 g　　水　蛭 15 g　　重　楼 15 g
苏　木 10 g　　柴　胡 10 g　　槟　榔 12 g　　红　花 15 g

6 剂，浓煎 100 ml，灌肠，日 1 剂。

二诊： 1987 年 8 月 17 日。药后腹痛减，末次月经时间为 7 月 30 日。服上药后腹泻。舌暗红，苔薄黄，脉弦细。辨证同前，治以清热除湿、活血化瘀止痛。

苍　术 15 g　　黄　柏 15 g　　牛　膝 15 g　　薏苡仁 15 g
柴　胡 10 g　　生甘草 6 g　　枳　实 10 g　　赤　芍 10 g
白　芍 10 g　　延胡索 10 g　　川楝子 10 g　　土茯苓 15 g
败酱草 15 g　　广木香 10 g

7 剂，水煎服，日 1 剂，早晚分服。

灌肠方同前。

三诊： 1987 年 8 月 24 日。现月经周期 25 天，小腹隐痛，舌暗红，脉弦细。辨证同前，治以清热除湿、活血化瘀止痛。

苍　术 15 g　　黄　柏 15 g　　牛　膝 15 g　　薏苡仁 15 g
柴　胡 10 g　　生甘草 6 g　　枳　实 10 g　　赤　芍 10 g
白　芍 10 g　　延胡索 10 g　　川楝子 10 g　　土茯苓 15 g
益母草 15 g　　制香附 10 g　　丹　参 15 g

7 剂，水煎服，日 1 剂，早晚分服。

灌肠方同前。

又经过1个多月治疗调理，患者腹痛基本消失，妇科检查仅有左侧附件轻压痛，其余无明显异常。

按：本患者属湿热蕴结，病程缠绵，日久难愈，与血搏结，瘀阻冲任，血行不畅，不通则痛，故小腹疼痛，且感觉有低热；湿热下注，任带二脉受损，故带下量多、色黄；舌略红、苔薄黄腻等均为湿热内蕴之征。治疗上口服方以清热除湿行气为主，而灌肠方则以行气活血为主，两方配合，内服外用，协同作用，达到清热除湿、活血化瘀止痛的目的。

案二

王某，女，40岁，已婚。1987年5月21日初诊。

小腹疼痛，持续2年余，加重1个月。近2年来小腹时有隐痛、胀痛，伴腰酸痛。曾到他院就诊，予中西药治疗，效不显。1个月前在我院门诊诊为“盆腔炎”，予疏肝理气兼以健脾补肾之品，药后腹痛稍减。现于经前下腹胀痛加重，乳胀，性情急躁。月经平时偏多，色正红、有块，腰酸疼痛。平素口干，纳食可，二便调。舌暗红、苔薄白，脉弦。

17岁月经初潮，4/（28～30）天，经量中，色红，痛经轻度，带下量较多，色白、无味。23岁结婚，孕4产3，自然流产1次，已行绝育术。经妇科检查，子宫前位，大小正常，质中，轻触痛，双侧附件增厚，轻压痛，右侧为主。

诊断：妇人腹痛。

辨证：肝郁气滞，气滞血瘀。

治法：疏肝解郁，理气止痛。

处方：

柴　胡10 g	丹皮15 g	当归10 g	赤　芍10 g
白　芍10 g	延胡索10 g	川楝子10 g	川　断10 g
杜　仲10 g	制香附10 g	益母草15 g	

5剂，水煎服，日1剂，早晚分服。调情志，忌烟。

二诊：1987年5月28日。药后腰腹痛减轻，月经于2~4日净。近两日眠佳，大便畅。舌淡、苔薄白，脉沉弦细。辨证同前，治仍以疏肝解郁、理气止痛为法。

柴　胡10 g　丹　皮15 g　当　归10 g　赤　芍10 g
白　芍10 g　延胡索10 g　川楝子10 g　川　断15 g
杜　仲10 g　制香附10 g　生苡仁15 g　土茯苓15 g
制乳香10 g　制没药10 g

7剂，水煎服，日1剂，早晚分服。调情志，忌烟。

灌肠方：

柴　胡10 g　枳　壳12 g　丹　皮15 g　川楝子10 g
桃　仁12 g　连　翘15 g　水　蛭10 g　重　楼15 g
苏　木10 g　败酱草30 g　槟　榔12 g　红　藤15 g
赤　芍10 g　白　芍10 g

7剂，浓煎100 ml，灌肠，日1剂。

三诊：1987年6月4日。小腹及腰部轻度疼痛。舌微红，少苔，脉细滑。辨证同前，原方加减。

柴　胡10 g　丹　皮15 g　当　归10 g　赤　芍10 g
白　芍10 g　延胡索10 g　川楝子10 g　川　断15 g
杜　仲10 g　制香附10 g　生苡仁15 g　生　地15 g
制乳香10 g　制没药10 g

7剂，水煎服，日1剂，早晚分服。调情志，忌烟。

灌肠方同前，7剂，灌肠，日1剂。

经过2个多月治疗，于1987年8月10日复诊，自诉腹痛已缓解。妇科检查，子宫前位，大小质地正常，无触痛，双侧附件未见明显异常。

按：本案患者平素肝郁气滞，故经前乳胀、性情急躁；肝郁气滞，气血运行不畅，阻滞胞宫、胞脉，不通则痛，故下腹胀痛；肝郁克脾，脾失健运，湿浊内生，流注下焦，损伤任带二脉，则见带下量多、色白。治疗上口服方以疏肝行气为主，灌肠方则在疏肝行气的基础上加入活血、除湿、止痛之品。

案三

李某，女，30岁，已婚。1987年10月5日初诊。

腰及少腹隐痛阵作，持续4年。患者自1983年上环以来，腰腹隐痛阵作，以左少腹为重，带下量多，曾在外院透环正常，平素月经正常，自带环后月经提前1周，带经4天，量多，有血块，未曾治疗。现患者腰腹疼痛，带下量稍多、色白，饮食、二便正常。舌淡红，苔薄白，脉细滑。

月经初潮17岁，以往月经规律，7/30天，经量中等、色鲜红、无血块，无痛经。末次月经时间为9月22日。25岁结婚，孕1产1，孩子5岁，体健。经妇科检查，宫体后位，正常大小，质中等，轻压痛；左附件增厚、压痛，右附件未见异常。

诊断：慢性盆腔炎。

辨证：脾虚湿阻，瘀血阻滞。

治法：健脾利湿，行气活血。

处方：

苍　术10 g　白　术10 g　山　药15 g　赤　芍10 g
白　芍10 g　木　香6 g　柴　胡6 g　车前子10 g（包煎）
生甘草6 g　荆芥穗6 g　败酱草15 g　党　参15 g
生苡仁20 g

7剂，水煎服，日1剂，早晚分服。忌辛辣，慎劳逸。

二诊：1987年10月12日。药后疼痛明显减轻，现仅轻度腰腹隐痛，带下偶有血丝。舌淡红，苔薄白，脉弦。辨证同前，原方加减。

苍　术10 g　白　术10 g　生甘草6 g　车前子10 g（包煎）
山　药15 g　木　香6 g　柴　胡6 g　赤　芍10 g
白　芍10 g　荆芥穗6 g　败酱草15 g　生苡仁20 g
椿根皮10 g　荆芥炭10 g　党　参15 g

7剂，水煎服，日1剂，早晚分服。

三诊：1987年10月19日。腰腹疼痛不明显，带下中已无血丝。舌淡红、苔薄白，脉弦细。效不更方，原方加减继服。

苍　术10 g　白　术10 g　山　药15 g　生甘草6 g

柴　胡6 g　　车前子10 g　　木　香6 g　　赤　芍10 g
白　芍10 g　　荆芥穗6 g　　生苡仁20 g　　当　归10 g
益母草15 g　　川断15 g

7剂，水煎服，日1剂，早晚分服。

四诊：1987年11月2日。末次月经时间为10月23～30日，现已净3天，觉轻微下腹痛，余无明显不适。舌淡红、苔薄白，脉弦细。复查内诊：宫体后位，正常大小，活动，无压痛；附件左侧增厚呈细索条状，压疼不明显，右侧未见异常。辨证同前，治以健脾利湿，经后兼养血补肾以善后。

白　术10 g　　山　药15 g　　白　芍10 g　　生甘草6 g
柴　胡6 g　　生苡仁20 g　　荆芥穗6 g　　当　归10 g
益母草15 g　　川　断15 g　　枳　壳10 g　　茯　苓12 g

7剂，水煎服，日1剂，早晚分服。忌辛辣，慎劳逸。

按：患者素体脾虚，不能运化水湿，水湿之气下陷，损伤任带二脉而为带下量多；湿浊蕴结，气机不畅，气血运行迟滞，不通则痛，故腰及少腹隐痛。本案患者既有脾虚湿蕴，又有气血运行不畅，故王子瑜教授在治疗时用苍术、白术、山药、党参、生苡仁、车前子益气健脾利湿，用柴胡、赤芍、木香等行气活血止痛。

案四

周某，女，29岁，已婚。2005年1月24日初诊。

患者小腹疼痛，持续2年。近2年时感小腹隐痛，曾被诊为“盆腔炎”，间断服用中药治疗，疼痛时轻时重。平素觉腰酸，乏力，小便频数，怕冷，带下量较多、色白、质稀。舌淡、苔白，脉沉细。月经错后，持续4年，结婚3年未孕。月经周期（3～4）/（37～50）天，经量少、色暗。末次月经时间为1月20日。经妇科检查，子宫中后位，正常大小，活动不良，轻压痛，附件左侧轻度增厚，压痛。

诊断：妇人腹痛，月经后期，不孕症。

辨证：肾虚失荣。

治法：补肾养血，暖宫止痛。

处方：

生　地 15 g	熟　地 15 g	艾　叶 10 g	桂　枝 10 g
吴茱萸 6 g	香　附 10 g	当　归 10 g	白　芍 10 g
黄　芪 15 g	续　断 15 g	菟丝子 15 g	

7 剂，水煎服，日 1 剂，早晚分服。

二诊：2005 年 1 月 31 日。药后感腰酸、乏力稍减轻，小腹疼痛时间减少，舌淡、苔白，脉沉细。辨证、治法同前。

生　地 15 g	熟　地 15 g	艾　叶 10 g	桂　枝 10 g
吴茱萸 6 g	香　附 10 g	当　归 10 g	白　芍 10 g
黄　芪 15 g	续　断 15 g	菟丝子 15 g	巴戟天 15 g
紫河车 10 g	丹　参 15 g		

7 剂，水煎服，日 1 剂，早晚分服。

三诊：2005 年 2 月 18 日。腰腹疼痛明显减轻，小便频数好转，带下量较前有所减少，但仍觉稍多，质稀，舌淡、苔白，脉沉细。辨证同前，治以补肾养血、暖宫止痛、活血通经。

生　地 15 g	熟　地 15 g	艾　叶 3 g	桂　枝 10 g
吴茱萸 6 g	香　附 10 g	当　归 10 g	赤　芍 10 g
白　芍 10 g	黄　芪 15 g	菟丝子 15 g	川牛膝 15 g
覆盆子 15 g	桃　仁 10 g	丹　参 15 g	

7 剂，水煎服，日 1 剂，早晚分服。

之后经以上方加减化裁，又治疗 3 周，腹痛消失，带下正常。随访得知，2 个月后已经妊娠。

按：本案患者月经错后持续 4 年，（3～4）/（37～50）天，经量少、色暗，结婚 3 年未孕，可知其素有肾虚，加之本病病程较长，日久缠绵，损伤肾气，肾阳不足，虚寒内生，冲任、胞宫失于温煦，虚寒滞血，经血运行迟滞，故而小腹时有疼痛；肾阳不足，不能温化膀胱，气化失常，则小便频；腰为肾之府，肾虚则见腰酸痛；肾阳不足，命门火衰，封藏失职，任脉不固，带脉失约，精液滑脱而下，则见带下量多、质稀。桂枝补肾暖宫通脉，吴茱萸、艾叶温经暖宫止痛，香附行气止痛，当归、白芍、熟地养血和血，赤芍、桃仁行气活血止痛，黄芪益气生血，续断、菟丝子补肾养血、通经止痛，巴戟天、紫河车补肾阳、强腰膝、益精血。经间期加用补阳活血之品以促排卵，经前期加用活血通经之品以利经血顺畅下行。

第三节　不　孕　症

生育期妇女，婚后夫妇同居1年，配偶生殖功能正常，未避孕而未怀孕者，或曾受孕过，而2年未再怀孕者，称为“不孕症”。前者称为原发性不孕，古人称为“全不产”“无子”；后者称为继发性不孕，古人称为“断绪”。

有关不孕症的文献记载，最早见于《周易》，该书记载：“妇三岁不孕。”《黄帝内经·素问》则有关于该病病机的论述：“督脉生病，其女子不孕”。唐代《备急千金要方》提出不孕与夫妇双方均有关系，并分别予以相应的方药：“凡人无子，当为夫妻俱有五劳七伤、虚羸百病所致，故有绝嗣之殃。夫治之法，男服七子散，女服紫石门冬丸，及坐药、荡胞汤，无不有子也。”

妇女不孕的原因很多，临床证情也较复杂，在治疗过程中，一般采取中西医联合诊疗，即经西医有关检查确诊，分为有器质性病变者和无器质性病变者，然后进行中医辨证论治，可取得较好的效果。

一、辨治特色及常用方药

（一）有器质性病变者

在有器质性病变者中，子宫内膜异位症、盆腔炎等导致的不孕症尤为常见，王子瑜教授在治疗上述疾病上有其独到之处，下面分别论述。

1. 子宫内膜异位症所致不孕的证治

子宫内膜异位症为妇科常见病，其临床表现以痛经为主，其中有

30%～40%的患者伴发不孕。王子瑜教授认为，情志不畅、肝气不舒、冲任气血运行不畅而致瘀血阻滞胞宫、胞脉，使两精不能结合，最终导致不孕。其临床表现可见腹痛拒按、经血夹血块，舌质暗，脉弦涩，内诊可及有形包块或结节等。治宜祛瘀为先，宜活血化瘀、软坚散结。经前期或经期，王子瑜教授常用抵当汤、血府逐瘀汤加减，以急则治标；经后，用桂枝茯苓丸合活血化瘀消癥之品；不孕，用四物汤合寿胎丸，以调补冲任、益肾助孕。

2. 慢性附件炎所致不孕的证治

慢性附件炎多见于中年妇女，其临床表现为平时即有下腹不同程度的疼痛，多为隐痛不适感，常伴带下量多、色黄，经前1周开始腹痛加重，越近经期越重，直至月经来潮。此炎症导致盆腔充血，致瘀血性的痛经，输卵管本身受到炎症的侵害，形成阻塞而致不孕。临床上常以继发不孕为多见，患者多有自然流产或人工流产史。王子瑜教授认为，本病多因湿热内蕴，瘀阻胞脉，不通则痛，故见经前腹痛拒按，月经多先期，量多、色暗红、夹血块，舌红，苔黄腻，脉弦滑；经后湿热之邪未清，故仍腹痛隐隐不适，带下量多、色黄；胞脉阻滞，两精不能结合，而致不孕。在治疗上，炎症尚未消失时，用中药治疗能改善局部血液循环，促进炎症的吸收，常用四逆散加清热解毒利湿之品；若炎症已消，但已形成输卵管阻塞者，则以活血化瘀、通络止痛为主，方选通脉活血汤加减。

（二）无器质性病变者

王子瑜教授治疗无器质性病变所致不孕症可以概括为以下五法。

1. 温肾益精，调理冲任法

症见经期后错，经量少、色淡；婚久不孕，面色晦暗，腰膝酸软，性欲淡漠，入夜尿频，大便溏薄；舌淡苔白，脉沉迟。证属肾气亏虚。药以淫羊藿、巴戟天、石楠叶温肾阳，当归、熟地、川芎、白芍养血调经，菟丝子、五味子、覆盆子补肾益精，并用血肉有情之品紫河车大补气血、益精助阳。现代药理研究证明紫河车具有促进子宫发育的作用。中成药可选用五子衍宗丸、河车大造丸、安坤赞育丸、定坤丹等。

2. 养血调经，调补肝肾法

症见不孕，月经量少、色淡，经期多后延；头晕目眩，面色萎黄，精神倦怠，心悸，少寐；舌淡苔薄，脉沉细。证属血虚胞脉失养。药用当归、川芎养血和血，熟地、山萸肉、茺蔚子补肝肾、益精血，鹿角胶、紫河车为血肉有情之品，养血调冲助孕。全方养血为主，兼调肝肾，使精血充足，冲任得养，自可受孕。中成药可选河车大造丸，一般于月经中后期服用。

3. 疏肝解郁，养血调冲法

症见婚后多年不孕，经期紊乱；经行腹痛，行而不畅，伴有血块，经前胸胁、乳房胀痛，精神抑郁不快，烦躁易怒；舌质暗红、苔薄白，脉弦。证属肝郁气滞。药用柴胡、香附、娑罗子、郁金、合欢皮疏肝解郁，四物汤合丹参养血和血调冲，橘核、路路通理气通络散结而治乳房胀痛。若乳头作痒，多为肝经郁热，可配用青皮、蒲公英。中成药常用丹栀逍遥丸、八宝坤顺丸。

4. 温肾壮阳，化痰祛湿法

症见婚后多年不孕，形体肥胖；月经后期，甚者闭经，带下量多、质稠而黏，面色㿠白，头晕，心悸，胸闷腹胀；苔白腻，脉滑。证属痰湿阻滞。药用淫羊藿、仙茅、鹿角霜、菟丝子、蛇床子温助肾阳以助孕，胆南星、半夏、茯苓、白术、苍术化痰健脾利湿，枳壳理气，川芎、泽兰、山楂活血调经。

5. 活血化瘀，软坚散结法

症见经行小腹胀痛，经血块多、色暗；经前头痛，乳房及下腹部胀痛或刺痛，面部有褐斑；舌紫暗或有瘀点，脉弦涩。此属血瘀证，多见于子宫肌瘤、卵巢囊肿等所致不孕症。常用方药桂枝、茯苓、桃仁、赤芍、丹参、莪术、三棱、海藻、石见穿、刘寄奴。若有子宫肌瘤，月经量多、带有大血块时，去方中三棱、莪术，加三七粉、马齿苋；卵巢囊肿者，前方加猪苓、醋炒芫花。若为输卵管阻塞不通或通而不畅，属血瘀者，常用当归尾、川芎、赤芍、桃仁、丹参、穿山甲、路路通、皂角刺、海藻、血竭、柴胡、广木香等。

综合上述五法，皆以补肾气、益精血、调经、调冲任为基础，遣方用药均不离当归、白芍、菟丝子、枸杞子等。这是因为肾为先天之本，主生殖，主藏精，对人体生长发育、繁殖后代起着决定性作用；人体受孕机制在于肾气盛、天癸至、冲任二脉功能正常，因而调经、调冲任又是治不孕之要法。

二、病案举隅

案一

张某，女，31岁，已婚。1992年2月11日初诊。

经行腹痛9年，结婚3年，夫妇同居，未避孕，配偶查精液常规正常，迄今未孕。13岁月经初潮，月经周期规律。22岁开始出现痛经，每次月经来潮时小腹刺痛剧烈，痛甚恶心呕吐，曾发昏厥，开始服用止痛片，痛能缓解。近几年来经行腹痛逐渐加重，发作时呈割裂痛，肛门抽痛下坠，腰痛，服止痛片无效。每次疼痛持续到经后数天才能缓解，经量多少不定，每于量少则痛剧，经量增多血块排出后则痛减。1991年3月，经妇产医院行腹腔镜检查诊断为“子宫直肠陷窝处子宫内膜异位症结节”。曾经用西药激素丹那唑治疗一疗程（6个月）未效。此次来诊适值月经来潮，小腹剧痛难忍，面色青白。舌质暗、边有瘀点、苔薄，脉弦而涩。

诊断：不孕症，痛经。

辨证：瘀血阻滞胞宫、胞脉，不能摄精成孕则不孕；瘀血阻滞，不通则痛而致痛经。

治法：正值经期，以活血化瘀止痛为主。

处方：血府逐瘀汤加减。

当　归10 g　　桃　仁10 g　　制香附10 g　　制乳香10 g
制没药10 g　　赤　芍10 g　　肉　桂6 g　　延胡索10 g
莪　术10 g　　川　芎10 g　　炙甘草6 g　　蜈蚣粉1.5 g（吞服）
血竭粉3 g（吞服）

7剂，水煎服，日1剂，早晚分服。忌生冷，每日测基础体温。

二诊：1992年2月19日。药后腹痛明显减轻，月经已净，唯腰痛。

治以补肾化瘀消癥。

当归 10 g　桃仁 10 g　赤芍 10 g　川芎 10 g
肉桂 6 g　川断 15 g　延胡索 10 g　血竭粉 3 g（吞服）
莪术 10 g　狗脊 15 g　三棱 10 g　制香附 10 g
海藻 15 g　皂角刺 10 g

20 剂，水煎服，日 1 剂，早晚分服。

三诊：1992 年 3 月 14 日。今日月经来潮，经量较前增多，腹痛轻微，嘱继服第一方加减。

当归 10 g　赤芍 10 g　制香附 10 g　益母草 15 g
桃仁 10 g　肉桂 6 g　川芎 10 g　制乳香 10 g
制没药 10 g　延胡索 10 g　炙甘草 6 g　血竭粉 3 g（吞服）

14 剂，水煎服，日 1 剂，早晚分服。

四诊：1992 年 3 月 28 日。基础体温尚未上升，刻下接近月经中期（排卵期），治法以补肾、活血化瘀并用，促其排卵。

当归 10 g　熟地 15 g　赤芍 10 g　川芎 10 g
桃仁 10 g　红花 10 g　川断 15 g　桑寄生 30 g
山药 15 g　巴戟天 10 g　菟丝子 20 g

5 剂，水煎服，日 1 剂，早晚分服。

五诊：1992 年 6 月 5 日。经过以上治疗，经行腹痛轻微，停药两个月未治。现月经 53 天未至，自觉周身疲乏无力，恶心欲吐，查尿，早孕（+）。唯感腰酸痛，小腹下坠。予保胎治疗，用寿胎丸加减。

桑寄生 30 g　炒川断 10 g　菟丝子 30 g　阿胶 10 g（烊化）
山药 15 g　白芍 15 g　竹茹 10 g

7 剂，水煎服，日 1 剂，早晚分服。忌房事，忌劳累。

药后小腹下坠已瘥，3 月后经 B 超检查示胎儿发育良好。

按：本案治宜祛瘀为先，宜活血化瘀、软坚散结消癥，排卵期补肾、活血化瘀并用，促其排卵，瘀去癥消，精卵相合，自能受孕。

案二

王某，女，43 岁，已婚。1994 年 6 月 14 日初诊。

主诉经行腹痛，持续 10 年，婚后 3 年未孕。患者 10 年前无明显诱因经行腹痛，拒按，持续 2～7 天。12 岁月经初潮，3/（26～27）天，经量中等、色红、夹血块。平时亦觉左小腹坠痛，性交痛。1991 年 B 超提示子宫内膜异位症。结婚 3 年，夫妇同居，未避孕而未受孕，未系统治疗。末次月经时间为 1994 年 6 月 6 日，寝食、二便调。平时性情内向抑郁。自认为年过六七，受孕无望，但求治病。内诊：外阴已婚型，阴道后穹窿不平、触痛，宫颈光滑，宫体增大如孕 7 周大小，质硬，活动欠佳；右附件可触及囊性包块，边界不清，不活动，有触痛；左附件未见异常。B 超提示：①子宫腺肌病，②右侧巧克力囊肿 3.5 cm×3.5 cm×2.6 cm。舌质暗，苔薄白，脉弦。

诊断：不孕症，痛经，癥瘕。

辨证：气滞血瘀，瘀血阻滞胞宫、胞脉。

治法：行气活血，化瘀消癥。

处方：

延胡索 10 g　　香附 10 g　　丹参 10 g　　制乳香 10 g
制没药 10 g　　桃仁 10 g　　水蛭 10 g　　䗪虫 10 g
石见穿 15 g　　莪术 10 g　　三棱 10 g　　皂角刺 10 g
海藻 15 g　　血竭粉 3 g（冲服）

14 剂，水煎服，日 1 剂。

二诊：1994 年 6 月 27 日。药后少腹坠痛好转，精神转佳。舌脉同前，治法不变，因已值经前，前方去䗪虫、三棱、海藻、石见穿破瘀消癥之品，加荔枝核、益母草行气活血止痛。

延胡索 10 g　　香附 10 g　　丹参 10 g　　益母草 15 g
水蛭 10 g　　莪术 10 g　　制乳香 10 g　　制没药 10 g
荔枝核 15 g　　桃仁 10 g　　皂刺 10 g　　血竭粉 3 g（冲服）

6 剂，水煎服，日 1 剂，早晚分服。

三诊：1994 年 7 月 6 日。药后觉舒，性交痛和少腹痛已瘥，末次月经时间为 7 月 3 日，干净 1 天，经期腹痛明显减轻。舌脉同前，治宗前法。

经上法调治，1994 年 9 月 12 日复诊，已停经 35 天，无不适，舌暗红，苔薄白，脉弦滑。查尿妊娠试验阳性，诊断早孕。3 个月后随访，B 超示中孕活胎。

按：患者结婚 3 年未孕，痛经 10 年，经妇科检查及 B 超检查，诊断为子宫内膜异位症。平时性情内向抑郁，结合症状，辨证属气滞血瘀，以行气活血、祛瘀消癥为大法，治病为先，以期病愈则自能受孕。以血府逐瘀汤加减，加入三棱、莪术、水蛭、皂角刺、海藻等祛瘀消癥、软坚散结之品，以达到药猛力专先治病的治疗目的。不孕症虽是单独的疾病，但往往是各种疾病的临床表现之一，如月经不调、崩漏、闭经、经间期出血、带下病、痛经、癥瘕等。本患者一身而兼 3 种疾病，而 3 种疾病之病因病机相同，均为气滞血瘀。冲任气血运行不畅，瘀血阻滞胞宫、胞脉，以致不通则痛、瘀久成癥；瘀血阻滞胞宫、胞脉，难以摄精成孕，故而不孕。因此对 3 种疾病同用活血化瘀之法，异病同治，兼而治之。另用大量活血化瘀药，并未影响已孕之胚胎，也是“有故无殒，亦无殒”之故。

案三

武某，女，30 岁，已婚。1987 年 5 月 14 日初诊。

下腹部疼痛 2 个月余。既往月经不规律，4/45 天，1987 年 3 月于外院做输卵管碘油造影后出现腹痛，当时未治疗，后腹痛逐渐加重，4 月份以“阑尾炎”住进本院外科，予庆大霉素抗感染治疗，两周后疼痛缓解出院。出院后仍持续性少腹部疼痛，于本院门诊治疗，效果欠佳(用药不详)。末次月经时间为 1987 年 5 月 13 日，现为经期第 2 天，经量较多、色暗、夹血块，腰部酸痛，腹部胀痛，纳可，食后腹胀，平素带下量偏多、质稠、无异味，气短乏力，劳后尤甚，口干苦，二便尚调。舌暗红，苔薄白，脉滑。喜酸辣、生冷饮食。26 岁结婚，孕 1 产 0，1983 年 4 月人工流产 1 次，未采取避孕措施，未再受孕。经妇科检查，外阴、阴道未见异常；宫颈光，宫体后位，正常大小；右侧附件增厚，子宫右角可触及条索，有压痛，左侧附件可触及小条索，较软，有压痛。

诊断：不孕症，妇人腹痛，月经后期。

辨证：肾气不足，加之后天肝气郁滞，血行受阻，血海不能按时满溢；瘀血阻滞，不通则痛；瘀血内阻，难以摄精成孕。

治法：因势利导，活血调经，理气止痛。

处方：四物汤合失笑散加减

熟　地 15 g	当　归 12 g	赤　芍 10 g	白　芍 10 g
制香附 10 g	川　芎 10 g	乌　药 10 g	五灵脂 10 g
益母草 15 g	生蒲黄 10 g（包煎）		

4剂，水煎服，日1剂，早晚分服。忌生冷、辛辣。

二诊：1987年5月18日。药后腰腹疼痛好转，昨日经净。现右少腹阵发性疼痛，腰部酸痛，食后腹胀。舌质红润，苔薄黄，脉细无力。效不更方，原方加减。

熟　地 15 g	当　归 12 g	川　芎 10 g	赤　芍 10 g
白　芍 10 g	延胡索 10 g	乌　药 10 g	白　术 10 g
制香附 10 g	益母草 15 g	生苡仁 15 g	砂　仁 6 g（后下）

3剂，水煎服，日1剂，早晚分服。

三诊：1987年5月21日。腰腹痛好转，以夜间为甚，胃脘部闷胀，带下量多，舌暗红、苔薄白，脉细无力。宗上方加减，并配合中药保留灌肠，以解毒活血、行气止痛。

生　地 15 g	当　归 12 g	川　芎 10 g	赤　芍 10 g
白　芍 10 g	木　香 12 g	乌　药 10 g	白　术 10 g
生苡仁 15 g	延胡索 10 g	神　曲 10 g	败酱草 15 g
制香附 10 g			

7剂，水煎服，日1剂，早晚分服。

灌肠方：

红　藤 30 g	败酱草 30 g	蒲公英 30 g	紫花地丁 30 g
三　棱 10 g	莪　术 10 g	桃　仁 10 g	鸭跖草 30 g
延胡索 10 g	香　附 10 g	木　香 10 g	丹　参 20 g

7剂，浓煎100 ml，保留灌肠。

四诊：1987年5月28日。仍腰酸痛、腿痛，胃脘部胀闷不适，恶心，口干，大便溏，日三行。舌暗红，苔薄黄，脉细弦。复查内诊：外阴、阴道未见异常；宫颈光，宫体后位，正常大小；双侧未及明显增厚，无压痛。证属肝郁气滞，治以疏肝解郁、理气止痛。四逆散合金铃子散加味。

柴　胡10 g　枳　壳15 g　生甘草6 g　赤　芍10 g
白　芍10 g　延胡索10 g　茯　苓15 g　败酱草15 g
广木香6 g　竹　茹10 g　川楝子12 g　车前子10 g（包煎）

7剂，水煎服，日1剂，早晚分服。

继用灌肠方7剂，浓煎100 ml，灌肠。

五诊：1987年6月4日。药后恶心感消失，便溏，日一行。少腹隐痛，腰、腿酸痛仍有。近日自觉胸闷，睡眠及纳食可，舌质紫暗，苔薄白，脉弦细。辨证同前，原方加减。

柴　胡10 g　枳　壳15 g　赤　芍10 g　白　芍10 g
生甘草6 g　川楝子12 g　延胡索10 g　败酱草15 g
广木香6 g　茯　苓15 g　丹　参20 g　生苡仁15 g
车前子10 g（包煎）

7剂，水煎服，日1剂，早晚分服。

灌肠方继用。

依上法调治5个月后受孕。

按：盆腔炎症使输卵管粘连扭曲而造成不孕。中医病机为邪瘀交阻，胞脉不通；治疗仍以辨证求因，审因论治为要。根据望、闻、问、切四诊合参，本案证属气滞血瘀、脾虚湿盛，治以理气活血、化瘀止痛，佐以健脾利湿，并配合中药保留灌肠，以解毒活血、行气止痛。连续治疗3个月为一疗程。但应注意辨证，用药随症加减变通，每收良好效果。

案四

酌井某，日本人，女，41岁，已婚。1994年5月24日初诊。

11年前自然流产后，未避孕，夫妇同居而未再孕。4年前起无明显诱因月经量减少，2/（25～26）天，色、质正常，无痛经。在日本诊为“排卵障碍”“黄体功能不全”，曾用“促排卵剂”治疗1年，未效。末次月经时间为1994年5月1日，经前乳房胀痛，现仅觉纳差，大便干结。曾做输卵管通畅试验，示“通畅”。舌红，苔薄，脉细弦。

诊断：不孕症，月经过少。

辨证：肝肾不足，冲任虚损。

治法：补肝肾，调冲任。正值经前，佐以活血调经。

处方：四物汤加味。

当　归 10 g　　熟　地 15 g　　川　芎 10 g　　赤　芍 15 g
白　芍 15 g　　茺蔚子 15 g　　柴　胡 10 g　　制香附 10 g
益母草 15 g

6剂，水煎服，日1剂，早晚分服。

另配四物五子丸，6 g，每日2次，口服。

二诊：1994年6月8日。服药期间，月经于5月27日来潮，量较前略增，带经3天，无不适。舌红，中有裂纹，苔薄黄腻，脉弦滑。基础体温单相未升。治宗前法。

当　归 10 g　　熟　地 15 g　　枸杞子 15 g　　赤　芍 10 g
白　芍 10 g　　柴　胡 10 g　　川　芎 10 g　　菟丝子 15 g
茺蔚子 15 g　　山　药 15 g　　巴戟天 10 g

6剂，水煎服，日1剂，早晚分服。

三诊：1994年6月15日。药后身体觉暖，基础体温偏高6天，现觉乳房作胀，乏力欠寐，舌红而暗，苔薄黄，脉弦滑而数。6月8日方加减。

当　归 10 g　　熟　地 15 g　　枸杞子 15 g　　赤　芍 10 g
白　芍 10 g　　柴　胡 10 g　　川　芎 10 g　　菟丝子 15 g
茺蔚子 15 g　　山　药 15 g　　川　断 15 g　　佩　兰 10 g
炒枣仁 15 g

6剂，水煎服，日1剂，早晚分服。

配服加味逍遥丸6 g，每日2次。

四诊：1994 年 6 月 29 日。基础体温已偏高 19 天，无明显不适。舌暗、尖红，苔薄，脉弦滑尺弱。查尿妊娠试验阳性，诊为“早孕”，治以固肾安胎。方用寿胎丸加减。

桑寄生 15 g　炒川断 15 g　菟丝子 20 g　阿　胶 10 g（烊化）
熟　地 15 g　石莲子 15 g　竹　茹 10 g　陈　皮 10 g
荷　梗 10 g　山　药 15 g　制枇杷叶 10 g（包煎）

7 剂，水煎服，日 1 剂，早晚分服。

患者 11 年不孕，年逾不惑而复孕，欣喜若狂，返回日本。

按：患者除经前乳房胀痛外，无其他明显症状，经前乳房胀痛多属肝郁气滞，但该患者舌红、脉细弦、月经量少但无血块，无腹痛，知其当为肝肾阴血不足、血海不充、冲任虚损所致，故治疗以养血调肝为主。经前稍加逍遥散及香附、益母草，动静结合，冲任得养，则能摄精成孕。

案五

吴某，女，31 岁。1992 年 2 月 20 日初诊。

患者结婚 4 年，夫妇同居，未避孕 3 年，未孕。患者患子宫内膜异位症、卵巢巧克力囊肿（双侧），治疗通过腹腔镜行囊肿剥离术，术中发现一侧输卵管呈条索状增粗。后做通液试验，输卵管阻塞不通，至今 3 年未孕。月经周期后错，量少、色紫暗、有血块，下腹疼痛剧烈，腰骶痛，肛门作坠。平时带下多、色黄、气秽。末次月经时间为今年 1 月 19 日。配偶检查均正常。舌质红、有紫点，脉象弦数。

诊断：不孕症。

辨证：湿热瘀滞，胞宫、胞脉瘀阻。

治法：清热活血化瘀，通经散结。

处方：四逆散加减。

柴　胡 10 g　枳　实 15 g　赤　芍 10 g　三　棱 10 g
莪　术 10 g　石见穿 15 g　丹　皮 10 g　路路通 15 g
炮山甲 10 g　皂角刺 10 g　延胡索 10 g　当　归 10 g
荔枝核 15 g　制乳香 10 g　制没药 10 g

7剂，水煎服，日1剂，早晚分服。忌辛辣。

二诊：1992年2月27日。月经于2月23日来潮，此次经量增多，小腹疼痛、腰痛、肛坠较前明显减轻。舌暗、苔薄，脉虚弦。继遵前法。上方加减。

柴　胡10 g	枳　实15 g	当　归10 g	赤　芍10 g
白　芍10 g	石见穿15 g	丹　参15 g	川　断15 g
菟丝子20 g	巴戟天10 g	皂角刺10 g	路路通15 g
炮山甲10 g	延胡索10 g	鱼腥草15 g	白花蛇舌草15 g

7剂，水煎服，日1剂，早晚分服。忌辛辣。

经治半年，月经等正常后怀孕。

按：因输卵管炎症粘连，引起输卵管阻塞不通，阻碍卵子与精子相遇而致不孕；盆腔炎、子宫内膜异位症也可使输卵管粘连扭曲而造成不孕。其中医病机为邪瘀交阻，胞脉不通，治法应根据临床表现而定，当炎症反复不定，带下多、色黄、气秽，腹胀痛时，治以清热活血化瘀、通经散结，方用四逆散加减，常用药物为柴胡、枳实、赤芍、鱼腥草、白花蛇舌草、三棱、莪术、石见穿、丹皮、路路通、炮山甲、皂角刺、延胡索、当归。运用本法治疗输卵管阻塞所致不孕症，连服3个月为一疗程，用药随症加减变通，每收良好效果。

案六

朱某，女，28岁。2005年6月17日初诊。

患者自然流产后2年未孕，伴月经稀发。13岁初潮起月经稀发，曾服用达英－35持续3个月。2003年6月孕7周自然流产，未避孕，至今未孕，基础体温单相，末次月经时间为2005年5月17日。舌暗红，苔薄黄，脉弦。

诊断：不孕症。

辨证：肾虚精亏，冲任血海不能按时满盈；肾虚精亏，难以摄精成孕。

治法：补肾填精，养血助孕。因正值经前，先治以补肾养血、活血通经。

处方： 桃红四物汤合失笑散加减。

淫羊藿 15 g	当　归 10 g	赤　芍 10 g	白　芍 10 g
熟　地 15 g	红　花 10 g	桃　仁 10 g	茺蔚子 15 g
刘寄奴 15 g	生山楂 30 g	丹　参 15 g	五灵脂 10 g
益母草 15 g	制香附 10 g	生蒲黄 10 g（包煎）	

7 剂，水煎服，日 1 剂，早晚分服。

二诊： 平时以补肾填精为主，经前佐以活血通经。黄体期用四物五子丸，有维持黄体的作用。

患者原月经失调，基础体温单相，治疗三诊时，基础体温出现双相，月经规律。

按： 患者从月经初潮起即月经不调，多属于先天肾气不足，且肾主生殖，故治以补肾填精为主。肾气不足，运血无力，血行迟滞，不通则痛，故见腹痛、舌暗等瘀滞之象，用桃红四物汤养血活血，攻补兼施，失笑散活血化瘀通经。黄体期以四物五子丸补益肝肾，使精血充足，血海按时满盈，月事自以时下，经水调，精卵相资，才能受孕。但患者尚未受孕，原因是多方面的，可能与其配偶也有一定的关系。

案七

席某，女，26 岁，已婚。1982 年 11 月 20 日初诊。

经行腹痛 5 年，未避孕 2 年未孕。近 5 年，月经尚规律，量中等、色暗、夹血块，经期小腹发冷，疼痛剧烈，呈周期性发作，屡治乏效。西医诊断为“子宫内膜异位症”。询知患者经期不忌生冷。此次就诊适值经期第 2 天，小腹冷痛，痛甚则呕吐，汗出肢冷，两腿发软，经血量少、色暗、有血块。舌质淡、苔白腻，脉沉紧。

诊断： 痛经，不孕症。

辨证： 寒湿凝滞，瘀阻胞宫。

治法： 温经散寒燥湿，化瘀止痛。

处方：

肉　桂 6 g　炒小茴香 10 g　乌　药 10 g　五灵脂 10 g（包煎）
炒苍术 12 g　制川乌 6 g　制没药 10 g　蒲　黄 10 g（包煎）
当　归 10 g　川　芎 10 g　血竭末 6 g（冲服）

10 剂，水煎服，日 1 剂，早晚分服。

药后经行腹痛显减，血块亦少。后复诊，经前均按上方随症加减，小腹冷加艾叶、吴茱萸，经血量多夹有血块加益母草、三七粉（冲服），经前烦躁、胸闷、胁肋胀加醋柴胡、娑罗子。每于经行前服 3～6 剂。坚持治疗 4 个月，痛经已瘥，月经正常后受孕。

案八

杨某，女，34 岁，已婚。1980 年 3 月 5 日初诊。

经前乳房胀痛 3 年，痛甚时手不能触摸，平时带下量多，少腹胀痛下坠，结婚 7 年，在 5 年前曾受孕 2 个月，原因不明地自然流产，以后迄今未孕。舌质淡胖，苔薄白，脉弦细。妇科检查未见异常。

诊断：不孕症，经行乳房胀痛。

辨证：肝郁脾虚，冲任失调。

治法：疏肝开郁，健脾和胃，兼调冲任。

处方：逍遥散加减。

醋柴胡 10 g　当　归 10 g　酒白芍 10 g　香　附 10 g
郁　金 10 g　白　术 15 g　茯　苓 15 g　王不留行 15 g
橘　叶 10 g　橘　核 15 g　娑罗子 10 g

7 剂，水煎服，日 1 剂，早晚分服。

二诊：患者共服 18 剂，经前乳房胀痛明显减轻，唯胸胁胀依然，舌质淡嫩，苔薄，脉虚弦。治宗前法，上方加减。

醋柴胡 10 g　制香附 10 g　橘　核 15 g　王不留行 15 g
娑罗子 10 g　当　归 10 g　茯　苓 15 g　炒白芍 15 g
川　芎 10 g　炒枳壳 15 g　郁　金 10 g

7 剂，水煎服，日 1 剂，早晚分服。

以后汤药改为丸剂，予服逍遥丸、八宝坤顺丸，如此连治 3 个月，乳房胀痛已瘥并受孕。

按：该患者证属肝郁脾虚，治以疏肝开郁为主，辅以健脾和胃，方用逍遥散加减。当归、酒白芍养血柔肝；醋柴胡疏肝解郁，与白芍同用以平肝，使木得条达；橘叶、橘核、王不留行有疏肝消结之功，善治乳房胀痛；娑罗子疏肝，又能和胃；白术、茯苓健脾和胃；郁金解郁，又有活血消胀之功；香附理气调经，为妇科良药。

案九

吴某，女，33岁，已婚。1982年3月12日初诊。

结婚6年，夫妇同居，未避孕未孕。男方检查无异常。经前乳房胀痛3年余，查患“乳腺增生”。经前小腹冷痛，抽痛，腰酸痛，性欲淡漠。月经尚规律，现为经前。舌淡、苔薄，脉沉弦。经妇科检查，左乳房有结块；子宫偏小，后倾位。

诊断：不孕症，经行乳房胀痛。

辨证：肝郁肾虚，胞宫寒冷。

治法：疏肝解郁，温肾暖宫。

处方：

柴　胡 10 g　当　归 10 g　炒白芍 10 g　香　附 10 g
橘　叶 10 g　橘　核 15 g　阳起石 15 g　胡芦巴 15 g
乌　药 10 g　石楠叶 10 g

7剂，水煎服，日1剂，早晚分服。嘱畅情志。

二诊：1982年3月19日。月经于3月14日来潮，经前小腹冷痛、乳房胀痛均减轻。舌、脉如前。经后方如下。

菟丝子 20 g　紫河车 10 g　杜　仲 15 g　川　断 15 g
紫石英 15 g　熟　地 15 g　艾　叶 3 g　逍遥丸 6 g（吞服）

7剂，水煎服，日1剂。

按经前、经后二方适时服用，治疗半年病愈而孕。

按：该患者属肝郁肾虚，又兼胞宫寒冷。治法为经前以疏肝解郁为先，以逍遥散为主方，辅以胡芦巴、阳起石、乌药温阳散寒暖宫、行气止痛；经后侧重补肾，用菟丝子、杜仲、川断补肾，紫河车、熟地补气养血、益精调冲，紫石英、艾叶散寒暖宫，并用逍遥丸疏肝理气，肝肾同治，病愈而孕。

第四节　子宫内膜异位性疾病

子宫内膜异位性疾病包括子宫内膜异位症和子宫腺肌病，二者均由具有生长功能的异位子宫内膜所致，临床上常可并存，但二者的发病机制及组织发生学不尽相同，临床表现及其对卵巢激素的敏感性亦有差异，前者对孕激素敏感，后者不敏感。

子宫内膜异位症是指有功能的子宫内膜组织（腺体和间质）生长于子宫体以外任何部位所引起的疾病。异位内膜可侵犯全身任何部位，如脐、膀胱、肾、输尿管、肺、胸膜、乳腺，甚至手臂、大腿等处，但绝大多数位于盆腔脏器和壁腹膜，以卵巢、宫骶韧带最常见，其次为子宫及其他脏腹膜、阴道直肠隔等部位。故临床上又有“盆腔子宫内膜异位症”之称。

子宫内膜异位症的确切病因目前尚无圆满的解释。其基本病理变化是异位的子宫内膜随卵巢激素的变化发生周期性增殖、分泌、脱落、出血，并刺激周围组织增生及纤维化，从而导致痛经、月经不调、不孕、局部结节性包块等一系列临床症状和体征。

子宫腺肌病是指子宫内膜腺体及间质侵入子宫肌层。该病多发生于30～50岁经产妇，约15%的患者同时合并子宫内膜异位症，约半数合并子宫肌瘤。

子宫腺肌病部分患者子宫肌层中的内膜病灶与宫腔内膜直接相连，故认为子宫腺肌病是由基底层子宫内膜侵入肌层生长所致，多次妊娠及分娩、人工流产、慢性子宫内膜炎等造成的子宫内膜基底层损伤与子宫腺肌病发病密切相关。异位内膜在子宫肌层多呈弥漫性生长，累及后壁居多，故子宫呈均匀性增大，前后径增大明显，呈球形，一般不超过12周妊娠子宫大小。

过去多数学者将子宫内膜异位性疾病分为两大类，即内在性子宫内膜异位症和外在性子宫内膜异位症。目前这种分类命名方法已被取消，所谓的内在性子宫内膜异位症改用子宫腺肌病，而外在性子宫内膜异位症也不再加“外在性”的形容词。

本病多发生于30～40岁的妇女，绝经后异位内膜可随之萎缩吸收，妊娠可使症状得到暂时或永久性的缓解。子宫内膜异位性疾病的治疗一直是临床上较为棘手的问题。因为异位内膜和在位内膜同样接受卵巢激素的调节，这给药物治疗的选择性带来很大的困难。各种手术疗法，也同样存在远期疗效不满意或有不同程度副作用等问题。

由于子宫内膜异位的部位不同，其临床表现也不尽相同，但以痛经最为常见，其主要特征为经行之前或经行初期小腹、腰骶疼痛剧烈，常为继发性、渐进性加重，痛甚时常伴恶心、呕吐、面色苍白、四肢厥冷，甚至昏厥等。若病变部位在子宫直肠陷窝，则伴肛门坠痛或性交痛。有相当一部分患者伴有不孕。

本病病性复杂，病势缠绵，难以速愈，给患者身心健康造成了极大的伤害。目前西医仍主要采用激素类药物或手术治疗本病，但其明显抑制性腺轴，副作用大且复发率高。王子瑜教授通过多年临床实践，运用中医中药治疗子宫内膜异位症，取得了很好的临床疗效。

一、对子宫内膜异位性疾病病因病机的认识

中医古文献中并无子宫内膜异位性疾病的记载，但根据其主要临床表现，应属于中医学之血瘀型痛经、癥瘕、月经不调、不孕的范畴。根据多年来治疗子宫内膜异位性疾病的临床经验总结，王子瑜教授认为，情志不畅，肝气不舒，冲任气血运行不畅，瘀血阻滞胞宫、胞脉是发病的主要机制。同时，根据异位内膜脱落出血的后果看，也相当于中医之“离经之血”，离经之血积聚于局部，则成瘀血。瘀血为病理产物，又反过来成为致病因素。瘀血内停，不通则痛；瘀阻胞脉，两精不能相合

则不孕；瘀血留滞，日久成癥，导致患者腹痛拒按、经血夹有血块、舌质暗、脉弦涩，内诊可扪及有形包块或结节等。因此，王子瑜教授认为瘀血是产生子宫内膜异位性疾病症状和体征的关键。

有人用血液流变学为观察指标，结果表明子宫内膜异位性疾病患者的全血黏度呈增高趋势等，证实了子宫内膜异位性疾病呈现的“瘀血”状态。此外，子宫内膜异位性疾病患者痛经的周期性发作，与月经周期的生理环境有关。经前冲任血海由空虚到满盈欲溢之际，冲任、胞脉气实血盛，加上素体因素或致病因素的干扰，则气血易阻滞不通，而发痛经；经行时，瘀块随经血排出，疼痛减轻；经净后，冲任气血趋于平和，致病因素尚不足引起冲任、胞脉瘀阻，故平时安详无腹痛。病因不除，则疼痛伴随月经周期反复出现；离经之血去无出路，越积越重，故疼痛渐进加重，并形成癥瘕。

二、乌丹丸治疗子宫内膜异位性疾病

在以上理论的指导下，并结合多年的临床经验，王子瑜教授在对子宫内膜异位性疾病的治疗上形成了自己独特的诊疗特色，且疗效显著。北京中医药大学东直门医院院内中成药制剂——乌丹丸，就是王子瑜教授治疗子宫内膜异位性疾病临床经验的浓缩和代表，该丸药方便患者服用、携带，临床应用30余年，取得了很好的疗效。

乌丹丸的药物组成主要有丹参、桃仁、延胡索、莪术、水蛭、乌药、乳香、没药、肉桂、川断等。

王子瑜教授认为，治疗子宫内膜异位性疾病应以活血祛瘀为主，既然子宫内膜异位性疾病的主要病因病机为瘀血内阻，治疗上就要以祛瘀为先。乌丹丸中就选用了较多的活血化瘀之品，如莪术、水蛭、桃仁、丹参等，活血化瘀、消癥散结、祛瘀生新，以达气血调畅、气行血和、通则不痛的目的。因本病疗程长，久用破瘀之品，恐伤其正，故乌丹丸中以丹参为主药，取其养血活血之效；血得寒则凝，得温则行，配肉桂以温肾阳，鼓动元气，促进血液循环，达到温通活血之目的。综上，气充血调，标本兼治，瘀血自去，瘀去痛除。

瘀血为致病因素，同时又是各种病变过程中的病理产物，如气滞血瘀、寒凝血瘀、热灼血瘀、痰湿血瘀、气虚血瘀、离经之血为血瘀等，故活血化瘀的同时，应详审造成瘀血的原因，配以疏肝行气或温经散寒或清热凉血或利湿化痰或健脾益气等，治病以求其本。王子瑜教授认为，本病多起于肝气不舒，且病位多在胞宫、胞脉，为肝经所过之处，故临床以气滞血瘀为多见。气行则血行，气滞则血瘀，乌丹丸中选用了延胡索、乌药、乳香、没药等行气之品或血中气药以行气活血。

乌丹丸临床应用已 30 余年，疗效显著。同时，我们也对其进行了许多临床与实验研究，研究证实，乌丹丸能明显地改善子宫内膜异位性疾病患者的血液流变学指标，从而改善血液循环，减轻由血液流变学改变所致的瘀阻状态，从而达到瘀去痛消的目的。通过动物实验观察发现，乌丹丸能够提高小鼠的痛阈值，抑制其扭体反应，并能松弛离体子宫平滑肌，对垂体后叶素引起的离体子宫的强烈收缩有解痉、抗痉作用。另外，现代药理研究表明，活血化瘀药有改善异位内膜病灶微循环，抑制内膜增生、分泌、出血等作用。丹参、延胡索、莪术、肉桂等具有抑制合成和释放前列腺素的作用。

从以上实验结果可以推测，乌丹丸的镇痛效应可能有 3 个方面：一是提高痛阈值；二是抑制子宫平滑肌收缩；三是抑制异位内膜组织，减少前列腺素的合成或释放，或通过改善局部微循环促进前列腺素的代谢灭活及排泄等，来解除其对子宫平滑肌及周围组织刺激引起的收缩，从而达到止痛的目的。

临床患者，如能服用汤剂，则每日 1 剂，水煎服。若痛甚，加血竭粉、琥珀粉、延胡粉等；肛门坠痛，加荔枝核；经血夹块者，加三棱、石见穿；带经期长、经量多者，加三七粉、炒蒲黄；子宫腺肌病者，加苏木、皂角刺；四肢厥冷者，加制川乌；恶心呕吐者，加吴茱萸、川椒等。合并不孕症者，经前或经期治以行气活血、化瘀止痛，急则治其标；非经期可加服河车大造胶囊或四物汤合寿胎丸以调补冲任；排卵期则补肾、活血化瘀并用，促其排卵，瘀去癥消，精卵相合，才能受孕。

三、常用对药

1. 蒲黄、五灵脂

蒲黄有收涩止血、行血祛瘀之功，五灵脂有活血止痛、化瘀止血之功，二药合用为失笑散，具有活血祛瘀、散结止痛之效。五灵脂、蒲黄相须为用，活血祛瘀止痛。炒蒲黄收涩止血，生蒲黄止血而兼能行血化瘀，有止血而不留瘀的特点。王子瑜教授多于经前应用生蒲黄，月经期或月经量多时用炒蒲黄。

2. 赤芍、白芍

赤芍有清热凉血、祛瘀止痛之功，白芍有养血敛阴、柔肝止痛、平抑肝阳之功，现代药理研究发现，白芍有镇痛、镇静、解痉作用。二药配伍使用，同入肝经，一散一敛，散中有敛，一泻一补，行中有补，共奏养血行血、祛瘀止痛之效。

3. 潼蒺藜、白蒺藜

潼蒺藜有补肾固精、养肝明目之功，白蒺藜有平肝疏肝、祛风明目之功。潼蒺藜又名沙苑子，与白蒺藜是两种药，二者形态不同，作用有别。二药配伍，一甘一苦，一补一泻，肝肾同治，补肾固精、养肝平肝。

4. 三棱、莪术

三棱、莪术均可破血祛瘀、行气止痛。三棱破血作用较强，而莪术行气止痛之力较强。三棱入肝、脾、血分，为血中气药，破血中之气，功专破血祛瘀、行气止痛、化积消块；莪术入肝、脾、气分，为气中血药，功专行气破血、散瘀通经、消积化食。二药相合，气血双施，活血化瘀、行气止痛、化积消块之力更佳。

5. 乳香、没药

乳香能宣通经络、活血消瘀、消肿止痛，没药则能通滞散瘀止痛，为行气散瘀止痛之要药。二药相兼而用，相辅相成，对胞宫、胞络积瘀之痛有殊效。

6. 延胡索、琥珀、血竭

血竭味甘、咸，性平，入心、肝经，有活血散瘀止痛作用。近代药理研究认为，血竭具有抗炎作用。血竭能明显缩短优球蛋白溶解时间，增高溶解酶的活性单位，从而促进纤溶活性。延胡索味辛、苦，性温，入心、肝、脾经，王子瑜教授认为本品辛散温通，既入血分，又入气分，能行血中之气，又能行气中之血，专于活血散瘀、理气止痛。琥珀味甘，性平，有镇惊安神、活血散瘀、利尿通淋作用，王子瑜教授认为本品活血化瘀可以止痛，安神亦可止痛，且有消癥瘕之功，用于子宫内膜异位性疾病属于一药多效。王子瑜教授常于经期腹痛明显时加用上述3种药物粉末冲服，增强止痛效果。

四、临床辨治经验

1. 攻补兼施

用于正气尚盛之子宫内膜异位性疾病，除用丹参、桃仁、莪术、水蛭、乳香、没药活血化瘀止痛药物外，还应加入肉桂、川断等补肾扶正药物。

2. 周期治疗

子宫内膜异位性疾病之痛经虽以实证为主，但根据妇女月经的生理特点，冲任血海从满盈到溢泻，再至空虚，故经前和经行初期治疗以泻实为主，经后虚则补之，即在活血消癥的基础上配合益气养血之品，王子瑜教授常配用八珍益母丸、河车大造胶囊、四物汤合寿胎丸、圣愈汤以扶正祛邪。

3. 禁过施攻伐

王子瑜教授认为，子宫内膜异位性疾病为本虚标实证，应用破瘀散结时应遵循“大积大聚，衰其大半而止”的原则，切忌猛攻峻伐，以免损伤正气。故在治疗中常合用参芪四物汤，以补益正气，尤其在经后，更注重补气养血，且在平时治疗中多选用丹参为主药以养血活血。

4. 用方寒温适宜

用药宜温而不热，故干姜、附子、肉桂用量少，以免辛热劫阴；宜凉而不寒，丹参、赤芍均微寒，并有活血作用，以免寒凝气滞，加重血瘀。

5. 善用药物粉剂装配胶囊使用，与汤剂同服

有的药物入煎后，会破坏其有效成分，影响药力发挥；有的药物价值昂贵，若入煎则需量大，有浪费之嫌。凡药物不宜入煎者，多装入胶囊，随汤吞服。这样少量吞服的方法，既能节约药材，又能充分发挥药效，简捷、方便、价廉。如王子瑜教授经常将琥珀粉、蜈蚣粉、血竭粉、延胡粉等装入胶囊，随汤剂送服。

6. 标本兼治

急则治其标，缓则治其本。王子瑜教授认为，子宫内膜异位性疾病所致痛经有别于一般性痛经。一般性痛经多为各种原因引起的经血排出困难，当使用行气活血药，瘀血畅行或膜块排出后，腹痛即减轻或消失。子宫内膜异位性疾病之痛经为中医所谓“离经之血”所致，瘀血不能循常道排出体外，造成新血无以归经而瘀血又不得排出之势，以致经血愈下则愈痛，瘀血阻滞于冲任、胞宫，日久成块，形成癥瘕。王子瑜教授在治疗时强调经前、经期活血化瘀止痛以治标，平时软坚散结、化瘀消癥以治本。

总之，王子瑜教授治疗子宫内膜异位性疾病的组方用药主要针对其瘀血阻滞的病机特点，配伍严谨，功效专注，故能取得很好的疗效。

五、病案举隅

案一

刘某，女，42岁，已婚。2005年6月10日初诊。

经期腹痛10余年，逐渐加重。患者经前1～2天起腹痛，经行第2天加重，疼痛难忍，需服止痛片，至经净减轻。月经周期正常，5/(26～27)天，量偏多、色紫黑、夹血块，原来块下痛减，现块下痛不减。末次月经时间为5月13日。舌暗红、苔薄，脉弦。经妇科检查外阴阴道正常，宫颈光滑，宫体后位，如孕6周，双附件无异常。B超示子宫腺肌病。

诊断：子宫腺肌病。

辨证：气滞血瘀，瘀血阻滞胞宫、胞脉，不通则痛；瘀阻日久成癥。

治法：正值经前，治以行气化瘀止痛。

处方：

丹　参20 g	赤　芍10 g	白　芍10 g	三七粉3 g（冲服）
石见穿15 g	制乳香15 g	制没药15 g	延胡粉3 g（冲服）
当　归10 g	莪　术10 g	制香附10 g	血竭粉3 g（冲服）
五灵脂10 g	炒蒲黄10 g（包煎）		

7剂，水煎服，日1剂，早晚分服。

二诊：2005年6月17日。末次月经时间为6月11日，现已干净。服药后疼痛减轻，经量减少，大便稀，每日3次。舌暗红、苔薄黄，脉细弦。经后配合服用中成药乌丹丸、参苓白术丸。

三诊：2005年7月7日。现值经前，无明显腹痛，现感乳房轻度胀痛，大便每日1次，不稀。舌暗红、苔薄黄，脉细弦。

丹　参20 g	赤　芍10 g	白　芍10 g	三七粉3 g（冲服）
石见穿15 g	制乳香15 g	制没药15 g	延胡粉3 g（冲服）
当　归10 g	制香附10 g	五灵脂10 g	血竭粉3 g（冲服）
荔枝核15 g	莪　术10 g	炒蒲黄10 g（包煎）	

7剂，水煎服，日1剂，早晚分服。

配合乌丹丸，经后服。

经上述5个月汤剂、丸剂配合使用，疼痛基本缓解。

按：中医认为子宫腺肌病所致痛经的主要病机是瘀血内阻，治疗上以活血化瘀、消癥止痛为原则。但临床上还要根据患者的不同情况加入其他调理的药物，也要根据女性的月经周期在不同时间段采取不同的侧重疗法，如在经后以活血化瘀消癥为主，适当加入养血活血之品，在经前和经期则以活血化瘀止痛为主以治其标，可适当加入化瘀止血之品。乌丹丸具有活血化瘀、软坚散结的作用，经后服用，并根据患者的情况辨证加用药物，如本患者出现大便稀，故给予参苓白术丸健脾祛湿止泻。乌丹丸中丹参、赤芍、莪术、水蛭等活血化瘀消癥，桂枝温通血脉，经前加延胡索、血竭、荔枝核、制乳香、制没药等活血化瘀、行气止痛，使气血畅行，通而不痛。

案二

裴某，女，43 岁，已婚。2005 年 9 月 30 日初诊。

经行腹痛 3 个月，经量多，夹大血块，8 天净。经行第 2 天腹痛甚，腰坠胀，恶心，口干，纳可，二便调。末次月经时间为 2005 年 9 月 1 日，未系统治疗。舌暗红、苔薄黄，脉弦。经妇科检查，宫体平位，略大，质地中，后壁小结节、触痛。B 超提示子宫腺肌病。

诊断： 子宫腺肌病。

辨证： 瘀血阻滞冲任、胞宫，气血运行不畅，不通则痛，故而经行腹痛、经血夹有大血块等；瘀血阻滞日久，则成癥瘕。

治法： 活血化瘀，消癥散结。现值经前，给予活血化瘀、行气止痛。

处方： 自拟乌丹丸加减。

丹　参 20 g　　赤　芍 10 g　　白　芍 10 g　　熟　地 15 g

石见穿 15 g　　制乳香 10 g　　制没药 10 g　　荔枝核 15 g

制香附 10 g　　益母草 15 g　　当　归 10 g　　延胡粉 3 g（冲服）

血竭粉 3 g（冲服）

7 剂，水煎服，日 1 剂，早晚分服。

汤剂后服用乌丹丸 6 g，日 2 次。

二诊： 2005 年 10 月 10 日。末次月经时间为 9 月 30 日，经期腹痛较治疗前稍好转，经量中等，血块减少，7 天净，疼痛时怕凉，肛门坠胀，目前无不适，药后觉时有潮热、汗出。舌暗红、苔薄，脉虚弦。经后治以养血活血、化瘀消癥。

柴　胡 10 g　　当　归 10 g　　赤　芍 10 g　　白　芍 10 g

熟　地 15 g　　桂　枝 10 g　　茯　苓 15 g　　桃　仁 10 g

莪　术 10 g　　三　棱 10 g　　炮山甲 6 g　　生牡蛎 30 g（先煎）

石见穿 15 g

14 剂，水煎服，日 1 剂，早晚分服。

三诊： 2005 年 10 月 24 日。药后潮热已消，现已感乳房胀，纳可，二便调。舌暗、舌尖瘀斑、苔薄黄，脉沉弦。已至经前，治疗以活血化瘀止痛为主。

丹　参 20 g　　当　归 10 g　　赤　芍 10 g　　石见穿 15 g

制乳香 10 g	制没药 10 g	荔枝核 15 g	延胡粉 3 g（冲服）
五灵脂 10 g	制香附 10 g	益母草 15 g	血竭粉 3 g（冲服）
水　蛭 10 g	生蒲黄 10 g（包煎）		

7 剂，水煎服，日 1 剂，早晚分服。

经后以 10 月 10 日方加减，经前、经期以 10 月 24 日方加减，调理治疗 3 个月后症状基本消失。

按： 对于子宫腺肌病之痛经者，从瘀论治，确有良效。乌丹丸是根据王子瑜教授的经验方制成的院内制剂，具有活血化瘀、软坚散结的作用，在临床应用 30 余年，疗效显著。再根据月经周期，或攻，或攻补兼施，使气血畅行，通而不痛。

案三

张某，女，30 岁，已婚。1993 年 11 月 22 日初诊。

经行腹痛 1 年余，加重 7 个月。1992 年 4 月行人工流产术，1992 年 5 月无明显诱因经行第 1 天起腹痛，持续 7～8 天，原可忍耐，未治疗。近 7 个月经行腹痛难忍，需服止痛片 2 片方可缓解。1993 年 10 月去协和医院就诊，B 超及内诊检查，诊为“内异症”，予氟芬那酸，未服。平时失眠多梦，经行头痛，经前乳房胀痛。末次月经时间为 1993 年 10 月 24 日。舌暗红、苔薄白，脉细弦。舌下脉络增粗，色紫暗。经妇科检查，子宫后位，稍大，边界不清，稍硬，活动欠佳，后壁可及数个结节，触痛（+）；双附件增厚，压痛，未及明显包块。

诊断： 子宫内膜异位症。

辨证： 人工流产术后，冲任损伤，气血不调，久而气滞血瘀，胞脉、冲任阻滞，经血流通受阻，不通则痛；瘀血阻滞胞宫、胞脉，日久聚集成癥瘕。

治法： 正值经前，治以行气活血、化瘀止痛。

处方：

丹　参 20 g	乌　药 10 g	制香附 10 g	生蒲黄 10 g（包煎）
桃　仁 10 g	急性子 6 g	制乳香 10 g	制没药 10 g
水　蛭 10 g	延胡索 10 g	赤　芍 10 g	五灵脂 10 g（包煎）

白　芍10 g　　炒小茴香10 g　蜈　蚣1条

6剂，水煎，日1剂，早晚分服。

汤剂后服用乌丹丸6 g，日2次，共3周。畅情志，忌生冷、辛辣之品。

二诊：1993年12月19日。末次月经时间为1993年11月24日，仍腹痛，需服止痛片，经量偏少，不畅，夹血块，腹痛喜暖，现值经前，已有乳胀感。舌暗淡、苔薄白，脉细弦。辨证如前，为气滞血瘀。治宗前法。

柴　胡10 g　　当　归10 g　　赤　芍10 g　　白　芍10 g
水　蛭10 g　　丹　参20 g　　制乳香10 g　　生蒲黄10 g（包煎）
乌　药10 g　　桃　仁10 g　　制没药10 g　　五灵脂10 g（包煎）
炒小茴香10 g　蜈　蚣2条　　益母草15 g　　血竭粉3 g（冲服）

7剂，水煎，日1剂，早晚分服。

后继续服用乌丹丸6 g，日2次，共3周。畅情志，忌生冷、辛辣之品。

三诊：1994年12月28日。末次月经时间为1993年12月21日，经行腹痛明显减轻，未服止痛片，经量增加，有小血块。现月经干净2天，唯感乏力、头晕，治以益气养血、行气活血。方用四物汤加味。

党　参15 g　　当　归10 g　　白　芍15 g　　熟　地15 g
丹　参15 g　　香　附10 g　　川　芎10 g　　急性子6 g
乌　药10 g　　炙甘草6 g

7剂，水煎服，日1剂，早晚分服。畅情志，忌生冷、辛辣之品。

坚持服用乌丹丸3个月，经行腹痛、经前头痛、乳房胀痛缓解。

按：患者为继发性痛经，继发于人工流产术后，究其原因，应属冲任、胞脉直接受损，以致气血失调，瘀血阻滞冲任，经行之际，经血阻滞不通，致经行腹痛。审证求因，瘀血为其致病因素。王子瑜教授认为，子宫内膜异位症之痛经虽以实证为主，但根据妇女月经的生理特点，冲任血海从满盈到溢泻，再至空虚，故经前和经行初期治疗以泻实为主，经后期或经后则应配合益气养血之品。

案四

张某，女，20岁，未婚。1992年12月14日初诊。

经行腹痛，持续7年，渐进加重4个月，每次经行第1～2天下腹胀痛难忍，右侧尤甚，伴腰痛，肛门下坠感。经前心烦易怒，平时大便干燥。月经规律，末次月经时间为1992年12月7～12日，经量中等、色暗红、夹血块。舌暗红、苔薄黄，脉细弦。B超提示子宫肌瘤、子宫内膜异位症。

诊断：子宫内膜异位症。

辨证：气滞血瘀，胞脉阻滞，不通则痛，瘀久成癥。

治法：疏肝理气，活血化瘀消癥。因正值经后，佐以养血。

处方：四逆散合四物汤加减。

柴　胡10 g　白　芍15 g　当　归10 g　川　芎10 g
熟　地15 g　枳　实10 g　丹　参10 g　海　藻15 g
制鳖甲15 g　败酱草15 g　生苡仁15 g　生牡蛎30 g（先煎）

6剂，水煎服，日1剂，早晚分服。畅情志，忌辛辣。

二诊：1992年12月21日。药后大便正常，无不适。舌红少苔，脉细。治遵前法，四逆散合金铃子散加减。

柴　胡10 g　赤芍10 g　川楝子10 g　延胡索10 g
丹　皮10 g　枳　实10 g　莪　术10 g　广木香6 g
制没药10 g　鱼腥草10 g　生苡仁15 g　生甘草6 g

14剂，水煎服，日1剂，早晚分服。畅情志，忌辛辣。

三诊：1993年1月11日。月经于1993年1月5日来潮，至10月干净。本次行经腹痛及肛门下坠未作，仅觉腰酸，经前烦躁亦减轻。舌红苔薄，脉细弦。经后仍予四逆散合四物汤加减。

柴　胡10 g　白　芍15 g　当　归10 g　川　芎10 g
熟　地15 g　枳　实10 g　丹　参10 g　海　藻15 g
制鳖甲15 g　败酱草15 g　生苡仁15 g　生牡蛎30 g（先煎）
丹　皮10 g

6剂，水煎服，日1剂，早晚分服。畅情志，忌辛辣。

以后嘱每逢经前服四逆散合金铃子散加减方6剂，痛经未作。

按： 四逆散为《伤寒论》方，主治“少阴病，四逆，其人或咳，或悸，或小便不利，或腹中痛，或泄利下重”。根据多年临床经验，王子瑜教授认为四逆散不单是用于治疗少阴病，对妇科的一些疾病也有卓显的疗效。方中柴胡既可疏肝解郁，又可升清阳以使郁热外透；白芍养血敛阴，与柴胡相配，一升一敛，使郁邪透解而不伤阴；枳实行气散结，以增强疏畅气机之效；生甘草健脾和中、调和诸药，与白芍相配，又可缓肝之急以解少腹疼痛。全方药性平和，共奏透邪解郁、疏肝理脾和胃之功。西医学中的原发性痛经和因慢性盆腔炎、子宫肌瘤、子宫内膜异位症等引起的继发性痛经，辨证属肝郁气滞或气滞血瘀者均可选用。临证以四逆散为主方，肝郁气滞者，合金铃子散行气止痛；气滞血瘀者，合失笑散化瘀止痛；慢性盆腔炎者，加鱼腥草、败酱草等清热解毒消炎；子宫肌瘤者，加牡蛎、莪术等软坚散结消癥；子宫内膜异位症者，加水蛭、乳香、没药活血化瘀止痛，随症加减，师其法而不泥其方。

案五

王某，女，43岁，已婚。1994年6月14日初诊。

患者10年前无明显诱因经行腹痛拒按，持续2~7天。月经初潮12岁，3/（26~27）天，经量中、色红、夹血块。平时亦觉左小腹坠痛，性交痛。1991年B超提示子宫内膜异位症。结婚3年，夫妇同居，未避孕而未受孕，未系统治疗。末次月经时间为1994年6月6日，寝食、二便调。平时性情内向抑郁。自认为年过六七，受孕无望，但求治病。内诊：外阴（－），阴道后穹窿不平、触痛；宫颈光滑，外形不平；宫体增大如孕7周大小，质硬，活动欠佳；右附件可及囊性包块，边界不清，不活动，有触痛，左附件未及异常。B超提示子宫腺肌病，右侧巧克力囊肿3.5 cm×3.5 cm×2.6 cm。舌质暗、苔薄白，脉弦。

诊断： 子宫内膜异位症，不孕症。

辨证： 属气滞血瘀证。瘀血阻滞胞宫、胞脉，以致不通则痛，瘀久成癥；瘀血阻滞胞宫、胞脉，难以摄精成孕。

治法： 行气活血，化瘀消癥。

处方：

延胡索10 g	香　附10 g	丹　参10 g	桃　仁10 g
制乳香10 g	制没药10 g	水　蛭10 g	急性子15 g
苏　木10 g	莪　术10 g	三　棱10 g	皂角刺10 g
海　藻15 g	血竭粉3 g（冲服）		

14剂，水煎服，日1剂，早晚分服。

二诊：1994年6月27日。药后少腹坠痛好转，精神转佳。舌脉同前，治法不变，因已值经前，前方去苏木、三棱、海藻破瘀消癥之品，加荔枝核15 g、益母草15 g行气活血止痛。6剂，水煎服，日1剂，早晚分服。

三诊：1994年7月5日。药后觉舒，性交痛和少腹痛已瘥，以往月经周期为26～27天，今为周期第29天，经尚未转，舌脉同前，治宗前法。

丹　参10 g	桃　仁10 g	赤　芍10 g	白　芍10 g
制乳香10 g	制没药10 g	乌　药10 g	生蒲黄10 g（包煎）
水　蛭10 g	急性子15 g	当　归10 g	五灵脂10 g（包煎）
蜈　蚣2条	香　附10 g	益母草15 g	

6剂，水煎服，日1剂，早晚分服。

后依前法继续调治。

四诊：1994年9月12日。已停经35天，无不舒，舌暗红、苔薄白，脉弦。查尿妊娠试验阳性，诊断早孕。3个月后随访，B超示中孕活胎。

按：患者结婚3年未怀孕，痛经10年，经妇科检查及B超检查，诊断为子宫内膜异位症。患者平时性情内向抑郁，结合症状，辨证属气滞血瘀，治以行气活血、祛瘀消癥为大法，治病为先，以期病愈则自能受孕。以血府逐瘀汤加减，加入三棱、莪术、水蛭、皂角刺、海藻等祛瘀消癥、软坚散结之品，以达到药猛力专先治病的治疗目的。

案六

董某，女，36岁，已婚。2005年11月18日初诊。

经行腹痛进行性加重5年余。患者2000年自然流产2次，流产前经行腹痛不明显，流产后经行腹痛进行性加重，月经周期正常，2001年查子宫增大约孕9周，诊为子宫腺肌病，应用抑那通后停经，后用黄体酮、倍美力、氯米芬等调理人工周期9个月，子宫缩小为孕6周大小，后停用西药，改服中药，子宫逐渐增为孕12周大小，月经周期正常，带经10余天，夹大血块，后期为点滴而下，色暗，肛门下坠，末次月经时间为2005年11月7日，现仍带经，量不多，咖啡色。孕2产0。舌质红，两侧有瘀斑，苔黄腻，脉弦。2005年8月23日B超示子宫前位，12.6 cm×9.9 cm×7.8 cm，呈球形，内膜右侧偏厚0.9 cm，左后方可见7.9 cm×7.7 cm×5.6 cm低回声区，边界不清。提示子宫增大，子宫腺肌病。

诊断：子宫腺肌病。

辨证：气虚血瘀，冲任不固，瘀血内停，日久成癥。

治法：补气活血，化瘀消癥。现带经时间延长，治以补气固冲、化瘀止血之法。

处方：

党　参15 g　　茜草炭10 g　　花蕊石15 g　　生　地15 g
熟　地15 g　　山　药15 g　　茯　苓15 g　　生牡蛎30 g（先煎）
炮山甲6 g　　海　藻15 g　　丹　皮10 g　　荔枝核15 g

7剂，水煎服，日1剂，早晚分服。

二诊：2005年11月25日。末次月经时间为2005年11月7日，12天净，前6天量多、色鲜红，而后点滴而下，为咖啡色，腹胀痛，肛门下坠，BBT呈双相，最高可达37℃，高温相12天。舌暗红，边有瘀斑，苔中黄腻，脉虚弦。治以活血化瘀消癥。

丹　参20 g　　赤　芍10 g　　白　芍10 g　　当　归10 g
石见穿15 g　　紫石英15 g　　蛇床子15 g　　川　断15 g
茯　苓15 g　　桂　枝10 g　　丹　皮10 g　　生牡蛎30 g（先煎）

7剂，水煎服，日1剂，早晚分服。

三诊：2005年12月2日。药后自觉小腹发凉，无腹痛，大便每日一行，质稀。舌质暗红，右侧有瘀斑，脉弦涩。以值经前，治以活血化瘀止痛为主。

丹　参20 g　当归10 g　赤　芍10 g　白　芍10 g
石见穿15 g　乌　药10 g　九香虫10 g　延胡粉3 g（冲服）
制乳香10 g　制没药10 g　荔枝核15 g　制香附10 g
益母草10 g　木　香10 g　血竭粉3 g（冲服）

7剂，水煎服，日1剂，早晚分服。

配合乌丹丸口服。

四诊：2005年12月16日。末次月经时间为2005年12月4日，8天净，此次经行小腹仍疼痛明显，肛门坠痛，须口服止痛药，腹胀不可触，量较前明显减少、色鲜红，有血块。11日至今带下黄色，劳累后变黑，腰痛。舌质暗红，舌尖两侧有瘀斑，苔黄腻，脉弦涩。

当　归10 g　白　芍10 g　丹　参15 g　熟　地15 g
花蕊石15 g　荔枝核15 g　炒蒲黄10 g　制香附10 g
益母草15 g　乌　药10 g　川　芎10 g　延胡粉3 g（冲服）
血竭粉3 g（冲服）

7剂，水煎服，日1剂，早晚分服。

五诊：2005年12月23日。药后仍觉腹胀甚，不可触，追问病史，既往腰骶疼痛及肛坠痛程度有类似情况。舌质暗红，边有瘀斑，苔黄腻，脉弦涩。基础体温因疼痛失眠，测量受影响。治宗前法，加重疏肝理气之品。

桂　枝10 g　茯　苓15 g　丹　参20 g　当　归10 g
莪　术10 g　䗪　虫10 g　蛇床子15 g　紫石英15 g
木　香10 g　荔枝核15 g　乌　药10 g　延胡索10 g
制乳香10 g　制没药10 g

7剂，水煎服，日1剂。

六诊：2005年12月30日。现已无腰腹疼痛，无肛坠，无腹胀及小腹凉。舌质暗红，舌尖有瘀斑，脉弦涩。

丹　参20 g　当　归10 g　赤　芍10 g　蜈蚣粉1.5 g（冲服）

石见穿 15 g	乌　药 10 g	红　花 10 g	延胡粉 3 g（冲服）
制乳香 10 g	制没药 10 g	荔枝核 15 g	血竭粉 3 g（冲服）
䗪　虫 10 g	益母草 15 g	白　芍 10 g	三七粉 3 g（冲服）

7 剂，水煎服，日 1 剂，早晚分服。月经第 2～3 天量多时起服。

以后经期服上方加减，经后服乌丹丸，连续服用半年，经期腹痛明显好转，能忍受，无须服止痛药，带经时间正常，子宫较前缩小。

按： 本案病起于流产后，流产致气血亏虚，气虚运血无力，瘀血渐成，日久成癥；瘀血内阻，新血不得归经，故而月经量多、出血时间延长。治疗上，经期予以补气固冲、化瘀止血，缩短带经时间；经后予以活血化瘀、消癥散结；经前予以活血化瘀止痛。

案七

赵某，女，30 岁，已婚。2006 年 3 月 13 日初诊。

经行腰腹疼痛 10 余年，2 年未避孕未怀孕。患者既往月经错后 3～7 天，量多、有血块，经行腰腹疼痛，于排卵期阴道少量出血。口服妈富隆后于 2005 年 9 月起月经正常，经行 3 天，经期 30 天，量适中、色鲜红、无血块，经前乳胀，经行轻微腰腹痛，单位体检示子宫腺肌病。末次月经时间为 2006 年 2 月 13 日，现月经尚未来潮，乳胀。孕 2 产 0，第 1 次为胎停育行引产术，第 2 次行人工流产术，过程顺利。平素受凉后小腹疼痛，尚可忍。舌暗红、苔薄黄，脉细弦。

诊断： 子宫腺肌病，不孕症。

辨证： 肾虚血瘀证。肾虚腰失所养，则见腰痛；瘀血阻滞，不通则痛；瘀血日久而成癥瘕；瘀血阻滞胞宫、胞脉，加之肾虚冲任不足，均可导致不能摄精成孕。

治法： 补肾活血，消癥止痛。现为经前，治以行气活血止痛为主。

处方：

柴　胡 10 g	当　归 10 g	赤　芍 15 g	五灵脂 10 g（包煎）
石见穿 15 g	鸡血藤 15 g	白　芍 15 g	生蒲黄 15 g（包煎）
橘　核 15 g	杜　仲 15 g	制香附 15 g	制没药 10 g
延胡索 10 g	益母草 15 g		

7 剂，水煎服，日 1 剂，早晚分服。忌辛辣、生冷。

二诊： 2006 年 3 月 27 日。药后月经于 2006 年 3 月 17 日来潮，3 天净。经期小腹疼痛甚，第 1 日量多、有血块，块下痛减，服用止痛药，药后腰痛明显减轻。月经结束后 3 天，劳累后阴道少量出血，带下量中，色黄白相间，大便干。舌质暗红、苔薄黄，脉细弦。治以补肾活血、软坚散结。

党　参 15 g　丹　参 20 g　赤　芍 15 g　白　芍 15 g
当　归 10 g　石见穿 15 g　炮山甲 6 g　生牡蛎 30 g（先煎）
莪　术 10 g　丹　皮 10 g　海　藻 15 g　杜　仲 15 g
山　药 15 g　鱼腥草 15 g

7 剂，水煎服，日 1 剂，早晚分服。忌辛辣。

三诊： 2006 年 4 月 10 日。末次月经时间为 2006 年 3 月 17 日，现月经尚未来潮，药后曾感觉有透明带下，现觉右侧乳房胀，无烦躁，大便偏干。

柴　胡 10 g　当　归 10 g　赤　芍 15 g　生蒲黄 10 g（包煎）
橘　核 15 g　王不留行 15 g　丹　参 20 g　延胡粉 3 g（冲服）
制香附 10 g　益母草 15 g　白　芍 15 g　血竭粉 3 g（冲服）

7 剂，水煎服，日 1 剂，早晚分服。

经上法调治 5 个月。

四诊： 2006 年 10 月 24 日。末次月经时间为 2006 年 9 月 17 日。现月经仍未来潮，近 2 日觉恶心，欲吐，乳房作胀，大便干，无尿频，鼻干，甚至鼻衄，平素心慌、胸闷。舌暗红、苔薄黄，脉细弦。查 HCG 阳性。治以补肾安胎。

太子参 15 g　桑寄生 15 g　炒川断 15 g　菟丝子 30 g
莲子肉 15 g　杜　仲 15 g　山　药 15 g　荷　梗 10 g
白　芍 15 g　竹　茹 10 g　生　地 15 g　熟　地 15 g
阿　胶 10 g（烊化）

7 剂，水煎服，日 1 剂，早晚分服。饮食宜清淡，忌辛辣、生冷，禁劳累，畅情志。

按： 子宫腺肌病之痛经者，从瘀论治，确有良效。该案属肾虚血瘀，虚实夹杂，本虚标实之证，治疗以活血化瘀消癥治标之实为主，兼顾补肾治本之虚以助孕。本固血活，气血畅行，冲任通畅，精卵相资，自然痛止、有孕。

案八

杨某，女，39岁，已婚。2005年5月30日初诊。

经期腹痛多年，经行第1天小腹痛，伴肛门下坠感，头晕，经前乳房胀痛，末次月经时间为5月22日，量偏多，有血块。发现卵巢畸胎瘤17年。1988年检查发现左侧良性畸胎瘤，行手术剥离。1996年行药物流产时B超检查发现左侧畸胎瘤，约2 cm。2005年4月13日，B超提示子宫腺肌病，子宫8.4 cm×6.6 cm×5.7 cm，肌层实性非均质，后壁肌层点状强回声稍多，宫腔稍前移，双侧畸胎瘤，左侧5.8 cm×6 cm×6.6 cm，右侧1.6 cm×1.6 cm，为实性非均质肿物。月经规律8/（36～40）天，经量中偏多，逐渐减少，血压130/80 mmHg，孕3产1，1992年婚育一子。患者畏惧手术要求保守治疗。目前月经尚未净，色褐。舌暗、苔黄腻，脉虚弦。

诊断： 子宫腺肌病，畸胎瘤。

辨证： 气滞血瘀证。瘀血阻滞胞宫、胞脉，不通则痛；瘀血日久成癥。

治法： 活血化瘀，消癥止痛。目前处于经后期，以软坚散结为主。

处方：

太子参30 g　炙黄芪15 g　女贞子15 g　赤　芍10 g
白　芍10 g　当　归10 g　枸杞子15 g　制鳖甲15 g（先煎）
炮山甲6 g　丹　参15 g　海　藻15 g　仙鹤草15 g
生牡蛎30 g（先煎）　三七粉3 g（冲服）

7剂，水煎服，日1剂，早晚分服。

二诊： 2005年6月6日。近日自觉腰背酸痛。经后治以活血化瘀、散结消癥。

生黄芪15 g　白　英15 g　女贞子15 g　赤　芍10 g

白　芍 10 g　莪　术 10 g　石见穿 15 g　丹　皮 10 g
当　归 10 g　桂　枝 10 g　土茯苓 15 g　鱼腥草 15 g
制鳖甲 15 g（先煎）　生牡蛎 30 g（先煎）

7 剂，水煎服，日 1 剂，早晚分服。

三诊：2005 年 6 月 27。服药后腰背痛好转，近 1 周大便干，伴腹胀，带下色黄、味腥，复觉乳房作胀，舌暗、苔薄黄，脉细弦。现至经前，治以行气活血止痛为主。

柴　胡 10 g　当　归 10 g　赤　芍 10 g　五灵脂 10 g（包煎）
石见穿 15 g　丹　参 20 g　制　军 6 g　生蒲黄 10 g（包煎）
延胡索 15 g　制香附 10 g　益母草 15 g　橘　核 15 g
制没药 10 g

7 剂，水煎服，日 1 剂，早晚分服。

四诊：2005 年 7 月 4 日。末次月经时间为 6 月 28 日，月经第 1～3 天腹痛，未服用止痛药，月经量减少，现月经未净，乳房稍胀，大便干。舌胖、质暗、苔黄腻，脉细弦按之无力。

党　参 15 g　当　归 10 g　熟　地 15 g　白　芍 15 g
地榆炭 15 g　茜草炭 10 g　乌贼骨 15 g　炒蒲黄 10 g（包煎）
阿　胶 10 g　全瓜蒌 20 g　山萸肉 10 g　山　药 15 g
益母草 15 g

7 剂，水煎服，日 1 剂，早晚分服。

配合乌丹丸，6 g，日 2 次，口服。

五诊：2005 年 7 月 11 日。末次月经时间为 6 月 28 日，大便已调，带下偏多、色黄，左背痛，纳食、睡眠可，舌暗、苔黄腻，脉细弦。治以益气活血、化瘀消癥。

桂枝茯苓丸加减。

生黄芪 15 g　桂　枝 10 g　茯　苓 15 g　桃　仁 10 g
赤　芍 10 g　白　芍 10 g　三　棱 10 g　莪　术 10 g
鱼腥草 15 g　白　英 15 g　杜　仲 15 g　当　归 10 g
丹　参 15 g　急性子 6 g

7 剂，水煎服，日 1 剂，早晚分服。

六诊：2005 年 7 月 25 日。现腰背偶有疼痛，大便干，余无异常。舌胖、质暗、苔薄黄腻，脉弦涩。

当　归 10 g　　赤　芍 10 g　　白　芍 10 g　　川　芎 10 g
石见穿 15 g　　桂　枝 10 g　　茯　苓 15 g　　五灵脂 10 g（包煎）
莪　术 10 g　　火麻仁 15 g　　桃　仁 10 g　　生蒲黄 10 g（包煎）
延胡索 10 g　　制香附 10 g　　三七粉 3 g（分冲）

7 剂，水煎服，日 1 剂，早晚分服。（经行第 3 天起服）

经用上述方剂加减治疗近 1 年，患者痛经缓解，子宫及卵巢包块减小。

按：子宫腺肌病和卵巢畸胎瘤是两种不同的疾病，但二者都属于中医“癥瘕”的范畴，病机亦相同，属于瘀血阻滞日久而成，故同一种治疗方法对二者均有效。

案九

张某，女，49 岁。2005 年 12 月 23 日初诊。

经行腹痛，持续 10 年。患者 10 年前取出宫内节育器后时有下腹疼痛，腰骶部疼痛，放射至大腿根部，伴肛门下坠感、身痛，经期症状加重。月经周期提前 6 天，经量适中、色鲜红、有血块，经行发热。初潮后月经半年至 1 年一行，45 岁后方为 1 月一行。末次月经时间为 12 月 13 日。自述他院检查予诊为盆腔炎、巧克力囊肿。15 年前患甲肝，已愈。孕 1 产 1。经妇科检查，外阴阴道（－），宫颈腺体囊肿，宫颈口少量咖啡色分泌物；子宫后位，大小正常，质地偏硬，压痛，活动差；左附件增厚，骶韧带增粗，触痛，右侧附件未及明显异常，分泌物清洁度Ⅰ度。肿瘤标记物：CA199 为 4.95 U/ml，CA125 为 20.90 kU/L。B 超（2005 年 12 月 23 日）示宫颈纳囊、子宫腺肌病。舌体胖、质暗，双侧有瘀斑，苔薄黄腻，脉沉弦。

诊断：子宫腺肌病，慢性盆腔炎。

辨证：属湿热瘀结证。湿热瘀结，阻滞胞宫、胞脉，不通则痛，瘀阻日久成癥。

治法：清热祛湿，化瘀消癥止痛。

处方：

丹　参 20 g	当　归 10 g	赤　芍 10 g	白　芍 10 g
石见穿 15 g	鱼腥草 15 g	莪　术 10 g	白花蛇舌草 15 g
马鞭草 15 g	白茅根 15 g	土茯苓 15 g	木　香 10 g
延胡索 10 g			

7 剂，水煎服，日 1 剂，早晚分服。

二诊：2005 年 12 月 30 日。末次月经时间为 12 月 13 日。服上方后疼痛减轻，带下正常。舌体胖、质暗，右侧有瘀斑，苔薄黄，脉沉弦。治宗前法。

丹　参 20 g	当　归 10 g	赤　芍 10 g	白　芍 10 g
石见穿 15 g	莪　术 10 g	荔枝核 15 g	延胡粉 3 g（冲服）
制乳香 10 g	制没药 10 g	制香附 15 g	血竭粉 3 g（冲服）
益母草 15 g			

7 剂，水煎服，日 1 剂，早晚分服。

按：临床上子宫腺肌病与盆腔炎经常同时并见，多表现为平时时有腹痛，但能忍受，经期时疼痛加重，难以忍受，有时需要服用止痛药。中医治疗是以辨证为依据，有是证则用是药，方能取得良好效果。